# 컴플레인 슈팅

· 치과 컴플레인 사례집 ·

# 컴플레인 슈팅

## Complain Shooting

저자 이 도 훈

대한나래출판사

**DaehanNarae Publishing, Inc.**
SK V1 Tower 1507
Younmujang 5 gagil 25, Sungdong-gu,
Seoul 04782, Korea
TEL: +82-2-922-7080
FAX: +82-2-922-0841
E-mail: nrpub@naver.com
Website: www.nrbooks.kr

# 컴플레인 슈팅

Complain Shooting

발행일 2021년 1월 10일
저자 이도훈
발행인 최용원
편집디자인 이계화
표지디자인 이계화
삽화 김하영
원고진행 이연자(추억의뜰)
교정·교열 윤수현·염정혜
발행처 **대한나래출판사** (등록 제2012-000051호/1994.6.10)
주소 서울시 성동구 연무장 5가길 25, 성수역 SK V1 Tower 1507호 (성수동 2가 315-61)
전화 (02) 922-7080
팩스 (02) 922-0841
이메일 nrpub@naver.com
홈페이지 www.nrbooks.kr



ISBN 978-89-5741-753-9

**정가 40,000원**

# Preface

## 시작의 말

컴플레인(complain)은 감정이 개입된 주관적인 평가에 의해 발생하기 때문에 똑같은 상황이라 할지라도 환자의 성향과 예외상황에 따라 달라진다. 인간은 감정의 동물이기 때문에 불평·불만 호소의 특성을 가진 컴플레인은 어디에서나 발생한다.

지난 20년간 치과를 운영하면서 컴플레인을 수도 없이 받아봤다. 의사나 진료 스태프가 잘못해서 생긴 컴플레인이나 시설이나 시스템으로 인한 컴플레인, 또는 비용으로 인해 발생하는 컴플레인이 있었다.

불가피하게 일어나는 다양한 컴플레인의 해결방법은 무조건 사과하고 또 사과하는 방법이라는 것을 경험으로 확신한다. 단번에 날려 버릴(shooting) 비법이기 때문이다. 창조경제를 지나 4차산업혁명 시대에 병원조직인 하드웨어와 운영체계는 환골탈태해야 살아남을 수 있다. 환자 서비스 분야인 소프트웨어는 궁극적으로 감동을 준다는 목표가 바뀌지 않을 것이며 감동마인드 경영은 더욱 강력해진다고 믿는다.

우리 병원에 환자가 들어와서 나가는 순간까지 밀착 서비스를 제공하는 것이 우리의 운영 매뉴얼이다. 컴플레인이 발생하면 컴플레인 분류 매뉴얼에 따라 대부분 기본적인 방법으로 해결된다. 그 밖의 컴플레인은 환자와 공감하고 진심을 다해 소통하는 것으로 해결이 되었다.

내가 자주 가는 스타벅스가 있다. 그 카페를 가는 이유는 단 한 가지이다.

내가 음료를 주문할 때마다 언제나 환하게 활짝 웃는 미소를 가진 스태프가 있기 때문이다. 스태프의 환한 미소는 주변까지 환하게 하면서 급기야 손님인 나까지 전염이 돼서 나도 웃으며 말하게 된다.

내 마음속에서는 이 스태프의 웃음처럼 우리 병원의 모든 스태프와 의사까지도 '활짝 웃는 교육'을 시키고 싶어진다. 아마도 진료서비스와 의료비 청구 이외에 발생하는 환자의 컴플레인은 소위 살인미소 한 방으로 날려버릴 것 같기 때문이다.

나는 어제 야간진료를 해서 피곤하였기 때문에 커피 대신에 나의 영혼의 음료인 달달구리 시그니처 초콜릿 한 잔을 주문했다. 잠시 기다리는 사이 스태프가 초콜릿 위에 한가득 휘핑크림을 올려주었다.

나는 내 뱃살에 그만큼 엉힐 지방이 무서워 휘핑크림을 덜어 달라고 하였다. 휘핑크림이 완벽하게 덜어지지 않자 스태프는 다시 만들어 주겠다고 했다. 괜찮다고 했지만 스태프는 기어코 새 음료를 만들어서 주었다.

나는 상상의 나래를 폈다. 그럴 리 없겠지만 내가 자리에 앉아서 마시려고 할 때 아주 작은 초파리 하나가 시그니처 초콜릿의 달콤함에 이끌려 음료에 빠져 익사했다고 치자. 나는 놀라서 서둘러 스태프에게 다가갈 것이다. 아마도 스태프의 응대는 3가지 범주에서 벗어나지 못할 것이다.

① 앗? 이게 뭐지? - 내가 묻고 싶지.

② 죄송합니다. 고객님. - 그래서요, 어쩔 건데?

③ 고객님. 불편하셨죠. 즉시 새 음료로 드리겠습니다. - 당연하지.

그러나 여기에 옵션이 하나 더 있다.

④ 고객님. 정말 죄송합니다. 즉시 새 음료로 드리겠습니다. 그리고 환불처리 해드릴까요? 무료쿠폰을 드릴까요. - 오... 역시 스벅이야!

④의 경우를 분석하자면 정중한 사과로 1차 컴플레인 해결 - 새 음료 제공이라는 2차 컴플레인 해결 - 다시 한번 사과와 - 3단계 - 환불이든 음료 쿠폰이든 편한 대로 선택 옵션을 제공하는 풀장착 고객만족 서비스라는 4단계를 완성하고 있다. 4단계가 스벅의 힘이다.

전국 규모의 치과병원으로 성장하는 기간 동안 수집하고 기록한 데이터베이스는 우리의 소중한 자산이다. 부원장들, 치과위생사들, 매니저들, 스태프들, 텔레마케터들, 주차 담당 스태프들까지 130여 명의 식구들이 환자를 따라다니며 케어하는 감동 서비스를 제공한다.

이 책에서는 그래도 발생하는 다양한 사례들을 각 범주에 따라 분류했으며, 오랜 기간 숙성된 노하우가 제시된 솔루션을 제시했으니 참고하기 바란다. 진료 솔루션뿐 아니라 병원을 성장시키고 싶은 개인 원장들의 니즈까지도 헤아렸다. 성장의 꿀팁 중 하나는 내가 가장 하급 스태프라 생각하고 "병원장 나와!"라고 호통치는 환자의 고성에도 무조건 싹싹 비는 것이다.

심지어 스무 살짜리 새내기 접수 스태프에게도 나는 통사정한다. "미경아. 내가 너 땜에 못살겄다. 너 땜에 오늘도 빌었어. 조금만 더 신경써 줘, 응?" 새내기 스태프는 된통 혼날 줄 알았는데 애걸하는 내 모습에 발그레 귓불까지 빨개진다. 끊임없는 교육을 통해 우리는 서비스 직종임을 강조한다. 우리 교육시스템으로 무장되어 다른 병원으로 영전된 스태프들이 칭찬받는다고 연락이 오면 보람을 느낀다.

AI 의사 대신 혈관에 뜨거운 피가 흐르는 의사로, 스태프의 섬세한 서비스로 환자들에게 감동하도록 허하라. 나는 의사를 고용할 때 특히 살펴보는 것이 환자의 고통에 공감하는 감수성을 가지고 있는지이다. 의술이 결국 인술이며 따뜻한 인성이 수많은 문제를 해결하는 키워드임은 분명하다. 진심 가득한 사과로 환자의 마음을 다독여주고 무한 책임감으로 서비스할 때 신뢰는 굳건해진다.

리더십은 수많은 시행착오를 거치며 시대가 요구하는 새로운 패러다임과 연합했다. 분명한 것은 소수의 리더에 의해 주도되고 결정되던 것이 다수의 구성원들에게도 책임과 결정이 요구되고 있다는 사실이다.

『감성 리더십(Primal Leadership), 2002』의 공동저자인 심리학자 다니엘 골먼(Daniel Goleman)은 감성지능(Emotional Intelligence)의 창시자이다. 그는 리더십, 마음챙김(Mindfulness), 심리학, 달라이 라마와의 대담을 통해 "인간은 이성에 호소하기만 하면 한계가 있다. 감성(emotion)에 호소해야만 변할 수 있다."고 주장한다. 세계적인 경제 학자이자 문명비평가인 제레미 리프킨(Jeremy Rifkin) 교수는 '인간이 세계를 지배한 종이 된 것은 뛰어난 공감 능력을 가졌기 때문'이라고 말한다.

이러한 인간이 호모 엠파티쿠스이다. 인류문명의 원동력은 바로 공감 능력이며 앞으로의 시대는 분명 공감의 시대가 될 것이다. 다른 누군가의 처지가 되어 보고 우리와 다른 사람의 눈으로, 배고픈 이들의 눈으로, 해고된 노동자의 눈으로, 이민 노동자의 눈으로 바라봐야 한다.
(『공감하는 인간: 호모 엠파티쿠스』 데브 팻나이크(Dev Patnaik), 2010에서 요약.)

공감 능력은 결코 보고서나 통계수치를 살펴보면서 키울 수 있는 것이 아니다. 의료진의 입장에서 벗어나 클라이언트인 환자의 입장으로 바라봐야 깨우칠 수 있는 것이다. 병원을 운영하는 원장들은 공감하는 리더가 되려면 스태프를 상하관계나 운영수단이 아닌 독립적 주체로 인식해야 한다. 환자도 수평적 관계에서 공감을 통한 상담과 진료를 하여야 자신의 감정을 충분히 표현하고 이해받았다는 강한 라포(rapport)가 생성된다.

꼬맹이 환자들이 칫솔질 교육을 받으며 성인이 되었고 결혼해 자신의 자녀들 손을 붙잡고 와서 TBI를 대물려 배운다. 그렇게 건강 치아 인생을 가족의 유산으로 물려주는 모습을 보면 감사하다. 그들은 아마도 자신의 치아를 오래오래 간직할 것이다. 나는 그들의 평생(lifelong) '치과 주치의'라는 것이 행복하다.

오늘의 내가 있기까지 수많은 도움이 있었다. 모두에게 감사드린다. 기도하는 장로인 내 부모님의 끊임없는 기도로 나와 나의 병원이 이루어졌으며 나의 일터는 기도의 공동체라고 주저없이 말하겠다. 이엘 브랜드를 새롭게 정의하고 의미를 확장시켜 브랜드 재범주화(recategorization)를 비전으로 항해하는 나의 여정을 축복해주기 바란다. 병원장실 옆 개인 기도실에서 나는 언제나 기도로 업무를 시작하며 오늘도 더 나은 세상을 위한 헌신을 다하겠다고 다짐한다. 업무를 마친 후에 기도실에 들러 환자의 진정한 치유와 비전을 위한 기도로 하루를 마무리한다.

기도실에서 이도훈

# 추 천 사

**김 경 욱** 서울대학교대학원 치의학 박사,
전) 단국대학교치과대학 구강악안면외과 교수, 전) 대한구강악안면외과학회 이사장(3, 4대)

곁에서 지켜본 이도훈 병원장은 한마디로 인성이 좋은 의사이다. 변방이라 할 지역을 지켜 내며 결국 단일병원으로 키워 낸 그가 신통하기까지 하다. 지역에서 높은 의료 수준을 유지하는 정직한 병원이라는 인식은 바로 이도훈 원장의 고귀한 품성에 바탕을 두고 있다. 꾸준히 의료에 관한 봉사활동과 선교사들에 대해 장기적으로 후원하고 있는 것도 잘 알려지지 않은 사실이다.

이 책은 나뿐만 아니라 치과 임상에 종사하는 많은 선생님들이 한번쯤은 집필을 생각해 봤거나 발간되기를 원했던 책이라는 생각이 든다.
이도훈 병원장의 20여 년간의 경험이 녹아있는 이 책은 진료 시 생길 수 있는 다양한 파트의 문제 유형과 그 해결책을 제시하고 있다. 환자 중심의 종합적인 의료서비스를 제공하는 데 고려해야 할 점들을 제시하는 중요한 지침서가 될 것이라 확신한다.

나 역시 오랫동안 다양한 불만 사항에 대해 구전으로 대안책을 알려주기보다 체계적으로 분류하여 임상을 진행하는 치과의사, 진료 스태프 및 담당 직원들의 상황 대처가 원활하면 좋겠다는 생각을 해왔는데 이도훈 원장이 자신의 기록을 내놓았다.

현재 치과병의원은 치과의사가 단순히 진료만 하는 공간의 의미를 넘어서고 있다. 리셉션 데스크, 진료 데스크, 담당 치과위생사, 상담 실장, 기공사 등의 다양한 직군이 모여 환자의 진료 편의를 위해 일하는 복합의료 서비스 공간의 의미가 더 크다고 할 수 있다.

환자의 불만 사항은 그 내용이 다양하고 워낙 복잡해서 해결방안이나 상황별 대처가 단순하고 쉽지는 않다. 이도훈 원장은 환자의 컴플레인을 귀담아 듣고 해결책을 고심하면서 데이터를 수집해 서비스 질의 향상과 향후 경영에 도움이 되도록 기틀을 잡았다.

병원 운영 중 생기는 다양한 문제점을 다른 사람에게 알려주기란 쉬운 일이 아니다.

하물며 그 문제의 해결을 위한 방안과 재발 방지에 대한 고견을 나눈다는 것은 결코 쉬운 일이 아닐 것이다. 아무쪼록 이 책이 치과 임상과 경영 부분에서 발생할 수 있는 여러 난해한 문제에 대한 이해를 돕고 치과계의 발전에 이바지할 수 있기를 기원한다.

# 추 천 사

**김 상 철** **원광대학교 치과대학 명예교수, 전) 원광대학교 치과대학 학장, 전) 대한치과교정학회 회장**

컴플레인(complain), 즉 환자가 겪는 불만족 혹은 고충이라 할 수 있는 일이 병원에서 적건 많건 종종 발생한다. 환자의 마음에 흡족하지 않거나 나아가서 괴로운 심정이 들 정도의 상황이 의사가 알거나 혹은 모르게 발생할 수 있다. 게다가 코로나 팬데믹이라는 생소한 상황에 부닥치면서 정상적인 진료 및 병원 운영이 전반적으로 위축되는 국면을 맞이하고 있다.

치과 진료는 치과의사가 치의학이라는 지식과 술기를 바탕으로, 치아가 아프거나 불편한 사람을 대상으로 제한된 시간과 환경에서 진행하는 일이다. 그 과정에서 주체와 객체 간의 소통 문제 혹은 불완전이나 불일치, 부조화, 비정상이 컴플레인이라는 이름으로 발생한다.

명백한 술자의 실수나 잘못으로 문제가 발생하기도 하지만 어떤 경우에는 술자의 잘못이 없다 하더라도 환자의 요구를 충족시키지 못해서 일어나기도 한다. 진료 내용 자체로서도 문제가 발생하지만, 진료와는 관계없이 의료진과 환자 간에 오고가는 대화에서도 오해가 생길 수 있고 몹시 나쁜 경우에는 다른 목적을 갖고 불만 호소 행위가 벌어지는 일도 있다. 이렇게 다양하게 발생하는 환자의 불만 호소에 어떻게 합리적으로 대처할 것인가가 모든 진료의사에게 커다란 숙제가 되고 있다.

신탄진 지역의 작은 의원급에서 출발하여 대형병원으로 발전하는 이도훈 원장의 모습을 흐뭇하게 지켜보았다. 기나긴 20여 년 동안 많은 수의 진료를 하면서 겪었던 여러 경우의 불만 호소와 그 대처 사례를 모은 이번 업적이 반가운 이유가 거기에 있다. 한마디로 이도훈 원장의 병원이 발전하면서 지역주민들은 굳이 서울이나 요란한 마케팅을 내세우는 치과병원들을 순례할 필요가 없다는 것이다. 정치에서도 이루지 못하는 지역 균형 발전을 바로 이도훈 원장이 의료계의 균형 발전으로 이루어 냈다.
성실한 진료와 지역사회를 위한 헌신으로 여타 다른 치과병의원에게 모범이 되며 인정받고 있는 이도훈 원장이기에 이번 집필에 거는 기대가 남다르다.

이 책을 통해 진료 과정에서 접하게 될지도 모르는 어려운 불만 사례를 선제적으로 예방하고 또한 효과적으로 대처하기 위하여 여러 사례를 미리 살펴보고 대비하기를 적극적으로 추천하는 바이다. 또한 이 책이 환자의 문제를 해결할 수 있는 실질적인 진료역량 강화를 제공할 것이며 의료진과 스태프들의 대처능력을 함양할 수 있음을 확신한다.
모두가 어려운 이때, 치과의료계의 상생을 위해 데이터를 공유하는 이도훈 원장에게 모두를 대신하여 다시 한번 감사하며 진심으로 발전을 기원하며 이만 줄인다.

# CONTENTS

# CONTENTS

# CONTENTS

# CONTENTS

# CONTENTS

# CONTENTS

# CONTENTS

# CONTENTS

## Introduction 서론

코로나19가 전 지구적으로 삶의 행동 방향을 수정하도록 요구하고 있다. AI 의사의 등장과 로봇수술이 일반화가 되어가는 것도 사실이다. 하지만 치과 진료만은 의사가 거의 대부분 환자와 밀착해서 진료를 보아야 하는 특성이 있다.

병원이 4차산업으로 분류되면서 오래전부터 병원이 환자의 병을 치료하는 곳에서 서비스를 제공하는 곳이라는 인식의 변화가 확산되어 왔다. 심지어 환자를 고객이라고 바꾸어서 지칭하는 치과도 여러 곳 있다. 아늑하고 고급스러운 분위기와 최신 시설의 의료장비를 실력보다 우선으로 광고하고 돈벌이가 되는 진료만 목표로 하는 네트워크화와 대형 병원화가 트랜드이다. 인터넷과 방송매체 등을 통해서 환자의 눈높이는 진료 스태프만큼 스마트해졌다. 병원의 급성장을 위해 화려한 광고로 무장하기도 하지만 인술이 충분하지 않을 때 텅빈 서비스로는 어느 누구의 마음도 얻을 수 없다.

'경쟁 병원과 같거나 더 좋은 의료장비를 구입하지 않으면 경쟁에서 이기지 못한다'는 생각은 애초에 없었다. 그보다 지속 가능한(sustainable) 치과의료 생태계를 위해 일조해야 할 의무를 항상 생각해 왔다. 남보다 한발 먼저 환자 중심의 의료서비스를 시행해 왔으며, 환자를 존중하고 환자와 적극적으로 소통해 왔다. 환자가 치료에 참여할 수 있도록 소통하며 치료결정 기회를 향상시켜 높은 수준의 환자 중심(oriented) 서비스 제공을 위해 노력해 왔다. 한편으로 진료 데이터베이스화도 게을리하지 않았다. 소통 활성화와 실질적인 커뮤니케이션에 노력을 했더 니 어느새 환자 유치보다 충성환자 관리에 방점이 옮겨가게 되었다.

병원 규모가 확장되니 어느새 130명이 식구가 되었다.
나의 요구는 단 하나!
항상 웃는 얼굴로 환자와 보호자에게 친절하고 부드러운 케어를 강조하고 실행해왔다. 그것이 다른 치과병원과의 차별화된 서비스였다. 그래서 아주 일찍부터 환자의 컴플레인에 주목해 왔고 데이터를 저장해 왔다.

요즘 TV에 공익광고협의회에서 제작한 '상호존중과 통합-대한민국 듣기평가 편'은 잘 만든 광고이다. 이 책이 주는 컴플레인의 해답과 일치해서 잠시 인용한다.

대한민국 듣기평가 잘 듣고 풀어 보세요

예시 3
당황스럽네요. 여기 자료를 보시면...
얘기 분명히 안 들어도 된다고 말씀드렸습니다.
그것은 선생님 생각이고요, 제 얘기도 좀 들어 보시지요.
제 얘기를 듣지도 않고 안 들어도 된다고 말한 사람은 누구시죠, 진짜 말이 안 통하네요.
말이 안 통하는 것은 그쪽이에요.

대화들의 문제는 바로 듣기,
세상 대부분의 문제는 잘 들으면 다 풀 수 있는 문제
말이 통하는 사회 - 듣기에서 시작됩니다!
공익광고협의회

이 광고의 교육을 통해서 우리 사회가 상대를 배려하고 남의 말을 제대로 들어 주는 사람이 많아진다면 우리 사회는 문화적으로 선진국으로 진입한 것이다.
본원에 근무했던 행정 스태프 중 컴플레인 처리에 뛰어난 스태프가 있었다. 그에게 어떻게 컴플레인 처리를 잘할 수 있냐고 물었더니 대답은 간단했다.
"글쎄요. 30분 정도 가만히 듣고만 있으면 어느 사이 환자는 신세 한탄으로 변해요. 그때 조용해지면 '나가셔서 머리나 식힐까요?'하며 장소를 바꾸면 화가 풀린다고 합니다. 서로 마음이 통한 거죠."

환자가 컴플레인을 말할 때 병원은 서비스의 진가를 발휘할 기회를 갖는 셈이다. 긍정적인 관점에서 컴플레인을 통해 우리의 위기 대처 능력을 향상시킬 수 있다.

이 책에 소개하는 많은 사례들은 실제로 일어났던 컴플레인을 토대로 만들어졌다. 우리 모두의 문제들을 살펴보면서 솔루션을 배울 수 있다. 나는 이 책에 기록되어 있는 내용을 통해서 여러 치과병의원이 컴플레인을 제시하는 환자에게 현명한 해결책을 제공하여서 환자와 병원 모두 행복하기를 바란다.

본 내용에 들어가기 전에 병원에서 알아야 할 여러 가지 해결책에 대해서 가이드라인을 제시한다.

### Solution 1. 문제의 핵심이 무엇인지 알아야 한다.

환자의 컴플레인을 모른 체 하는 것은 결코 해답이 아니다. 무시한다고 없어지는 것도 아니다. 오히려 수습할 수 없는 지경으로 문제만 커지고 심각해질 뿐이다. 컴플레인을 들을 때  내가 책임져서 해결해야 할 때는 더욱더 그렇다. "컴플레인을 듣지 않았으면 좋겠다."는 태도를 가지면 환자가 컴플레인을 제기하면 당황하고 기분이 나쁠 수 있다.

### Solution 2. 문제점을 개선할 기회이다.

컴플레인이 접수됐때 누군가 해결해주기를 원하거나 담당이 아니라고 미루면서 컴플레인을 방치했다가는 문제를 키우게 된다. 주인 의식을 가지고 문제해결을 위해 환자와 직접 소통하거나 전화로 컴플레인을 접수해서 감사하다고 말하자.
환자는 본인의 이야기에 관심을 가져서 고맙게 여길 것이다.
문제를 어떻게 해결할 것인지 과정을 설명해주자.

### Solution 3. 환자에게 집중하라.

병원은 대부분 선량한 환자를 만나지만 소수의 악성 환자를 상대할 가능성도 있다. 어쩌면 선량한 사람들을 악성 환자로 만들게 될 수도 있다. 환자가 무엇을 원하는가? 상황에 따라 맥락에 따라 취향과 개개인의 특성으로 '그때그때 달라지기' 때문에 컴플레인을 진지하게 처리해야 한다. 문제점을 찾아줄 담당자가 환자의 입장에서 대화하고 해결해준다면 마음의 벽을 내려놓을 것이다.

### Solution 4. 환자의 컴플레인에 감사하자.

대부분 환자들은 문제가 생기면 처음에 두고만 보고 있다. 그러다 아는 사람에게 털어놓으면서 인터넷에 '피해자인 불쌍한 나의 이야기'를 올린다. 환자는 여러 사람들을 통해서 얻은 정보를 가지고 병원에 협박을 하기도 한다. 사실 말을 안 하고 소문을 내면서 떠나는 환자보다 컴플레인을 말해주는 환자가 더 낫다. 정신이 번쩍 들면서 처리도 빠르게 진행하고 충성 환자로 만들 계기가 주어지기 때문이다. 이를 통해 환자 입장에서 다시 한번 생각하게 될 것이며 앞서가는 서비스로 감동을 줄 수 있을 것이다.

데스크 스태프는 환자의 표정을 잘 살피고 오늘 진료는 편안하였는지, 불편사항은 없었는지 체크해야 한다. 수납 스태프는 환자가 웃으며 병원을 나가도록 해야 한다. 환자가 컴플레인을 제기하면 병원은 의견을 소중히 여겨서 최대한 좋은 서비스를 제공하겠다고 약속해야 한다.

### Solution 5. 부정적인 표현은 금지!

"OOO님, 서류가 준비 안 돼서 안 됩니다. 병원의 원칙이라서요."라는 부정적인 말은 금지어이다. "~~만 하시면 해드리겠습니다."라고 안내하자.

환자가 원하는 것이 무엇인지 마음을 열고 공감해야 빠른 해결에 도달한다. 환자들은 화가 났을 때 스태프의 설명을 제대로 들으려고 하지 않는다. 그래서 환자가 잘못 이해하고 오해하는 경우가 많다. 환자와 병원은 같은 결과를 원한다. 부정적이고 힘든 시기를 이겨 내면 환자는 병원을 빛나게 만들어 줄 것이다.

환자를 탓하는 표현도 금지! 환자의 말을 주의깊게 다시 한번 확인하면 마음을 사로잡을 수 있다. 스태프들은 병원의 매뉴얼대로 하지만 상황에 따라서 환자 중심(friendly)으로 대처하는 센스를 발휘하자.

### Solution 6. 지레짐작으로 환자를 화나게 하지 말자.

환자가 컴플레인을 제기할 때 스태프의 속마음은 어떤가?

"진상 고객, 얼굴에 쓰여 있다. 그럴 줄 알았다."
"왜 나한테는 불만환자와 환불환자만 있는 거야?"
"오늘도 불만환자 뒤치다꺼리나 하려나. 정말 짜증나고 스트레스 받는다."라고 하지 않았는지?

'내가 가게에서 불만을 말했는데 들어주지 않는다고 참다가 폭발한 경험은 없는지',
'선량한 나를 나쁜 사람 취급한다고 화낸 적은 없는지' 환자 입장이 되어 보자.

"병원 방침이라서 안 됩니다."
"더 이상 드릴 말씀이 없습니다."라고 말하면서 환자에게 얼굴을 찡그리지 않았을까?
이럴 때 환자는 또 다른 컴플레인을 만들어 내고 있다.

## Solution 7. 환자의 컴플레인 덕분에 성장할 수 있다.

환자의 컴플레인을 통하여 병원은 많은 경험과 체험을 하며 해결책을 학습하게 된다. 신입 스태프들이 들어오고 스태프의 능력과 작업방식에 따라서 일하는 방식이 변화하면서 전에 발생했던 똑같은 문제와 다시 직면하기도 한다. 매뉴얼을 통하여 반복되는 컴플레인을 방지한다.

환자의 컴플레인 해결책에 대한 경험의 공유가 이 책의 목적이다. 이 책은 일반적으로 병원 어디서든 일어날 수 있는 컴플레인을 겪고 있지만 해결할 방법을 몰라서 고민만 하다가 결국 법률적 분쟁으로 나가는 어이없는 상황들을 해결하는 방법론을 제시하고 있다. 컴플레인을 은닉하려고 하는 게 아니라 먼저 해결하고 환자의 감성과 마음까지 치료하는 의료인이 되어야 한다.

그러나 여기에 역설도 존재한다. 바로 환자의 컴플레인이 항상 옳지만은 않다는 것이다.

## Solution 8. 환자가 항상 옳은 것은 아니다.

환자는 때로 말도 안 되는 억지를 부리거나 도를 훨씬 뛰어넘는다. 잘못 이해하거나 엉뚱한 말로 병원에 손해를 끼치기도 한다. 말이 안 통하는 환자의 경우는 그때마다 적절한 방법으로 대처해야 한다. 무조건 저자세로 나가서 환자의 의견을 받아 주다 보면 더 많은 것을 요구하며 악용하는 사례들을 보게 된다. 막무가내로 환불을 요구하는 경우에는 병원의 원칙과 환불 규정 등 객관적인 자료를 통하여 설명해야 한다.

그럼 이제 컴플레인 제로 슈팅을 향하여 함께 항해를 시작해 보자.

# PART 1
## Customer Service
## 전화 문의

치과에서 전화 상담가의 역할은 대단히 중요하다. 신환의 경우 최소한 5군데의 치과를 검색하고 3군데 치과에 전화를 하여 예약하는 경우가 많다. **치과병원을 선택해서 오는 신환 1인은 얼마의 비용을 지불할까? **치과병원의 경우 1인당 평균 150만 원 정도의 비용을 지불한다. 이것이 전화를 받은 전화 상담가의 역할이 소중한 이유이다.

전화 상담의 목적은 인콜의 전화를 통해 환자를 내원시키는 것이지 사실 상담을 목적으로 하지는 않는다. 그러므로 상담은 상담코디네이터나 상담사 혹은 실장이 하여도 무방하다.
전화 안내를 맡은 상담직원들은 무조건 전화벨이 3회 울리기 이전에 받아야 하며 공손하고 정중한 어투로 병원을 방문하려는 환자의 문의사항에 쉬운 언어로 정확하게 대답해야 한다. 문의사항에 대한 충분한 안내는 물론 부가사항까지 정확하고 친절하게 안내해야 한다. 환자들이 **치과병원을 만나는 처음 지점이므로 병원의 대표라는 자부심이 배어나와야 한다. 벨이 울려 전화를 받게 되는 스태프는 그 순간만큼은 본인이 소속된 병·의원의 대표자가 되는 몹시 중요한 시점이다. 우리는 이러한 전화상담의 중요함을 일찍 인식하였다. 매일 아침부터 저녁까지 전화업무를 담당하는 실장을 두고 환자 예약 및 부도환자 관리, 타깃환자 관리를 하고 있다.

## Complain 1

**치과병원 위치가 어디인가요?

환자 : **치과병원이 어디에 있나요? 둔산동 어디예요?

스태프 : 신탄진입니다.

환자 : 거기 위치가 어떻게 되나요?

위치를 잘 모르는 스태프 : 모르겠는데요.

### Solution

갑자기 허를 찔리는 기분이 들 수도 있다. 사실 환자가 내비게이션만 이용하면 병원 이름만 검색해도 위치를 찾아올 수 있다. 그러나 치과의 위치나 주소에 대한 질문을 받았다면 쉽게 환자에게 설명할 수 있는 위치나 주소 정도는 외워 두어야 할 것이다. 주소는 보험회사 관련 서류를 작성하기 위해서도 필요하다. 또한 치과의 위치를 설명하는 동시에 문자로 치과 홈페이지나 위치가 자동 전송되는 시스템을 갖추는 것도 좋은 방법이다. 여하튼, 전화 상담가들이 치과에 대한 기본 상식과 지식을 갖추고 전화 예절을 갖추는 것도 중요한 경쟁력이다. 위치를 대답한 후 이름과 예약 여부를 확인할 필요가 있다. 예약이 되어 있다면, "네, OOO님. 1시간 후에 뵙겠습니다. 감사합니다."라고 멘트를 마무리한다.

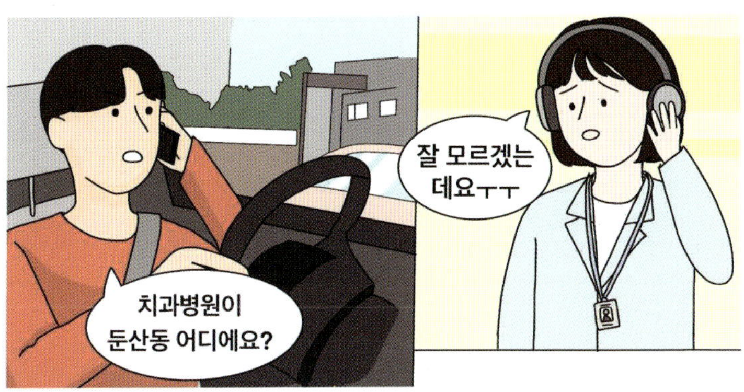

Complain 2

전화가 폭주할 때 우리 환자를 다른 치과로 보낸다.

스태프 : 걸려온 환자의 문의 사항에 성심성의껏 열심히 전화로 설명한다.
환자 : 거기 치과는 왜 계속 통화 중인 거에요?

## Solution

동시에 두 대의 전화가 걸려올 때가 있다. 이때 대부분의 직원들이 어떻게 대처해야 할지를 모를 때가 많다. 통화 중에 다른 전화가 걸려 오면 어떻게 대처를 할까? 먼저 걸려온 전화를 끊지 말고 새로 걸려 오는 전화를 받아야 한다. 잠시 후 다시 연락드리겠다는 양해를 구하며 끊지 않고 전화를 통화대기로 유지한 채 다른 전화를 받아서 다시 연락을 드린다고 하고 먼저 걸려온 전화를 마무리한 이후 메모된 두 번째 전화 고객에게 전화를 하는 것도 좋은 방법이다. 다음 전화를 응대한 후에 바로 먼저 환자에게 전화를 건다. 전화로 문의사항에 대해 한 번에 모든 걸 설명하지 않는다. 예약이 우선이다. 병원에서 계속 전화를 안 받는다면 미래의 환자를 놓치는 경우가 된다.

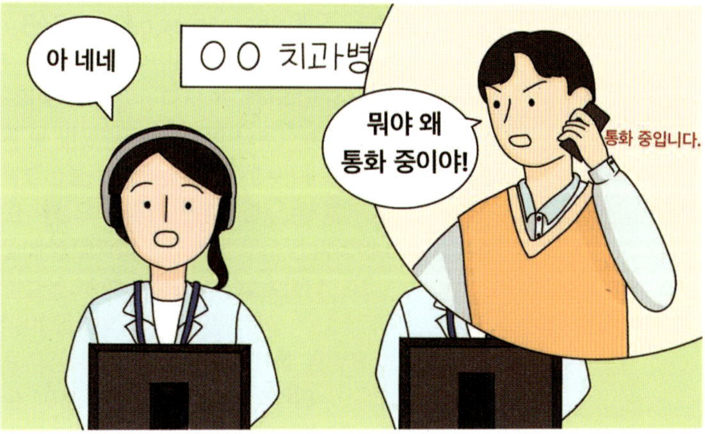
아 네네
OO 치과병
뭐야 왜
통화 중이야!
통화 중입니다.

Complain 3

점심시간에 스태프가 사적인 전화를 할 때 환자가 내원했을 경우?

스태프 : (점심시간) 모처럼 친구와 즐거운 통화를 하고 있다.
환자 : 000 예약했는데요.
스태프 : 수다 떨면서 한 손으로 점심시간 안내 팻말을 가리킨다.
환자 : (말없이) 어이없는 표정으로 대기 의자에 가서 앉는다.

## Solution

점심시간은 근무자에게 아주 소중하고 달콤한 시간이며 아무에게도 방해받고 싶지 않을 것이다. 점심식사를 즐겁게 한다든지, 친한 스태프와 이야기하며 스트레스를 풀거나, 아니면 휴대전화로 개인의 일을 처리하거나 친근한 잡담을 나눌 권리도 물론 있다. 그러나 가장 중요한 우선순위는 내원한 환자일 것이다. 통화를 하는 중이라도 잠시 휴대폰을 손으로 막고 환자에게 인사를 하거나 잠시 기다리라고 말을 해야 한다. 사람은 감정의 동물이기 때문에 1초의 응대에도 만족할 수 있다.

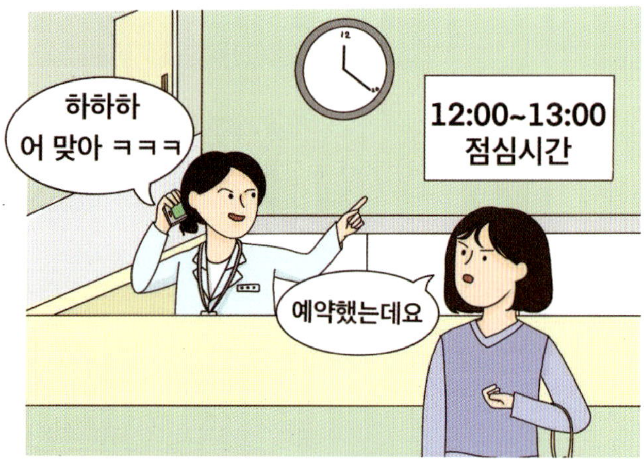
하하하
어 맞아 ㅋㅋㅋ
12:00~13:00
점심시간
예약했는데요

# PART 2
## Parking Lot
## 주차

치과뿐만 아니라 다른 사업장 역시 주차 시설 및 주차 담당 스태프의 친절은 아무리 강조해도 부족하다.

"안녕하십니까? 어서 오십시오." 깔끔한 복장과 단정한 용모로 인사를 건네는 주차 담당 스태프들을 상상해 보자. 기분이 좋아진다. 주차업무를 진행하는 스태프들은 병원을 찾은 다양한 부류의 환자들을 현장에서 처음 대면하고 맞이하는 역할을 한다. 무조건 친절하고 깨끗하고 주차하기 편리하도록 시설을 유지해야 한다. 병원을 대표하는 중요한 임무이므로 근무 스트레스가 많은 것도 당연한 만큼 매달 우수 사원 선발 시 단골로 뽑히는 사원이 바로 주차 담당 스태프이다. 주차 담당 스태프는 쉽게 우수 사원도 되었다가, 쉽게 컴플레인의 대상자가 되기도 한다. 인사 잘하고 미소 잘 짓는 주차 담당 스태프는 우수 스태프로 뽑힐 확률이 매우 높다.

Complain 4

•••

환자들은 주차한 차량의 작은 흠집에 흥분한다.

스태프 : 여기까지만 오세요. 키 꽂아 놓고 진료받고 오세요.

***

환자 : 주차 잘 부탁한다고 했는데 여기 흠집이 났어요.

스태프 : (살펴보며) 원래 있던 흠집 아닌가요?

환자 : 뭐라고요? 정말 이 아저씨가 생사람 잡네.

스태프 : 죄송합니다. 차량이 한꺼번에 몰려서 꼼꼼히 챙기지 못한 것 같습니다. 차량은 수리해드리겠습니다.

## Solution

말 한마디로 천 냥 빚도 갚는다는 말은 격언이 아닌 정설이다. 환자들은 진료 만족도가 최상이어도 주차한 차량의 작은 흠집에 흥분한다. 먼저 사과부터 했더라면 고객이 극도로 흥분하지 않았을 것이다. CCTV 확인 결과 애매한 상황이지만 환자의 요구대로 수리 완료하였고 주차 담당 스태프에게 C/S교육도 진행했다.

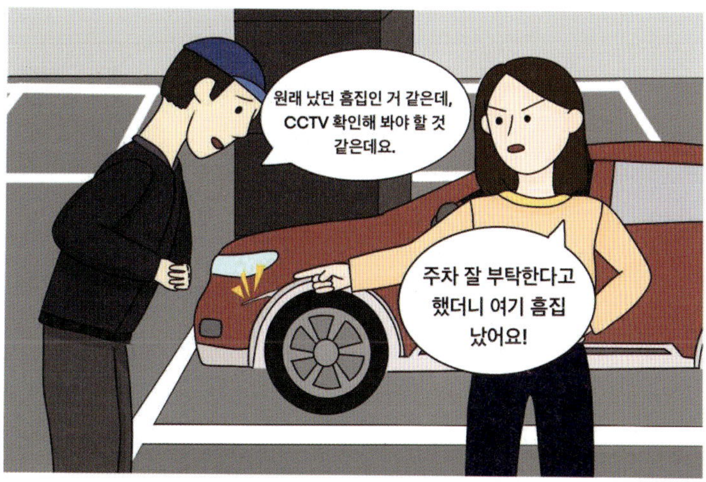
주차 잘 부탁한다고 했더니 여기 흠집 났어요!
원래 났던 흠집인 거 같은데, CCTV 확인해 봐야 할 것 같은데요.

## Complain 5

●●●

요즘 시대에
누가 아줌마라고
불러요?

스태프1 : 아줌마, 거기 장애인 구역에 주차하면 안 됩니다.
거기, 아줌마 차 빼세요.

환자 : 누구 보고 아줌마래요? 병원 와서 잠시 차를 주차할 수도 있는 거지.
웃기는 아저씨네요.

환자 : (접수대에서) 여기는 주차 담당 교육도 안 하나요?
아줌마가 뭐예요? 기가 막혀서.. 교육 좀 똑바로 시키세요.

스태프2 : 죄송합니다. 교육하겠습니다.

### Solution

진료실에 입실하기 전까지 환자와 거치는 모든 지점에서 서비스 접점 관리가 필요하다. 모든 접점에서 하나의 접점만 깨져도 환자들은 화를 내거나 진료에 대한 동의율이 낮아진다. 환한 미소, 인사, 호칭을 잘하고, 환자를 기억하는 것, 이것이 치과 접점 관리의 루틴이다.

주차장에서 선생님, 사모님, 어르신, OOO님 등으로 호칭하는 것이 바람직하다. 환자를 품격 있게 호칭하면 스태프의 품격뿐 아니라 병원의 친절 지수 역시 올라간다. 주차 담당 스태프가 장애인 주차구역의 필요성을 정확히 안내하고 고객님이나 선생님으로 호칭하며 안내하는 것이 좋다. 그리고 백만 불짜리 미소를 짓는 것은 치과의 품격을 높여 주는 길이다. 내가 가장 추천하는 호칭은 '선생님'이다.

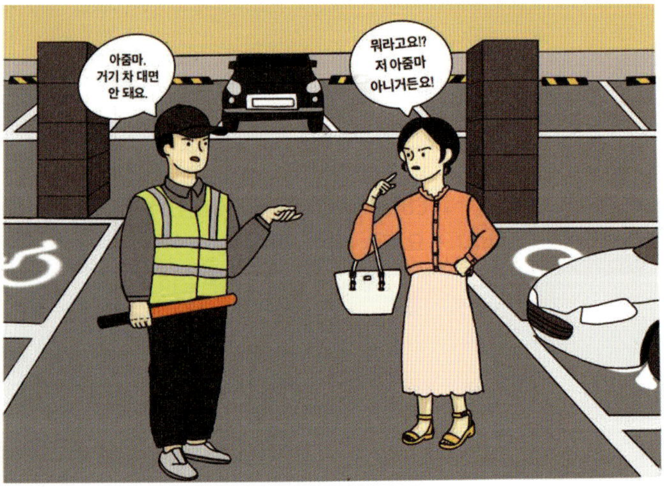
아줌마.
거기 차 대면
안 돼요.
뭐라고요!?
저 아줌마
아니거든요!

· 치과 컴플레인 사례집 ·

# 컴플레인 슈팅

## Complain Shooting

# PART 3
## Registration Desk
## 접수 데스크

데스크 스태프는 **치과병원의 얼굴이다. 반짝반짝 빛나는 꽃이다. 아파서 찾아오는 환자들에게 밝은 미소로 인사하며 다양한 환자의 니즈를 해결해야 하는 중요한 책임을 맡는다. 오랜 단골 환자들이나 처음 내원하는 환자들을 부지런한 발걸음으로 맞이하고, 진료대기 환자를 향한 빈번한 관심과 대화는 아날로그 방식이지만 진심으로 전달되어야 한다. 의료 서비스를 요구하는 환자에게 데스크 스태프는 서비스 크리에이터(service creator)라는 자부심을 가지면서 다시 찾고 싶은 우리 병원의 이미지를 창출해야 한다.

**Complain 6**

**성함이 어떻게 되시나요?**

스태프 : 성함이 뭐라고 하셨죠? 소파에서 기다려주세요.
환자 : (기다리다가) 한참 됐는데 왜 나는 안 부르는 거요?
스태프 : 성함이 어떻게 되세요?
환자 : 내가 20년 동안 다닌 사람인데 이름을 여러 번 묻고 그것도 모자라서 접수도 제대로 안 했단 말이요?

## Solution

접수대 스태프들은 환자의 이름을 기억해야 한다. 특히 접수가 누락되는 경우가 가끔 있을 수 있기 때문에 안내 코디네이터들은 주기적으로 접수 누락 여부를 체크해야 한다. 우리 병원에서는 환자 이름 외우기 테스트를 시행하여 환자의 관심사, 이름, 치아의 문제점, 해결책 등을 시험 보고 토론함으로써 매일 환자의 서비스를 개선하고 있다.

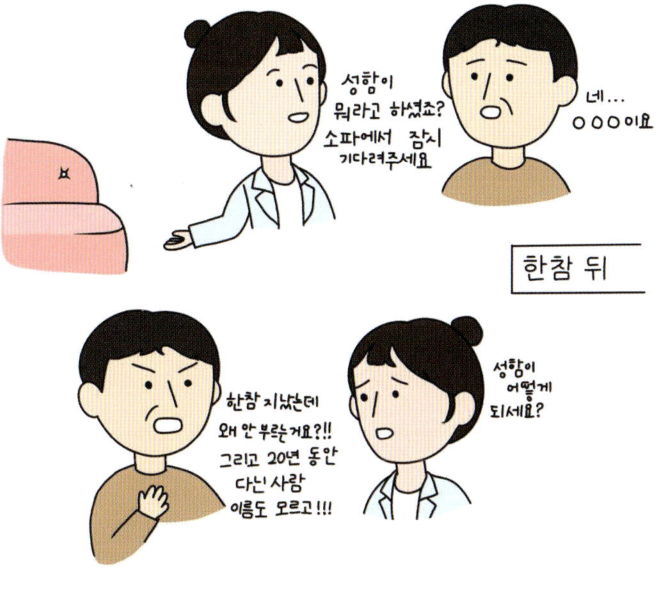

Complain 7

다시는 내 남편을 아드님이냐고 묻지 마세요, please.

안내코디 : (신환 문진표에 상세히 기록하며) 처음이시죠?

보호자 : 제 남편인데 전체적으로 치료받으려고요.

***

진단 의사 : (보호자에게) 아드님이 미남이네요.

보호자 : 제 남편인데요.

진단 의사 : 죄송합니다. 남편이 너무 꽃미남이시네요.

***

진료실 의사 : (보호자에게) 아드님이세요?

## Solution

결혼하지 않은 총각에게 아버님이란 호칭은 어떨까? 가무잡잡한 동남아 여인처럼 생긴 한국인 며느리를 보고 필리핀 며느리를 두셨냐고 이야기하는 경우나 남편에게 아드님이라고 하는 경우 모두 잘못된 호칭이고, 기분 나쁜 호칭이다. 반대로 엄마와 딸이 온 경우 엄마에게 언니냐고 묻는다면 기분 좋아서 어찌할 바를 모르는 경우도 있다. 정확한 호칭과 인사는 서비스의 기본이라 할 수 있다.

보호자의 표현대로 소통이 안 되어 문제다. 상담 스태프는 차트에 남편이라고 기록해서 호칭에 실수하지 말라고 자세히 기록하여 팝업창에 띄워 놓았다. 하지만 차트를 확인하지 않고 그냥 환자의 겉모습만 보고 짐작했다. 아내는 30대 후반인데 살짝 노안으로 보이는 반면 환자는 동안으로 보였다. 우리는 외모로 보이는 것만 보고 평가한다. 반드시 본인 확인과 차트에 기록되어 있는 정보, 특히 팝업창에 떠 있는 기록을 확인한 후 소통해야 한다. 상처를 많이 받은 보호자는 기분이 몹시 상했다.

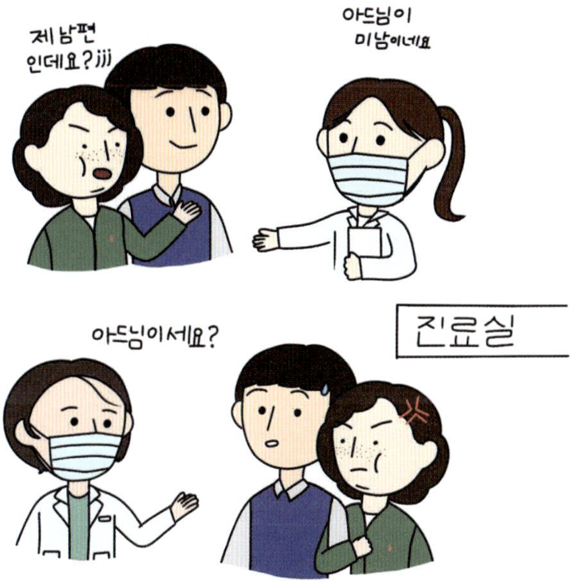
제 남편
인데요?jjj
아드님이
미남이네요
진료실
아드님이세요?

## Complain 8

**결혼 안 한 총각인데 할아버지라니요?**

안내코디 : (상담하려는 30대 환자에게)
할아버지 어디가 불편하세요?

스태프 : OOO님, 들어오세요. 할아버지 오늘 전체적으로 본뜨고
임플란트 수술도 할 예정입니다.

보호자 : 아직 결혼도 안 한 총각입니다. 할아버지 아니에요.

스태프 : 죄송합니다. 제가 실수를 했네요. 앞으로는 조심하겠습니다.

환자 : (슬픈 표정으로) 많이 들어서 익숙해요.

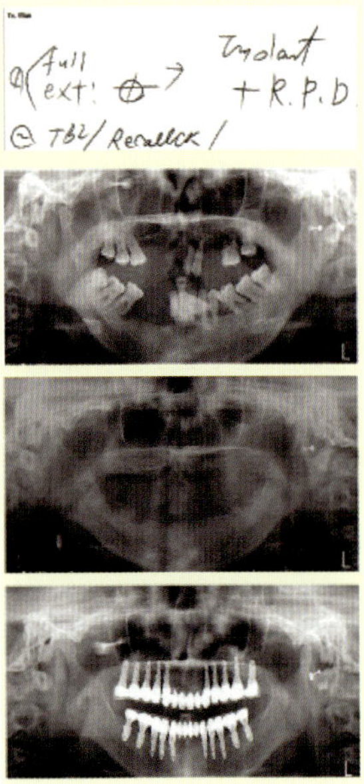


### Solution

환자는 30대 중반인데 풀악에 root rest만 남아 있는 상태였으며 치조골소실로 임플란트 수술하기에 악조건이어서 구강외과 전문원장이 지정되어 순서대로 진행하였다. 매니저는 상담을 통해 환자가 그간 치아가 없어서 폄하받은 사실을 충분히 공감하며 임플란트 잘 끝내서 희망을 찾도록 격려하였다. 이런 경우는 tx plan에 30대 총각임을 기록하여 서로 소통해야 한다.

상대 환자의 나이가 애매할 때는 'OOO선생님'으로 호명하거나 간단히 'OOO님'이라고 호명하자.

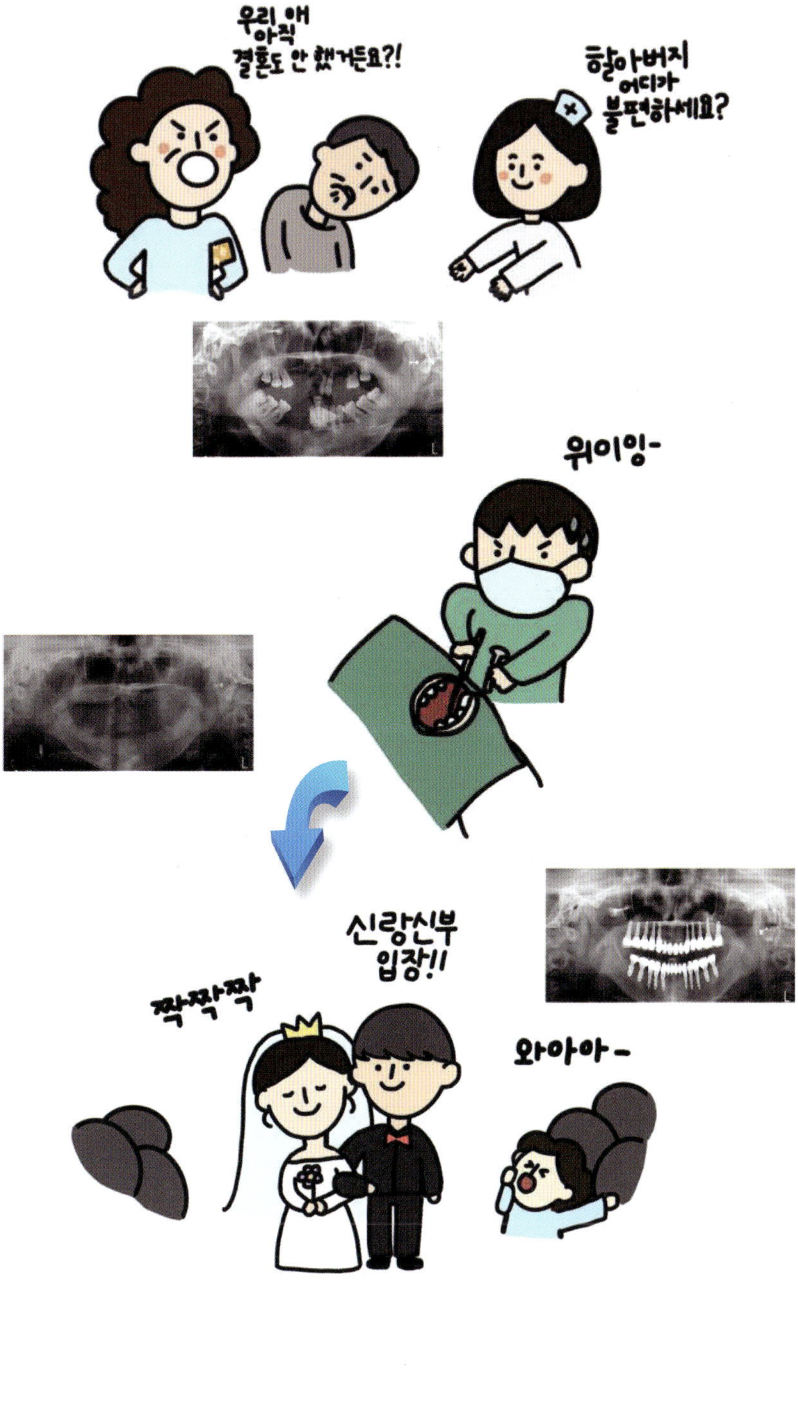
우리 애 아직 결혼도 안 했거든요?!
할아버지 어디가 불편하세요?
위이잉-
신랑신부 입장!!
짝짝짝
와아아-

# PART 4
## Appointment
## 예약

환자가 내원하면 접수 - 신환 문진 - 예진실 - 파노라마 촬영 - 상담실 - 진료실 - 수납의 순서로 진료가 이루어진다.

각 접점에서 잘못된 응대와 누락은 환자에게 큰 불편을 줄 수 있다. 예약을 하고 내원했지만 앞 환자의 진료가 끝나지 않으면 대기시간이 발생하고 컴플레인으로 이어진다. 진료를 하다 보면 예상보다 길어지는 경우도 발생한다. 치과 진료는 언제나 시간과의 싸움이고 환자는 시간이 조금만 연기되어도 즉시 컴플레인 한다. 예약 없이 내원한 환자를 중간에 끼워 넣다 보면 예약한 환자들이 예약 시간보다 조금 늦게 들어가는 경우도 생긴다.

환자가 지루하지 않도록 중간중간에 안내코디들이 환자에게 대기시간이 얼마 남았다고 알려 주거나 TV나 잡지, Internet zone, Cafe zone 등을 마련해 놓는 것도 한 방법이다. 진료 예상시간을 계속 공지하는 것이 중요하다. 당을 보충시키기 위해 요구르트를 드리는 것도 좋은 방법이 되곤 한다.

Complain 9

•••

오늘 치료된다더니,
다시 예약하라고요?

보호자 : 제 아이가 충치가 있어서요. 오늘 진료 가능할까요?

스태프 : 네. 오후 2시에 진료 가능합니다. 2시에 뵙겠습니다. 감사합니다.

의사 : 000 어머니, 왼쪽 아래 유치가 썩어 있어서 치료를 해야 될 것 같습니다. 오늘은 환자가 밀려서 치료가 조금 힘들고요. 다시 예약 잡아드리겠습니다.

보호자 : (화를 내며) 충치 있는 사실을 알고 충치치료 받으러 예약하고 왔어요. 한 시간이나 기다려서 고작 '충치가 있다'고 들으려고 온 게 아니에요!

## Solution

환자나 보호자는 요구하는 바가 충족되지 못하면 컴플레인 하는 것이 당연하다. 간단한 충치라도 제거하고 임시약으로 막거나 치료를 하나라도 하면서 치료가 힘든 상황이면 보호자를 불러야 한다. "어머니, 확인된 충치 말고도 충치가 더 많이 있어서요. 하나씩 치료하면 아이가 더 힘들 거에요. 수면마취로 한 번에 여러 개 치료하면 덜 힘들고 좋을 것 같습니다. 수면마취를 하려면 공복으로 내원해야 하는데 가장 빠른 날로 다시 예약해서 오시는 게 어떨까요?"라며 병원의 입장보다 환자의 입장에서 말을 하면 컴플레인이 발생하지 않을 것이다.

만약 하나를 시도하다가 실패하거나 하나의 치아만이라도 치료한 경우는 보호자의 반응이 어떨까?

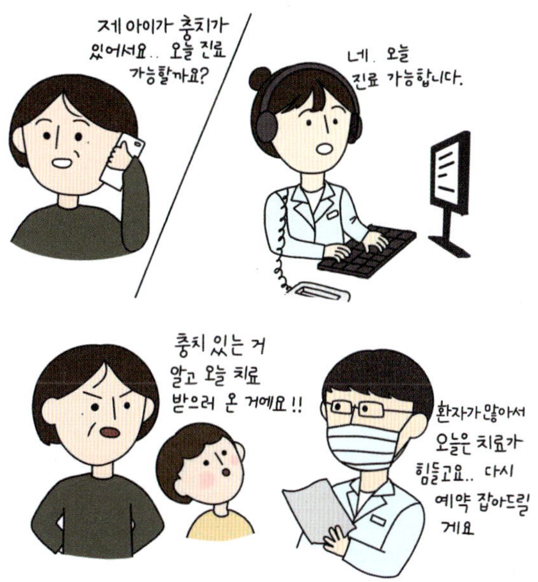

Complain 10

•••

문자 못 받았어요.
(시스템 오류)

환자 : OOO인데요. 저 오늘 예약 아닌가요?

스태프 : XX년생 맞으세요? 네. 오늘로 예약되어 있습니다.

환자 : 문자도 없고 왜 매번 제가 전화해서 예약날짜를 확인해야 하죠?

스태프 : 죄송합니다. 연락처 확인해 볼게요.
010-1234-5678 맞나요?

환자 : 아니, 전에도 변경 요구했는데 아직도 수정이 안 되어 있다는 말이에요?

## Solution

예상하거나 기대한 서비스가 제공되지 않을 경우에는 서비스에 대한 만족도가 낮아지거나 컴플레인이 생길 수 있다. 반대로 당연히 받을 거라 생각했던 서비스가 없으면 불만이 생긴다. 서비스의 만족도는 기대하지 않은 것을 받았을 때 높아진다. 문자가 안 왔다는 컴플레인에 차트를 확인하니 전화받은 스태프가 제대로 수정을 안 해 놓았다. 병원의 원칙은 전화번호 확인 후 맞으면 메모창에 '전 O'이라고 기록한다.

## Complain 11

●●●

예약변경을 문자로 남기는 게 어디 있나요? (병원 사정으로 인한 예약변경)

환자 : 거기 **치과병원이죠? 기분 나쁘게 문의 전화도 없이 문자로 예약변경을 해요?

스태프 : OOO님께 전화드렸는데 안 받으셔서 문자 남겨드렸습니다. 기분 나쁘셨다면 죄송합니다.

환자 : 절대 전화 온 거 없었어요. 나는 오늘 아니면 치료 못 하니까 오늘 봐 주세요.

스태프 : 오늘은 예약이 많아서 진료가 힘드실 것 같아요. 다른 날로 예약변경해드리면 안 될까요?

환자 : 오늘 진료 못 보면 검진비 환불해주세요.

### Solution

갑작스럽게 담당 의사가 세미나에 참석하거나, 상을 당하는 등 여러 가지 이유로 환자의 예약을 변경하려는 경우가 있다. 소통이 중요한 화두이다. 아무리 막무가내여도 설득할 수 있다는 자세를 가져야 한다. 갑작스러운 사정으로 진료가 펑크나는 경우가 있다. 진료가 펑크나면 예약된 환자들에게 전화를 해서 예약변경을 진행하는데 전화를 안 받는 경우가 종종 있다. 병원의 사정으로 예약변경이 불가피한 경우라도 어쩔 수 없는 환자의 요구는 들어주는 것이 좋다.

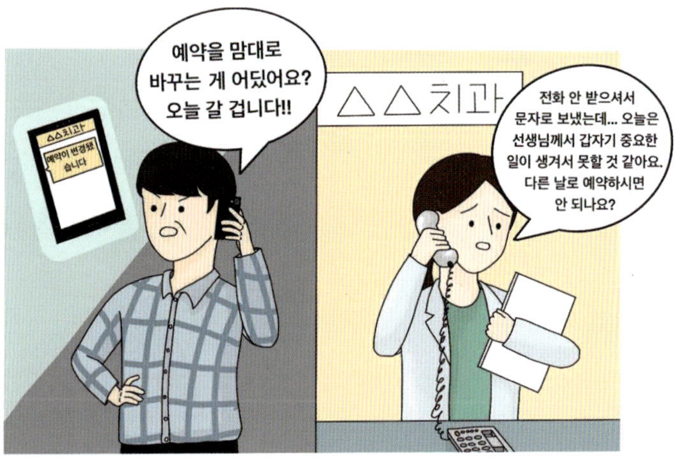
△△치과
예약이 변경됐습니다
예약을 맘대로 바꾸는 게 어딨어요? 오늘 갈 겁니다!!
△△치과
전화 안 받으셔서 문자로 보냈는데... 오늘은 선생님께서 갑자기 중요한 일이 생겨서 못할 것 같아요. 다른 날로 예약하시면 안 되나요?

Complain 12

병원에서 예약을 바꾸라면 무조건 따라야 해요?

스태프 : **치과병원 000입니다. 000님, 맞으시죠? 이번 주 수요일 야간 예약이신데 죄송하지만 금요일로 변경해드려야 할 것 같습니다.

환자 : 수요일밖에 시간이 안 되는데요?

스태프 : 죄송합니다. 원장님께서 수요일 야간진료가 없으셔서 금요일 야간에만 진료 가능하신데 금요일 시간이 되실까요?

환자 : 오늘이 월요일인데 갑자기 바뀌는 게 어딨어요? 수요일 진료라고 나도 스케줄 다 빼놨는데 병원에서 바꾸라면 무조건 바꿔야 되나요?

## Solution

병원의 편의를 위해 예약변경을 요구하는 것이니 환자는 기분이 나쁘다. 환자의 예약변경은 고객에게 불편함을 요구하는 일이다. 미리 약속된 일에 기분 상하지 않게 병원의 사정을 설명하며 “죄송합니다. 양해 부탁드립니다.”라고 환자를 설득하거나 예약변경이 힘든 경우는 다른 의사가 진료하도록 하는 것도 좋은 방법 중 하나이다. 통보하는 식으로 전화한다면 어느 누구도 좋아하지 않는다.

말로 표현하지 않는다고 해서 그들의 불만이 없는 건 아니다. 와튼스쿨 2006년 불만고객 연구에 따르면 불만이 생기면 6%의 사람만이 회사에 항의한다. 나머지 63%는 침묵하고 31%의 고객은 그들의 주변 사람에 게 나쁜 소문을 낸다. 지금은 침묵하더라도 불만이 쌓이면 더 크게 화를 낼 수 있다. 병원을 향해 소리치지 않더라도 험담을 주변에 하면 병원의 이미지에 타격을 입는다.

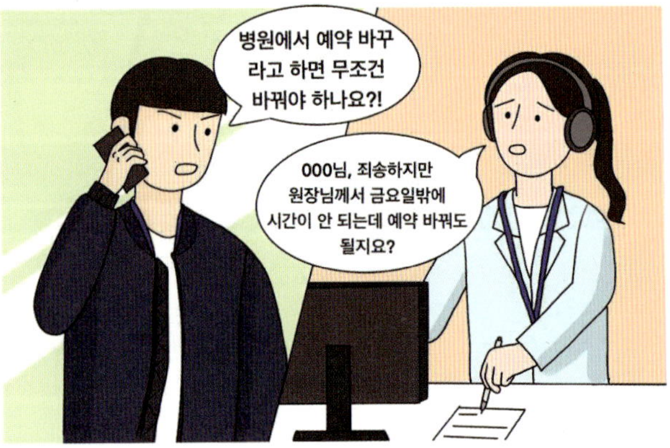
병원에서 예약 바꾸
라고 하면 무조건
바꿔야 하나요?!
000님, 죄송하지만
원장님께서 금요일밖에
시간이 안 되는데 예약 바꿔도
될지요?

Complain 13

•••

보철물을 왜 예정대로 못 만듭니까?

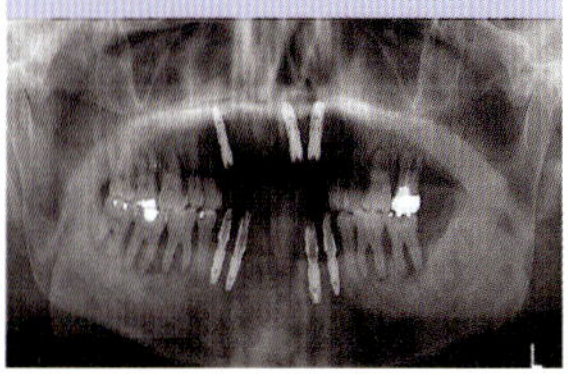

스태프 : 안녕하세요. 000님, 내일이 예약인데 기공물 제작이 늦춰져서 모레 완성될 것 같습니다. 예약을 하루 미뤄서 변경해드려도 될까요?

환자 : 치과 간다고 시간을 다 비워 놨는데 이제 와서 무슨 소리입니까?

스태프 : 죄송합니다. 기공소에서 지금 연락이 와서요.

환자 : (어이없다는 듯이) 정시에 퇴근하고 남아서 일하기 싫으니까 원래 날짜까지 안 나오는 것 아니요? 마음먹고 조금 더 일하면 제 기한에 맞출 수 있는 것 아닙니까? 마음먹고 하면 만들지 왜 못 만듭니까? 원래 날짜대로 만들어 놓으세요!

## Solution

예약은 병원과 환자와의 약속이다. 기공물의 문제로 인해 예약에 문제가 생기는 경우도 많이 있다. 예약을 못 지키는 기공소와는 거래하지 않는다. 마찬가지로 병원에서도 환자와의 약속은 지켜야 한다. 중요한 환자일수록 예약 기간을 짧게, 컴플레인이 많은 환자일수록 띄엄띄엄 약속을 잡는 것도 방법이다.

하루 정도면 기공물을 충분히 만들 수 있으니 예약을 변경하지 말아야 한다. 기공소도 예약날짜를 변경해주면 습관화가 된다. 기공물 도착을 진료 예약보다 반드시 1~2일 미리 잡는다. 전날에 기공물이 도착했는지 확인해서 환자가 왔을 때 불편이 없도록 해야 한다. 세세한 사항까지 환자는 생각하지 않는다. 단지 자신과의 약속을 지키지 않는 병원이라고 단정할 뿐이다.

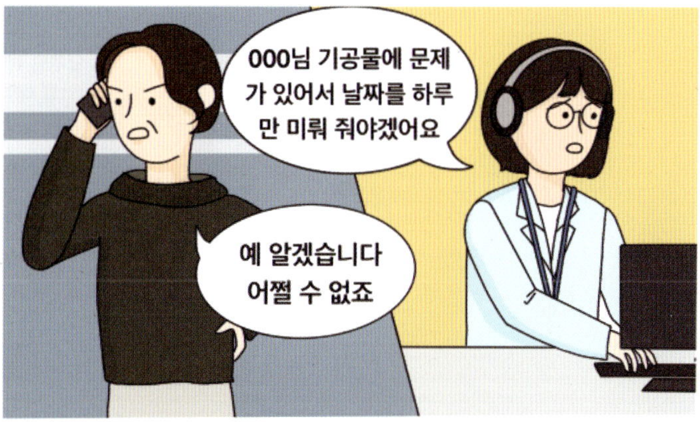
000님 기공물에 문제가 있어서 날짜를 하루만 미뤄 줘야겠어요
예 알겠습니다 어쩔 수 없죠

**Complain 14**

•••

**예약이 안 되어 있다니요?**

환자 : 접수해주세요. 000이요.

스태프 : 예약하셨어요?

환자 : 지난번에 왔을 때 예약 잡고 갔는데요.

스태프 : 예약이 안 되어 있는데요.

환자 : 지난번에 일주일 후에 오라고 했잖아요. 이 시간에 오라고 해 놓고 예약이 안 되어 있다고 하면 어떻게 해요?

## Solution

진료가 연결되는 환자는 스태프의 실수로 예약이 누락될 경우가 많다. 센스 있는 스태프라면 환자에게 "예약이 누락되어 있지만, 문제없이 바로 봐 드리도록 하겠습니다."라고 말하면서 걱정하지 말라고 할 것이다. 스태프의 센스있는 말과 행동 그리고 미소가 환자의 컴플레인을 잠재울 수 있다. 환자가 집에 가서 연락하겠다고 정확한 예약을 잡지 않고 가는 경우도 있지만 이런 경우라도 환자는 예약을 하고 갔다고 주장한다. 예약이 누락되어 있지만 "최대한 빨리 봐 드리겠습니다." 라고 말한다. 예약이 안 되어 있다고 해도 상황판단을 잘해서 "예약이 안 되어 있지만 바로 봐 드리겠으니 잠시만 기다려 주세요."라고 한다.

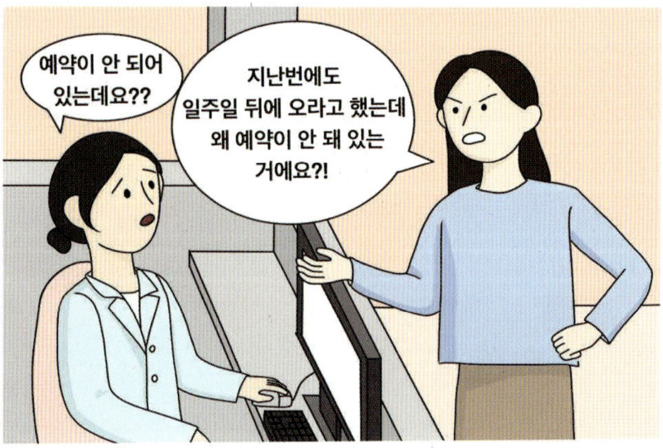
예약이 안 되어 있는데요??
지난번에도 일주일 뒤에 오라고 했는데 왜 예약이 안 돼 있는 거에요?!

## Complain 15

### 진료 시간 못 지킬 거면 예약은 왜 받아요?

환자 : 사랑니 발치 11시에 예약했어요.

스태프 : 앞에 수술이 안 끝나서 수술 끝나는 대로 바로 봐 드릴게요.

환자 : (마지못해) 알겠어요.

스태프 : 수술이 길어져서 오전에는 발치 못 하실 것 같아요.
식사하시고 2시에 발치하면 안 될까요?

환자 : 2시 이후에 애들이 와서 안 돼요. 이럴 거면 예약을 왜 해요?

### Solution

예약 진료 시간이 지체되는 경우, 환자를 볼 상황이 불가피하거나 불가항력적인 경우에 환자는 이해할 수 있다. 그러나 "우리 점심 먹고 봐드릴게요."라는 의미의 변명은 전혀 환자에게 설득력이 없다.
또한 예약을 잡을 때 임플란트 수술과 사랑니 발치 같은 수술은 시간 간격을 두고 예약해야 한다. 수술은 예상 밖의 상황들이 생길 가능성이 크다. 시간이 오래 걸리는 진료 다음에는 간단한 예약을 잡고 1시간 이상의 간격을 두고 다시 수술이나 오래 걸리는 발치, 브릿지 prep. 등의 예약을 잡아야 한다.

환자는 예약 시간에 맞춰 본인의 일정을 정하고 내원하기 때문에 예약 시간이 안 지켜지면 신뢰도 떨어지고 화부터 내게 된다. 병원에 의사가 많은 경우에는 동선을 짧게 하고, 여러 의사를 거치지 않는 시스템을 구축시키는 것도 하나의 방법이다.

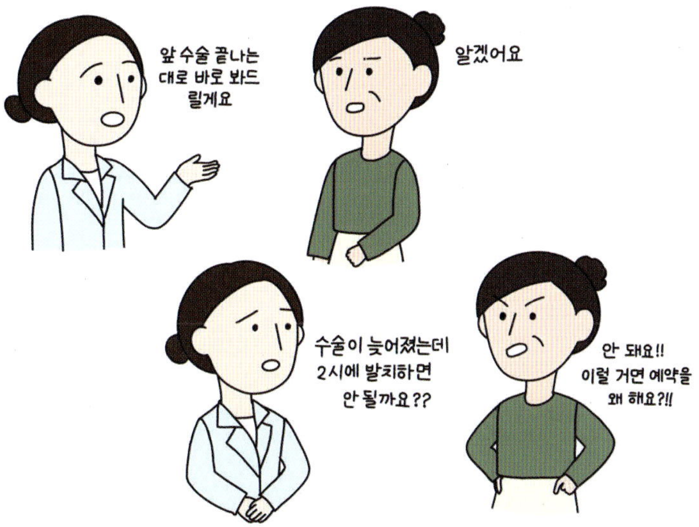

## Complain 16

### 수술 30분 전에 안 된다니요?

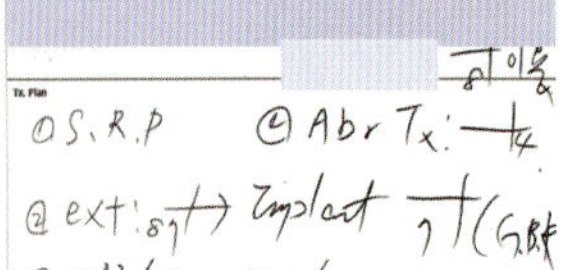

스태프 : (다급한 목소리로) 어디쯤 오셨어요? 죄송한데 원장님께서 갑자기 일이 생겨서 다른 날로 수술 날짜를 변경해야 될 것 같아요.

환자 : 무슨 소리예요? 예약 시간 30분 남겨 놓고 그런 말이 어디 있어요? 수술한다고 시간 다 비워 놨는데 무슨 이런 황당한 경우가 있어요?

스태프 : 죄송합니다. 다른 날로 예약해드릴게요.

환자 : 예약이 문제가 아니잖아요. 수술 안 할 테니 당장 계약금 환불해줘요.

## Solution

"이 병원 돈 벌 만큼 벌었네."라고 오해하기 쉬운 경우이다. 모든 스태프가 한마음으로 환자를 보는 것이 중요하다. 환자와의 약속은 신뢰이다. 병원에서는 불가피한 경우를 제외하고는 예약을 변경해서는 안 된다. 특히 개인 사유로 예약을 변경하는 일이 생기더라도 하얀 거짓말(?)을 통한 환자와의 소통이 중요하다.

## Complain 17

### 예약이 이번 주인가요? 다음주인가요?

환자 : 제가 월요일에 병원 갔을 때 수요일에 오라고 했는데 이번 주인지 다음주인지 몰라서 전화드렸어요.

스태프 : 이번 주 수요일이네요.

환자 : 아, 그래요? 그럼 오늘 3시네요. 얼른 가겠습니다.

환자 : 오전에 전화했을 때 오늘 오후 3시라고 해서 왔어요.

스태프 : (예약 창을 확인하며) 다음주 수요일 예약인데요.

환자 : 아까 전화받은 스태프가 누구예요? 내가 확인해 달라니까 오늘이라고 그랬어요.

### Solution

어차피 착오가 생겨서 온 환자는 그냥 봐 드리면 된다. 1주일 차이인데 기어코 예약이 아니라고 못 봐 드린다고 할 이유가 없다. 스태프의 성의 없는 전화 응대가 환자를 화나게 하고 병원에 대한 믿음을 추락시킨다. 어르신들이나 바쁜 분들은 예약날짜를 잘 잊어버린다. 예약 전날 문자를 발송하니 문자 확인하고 내원하라고 설명해도 문자를 안 보면 모른다. 예약 시간이 다 됐는데도 내원이 없으면 전화로 확인해야 한다. 병원의 실수로 내원하였다면 환자를 그냥 보내는 것보다는 다른 간단한 진료라도 하고 보내는 것이 컴플레인을 줄일 수 있는 방법이다. 환자들은 본인이 소홀한 대접을 받는다고 생각하면 당연히 화가 난다. 말 한마디에 실망하지만 작은 서비스에도 감동한다. 간단한 진료 서비스가 흥분된 마음을 가라앉힐 수 있다.

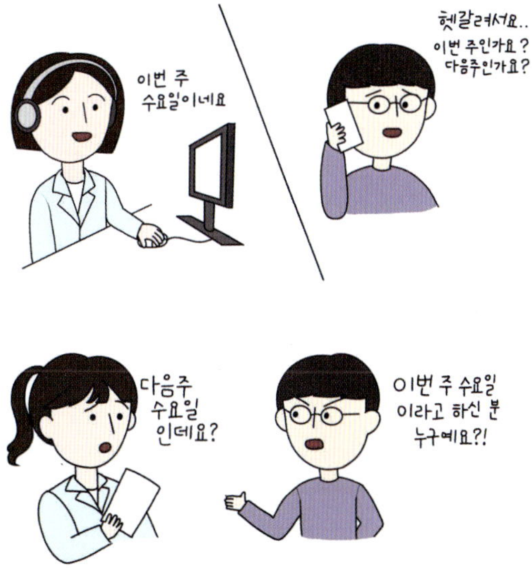
이번 주 수요일이네요
헷갈려서요.. 이번 주인가요? 다음주인가요?
다음주 수요일 인데요?
이번 주 수요일이라고 하신 분 누구예요?!

Complain 18

•••

국비(보험) 임플란트는 왜 다시 와야 하나요?

치과위생사 : 오늘 임플란트 본뜨겠습니다. (차트를 확인하다가) 죄송한데요. 다음주에 본뜨셔야 될 것 같아요.

환자 : 무슨 소리예요?

치과위생사 : 국비로 임플란트 하신 거라 재료를 따로 신청해야 해서요.

환자 : 예약 날짜보다 지나서 왔는데 미리 준비를 해 놔야지 지금 와서 재료가 없어서 안 된다고 하면 어떻게 해요?

## Solution

보험 임플란트는 재료대 신고를 반드시 해야 한다. 재료를 주문하자마자 등록한 개수와 소진한 개수를 파악해 두어야 환자가 내원했을 때 재료가 없어 진행을 못 하는 상황을 줄일 수 있다. 국비 임플란트는 반드시 재료 등록 후 보험청구를 해야 한다. 등록한 재료와 임플란트 식립 청구가 일치해야 하는데 간혹 재료가 등록이 안 되어 임플란트 청구금액을 조정당하는 일도 생긴다. 진료실 재료 담당자와 중간 관리자들의 부지런한 대처는 치과에 평안을 약속한다.

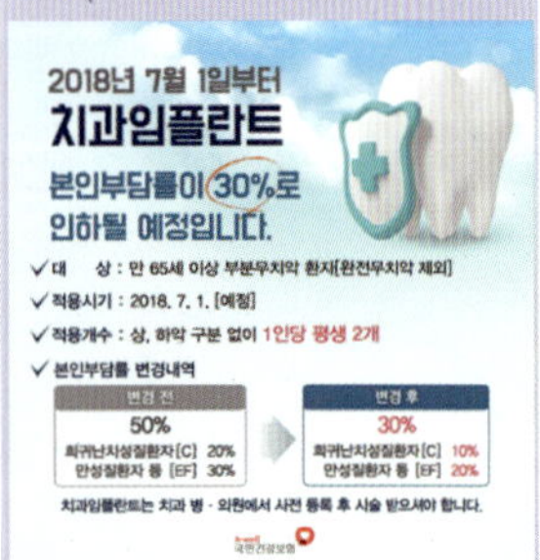


* 만 65세 이상 어르신 중 부분 무치악 환자분에게 적용됩니다.
* 위아래, 앞니, 어금니 치아 구분 없이 임플란트 2개까지 건강보험 대상입니다.
* 총 임플란트 치료비용의 30%가 본인 부담입니다. (차상위, 의료급여 대상자의 경우 본인 부담률은 총 치료비용의 10~20%입니다.)
* 분리형 식립재료(본체, 지대주)를 사용해 PFM(비금속도재관)으로 씌우는 경우에 한해 건강보험이 적용됩니다.
* 임플란트 치료 중 타 병원으로의 이동은 원칙적으로 불가합니다.

Complain 19

●●●

시스템 오류로 문자가 잘못 발송되었습니다.

스태프 : 000님, 오늘 예약인가요?

환자 : (문자를 보여주며) 원래는 내일인데요.
오늘 나오라고 예약문자가 와서요.

스태프 : 예약이 내일로 되어 있는데요? 전자차트 시스템 오류로 문자가 발송된 것 같아요. 본사에 의뢰해서 시정하도록 하겠습니다. 죄송합니다. 담당 원장님 휴진이라서 다른 원장님께 진료를 받거나 내일 한 번 더 내원하셔야 합니다.

## Solution

전자차트 시스템 오류로 결국 환자가 피해를 본 사례이다. 예약되어 있는 전자차트와 환자에게 발송된 예약문자를 확보해서 전자차트 본사에 의뢰하여 문제점을 해결하였다.

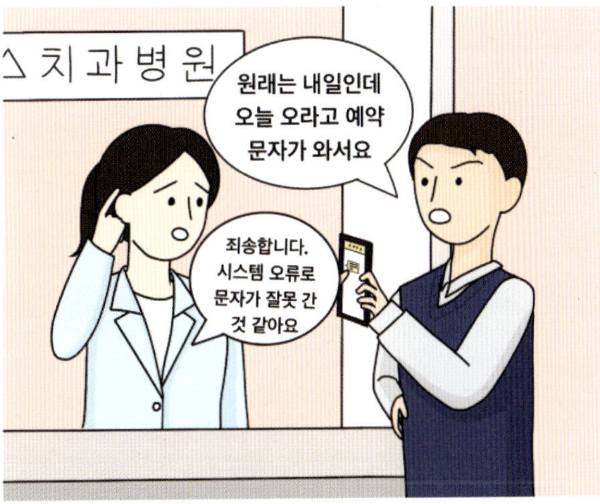


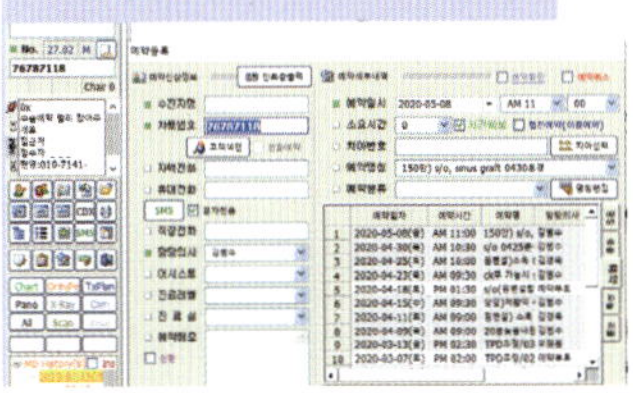

## Complain 20

•••

예약했는데 왜 기다려야 하나요?

스태프 : 11시 예약인데 조금 일찍 오셨네요. 앞에 000님 수술이 아직 안 끝나서 조금 더 기다리셔야 될 것 같아요.

환자 : 그럼 언제쯤 들어가요?

스태프 : 수술이 끝나 봐야 알 것 같은데요.

환자 : 전화로 다 설명하고 예약도 했는데 왜 기다려야 해요?

### Solution

스태프의 부지런한 발걸음과 대기 환자에 대한 빈번한 관심과 대화는 아날로그 방식이지만 진심이기에 화통(화기애애하게 소통)할 수 있다. 디지털 시대이지만 때론 아날로그가 통한다. 처음 내원한 환자는 대기시간을 줄이도록 한다. 라포가 형성되기 전에 첫 내원 환자의 대기시간은 병원에 대한 첫인상을 결정짓는 접점이다. 처음 내원하거나 재내원이라도 진료를 받지 않고 대기하다 가 버리면 다시 내원하는 경우가 드물다. 대기시간도 길고 치료받기 어려운 병원이라는 생각이 들어 그냥 다른 병원을 선택하는 것이다. 라포가 형성된 구환의 경우 대기시간을 이해하며 기다려주지만, 처음 내원한 환자는 대기시간이 길어져 진료를 받지 않고 가 버리면 재내원이 불투명해진다.

## Complain 21

제가 접수가 안 됐다고요?

환자 : 저기요. 나보다 늦게 온 환자도 들어갔는데 난 언제 들어가요?

스태프 : 성함이 어떻게 되세요? 확인해드릴게요.

환자 : OOO이요. 지금 1시간째 기다리고 있는데요.

스태프 : 죄송합니다. 접수가 안 돼 있었네요. 지금 접수해드릴게요.

환자 : 뭐라구요? 아까 접수한다고 말했는데 접수도 안 하고 뭐 했어요? 아까 접수한다던 직원 어디 갔어요?

### Solution

말로 접수하는 시스템과 종이에 오는 순서대로 기입하거나 컴퓨터 프로그램으로 접수하는 시스템 중 접수 에러율이 낮은 경우는 어느 쪽일까? 당연히 후자 쪽이 에러가 발생하지 않을 것이다. 만약 에러나 잘못이 빚어질 경우엔 가장 큰 무기는 사과이고 경청이다.

환자와의 최상의 커뮤니케이션을 위해 무조건 사과하라. 접수대가 복잡할 때 환자가 작은 목소리로 "OOO 왔습니다."라고 흘리듯 말하거나 수납을 하는 중에 접수해 달라고 하면 코디 팀에서 접수를 건너뛰는 경우가 생기기도 한다. 뒤늦게 접수하면서 사과했지만 환자는 화가 머리끝까지 나서 "보철치료는 나중에 하고 잇몸치료만 해주세요."라고 하였다. 이런 경우 병원의 입장에선 난감하다. Prep. 하기 전에 마취해 놓은 자리 curettage(치주소파술)까지 완료해야 하는데 보철은 안 하고 보험진료만 한 후 재내원하지 않으면 병원 입장에선 손실이 발생한다. 예약을 누락시켰다는 말이 모든 진료를 무너뜨리고 잘못된 치과라는 인식을 준다. 점차로 무인 키오스크가 늘어가는 추세이기도 하고, 아마도 도착 순서대로 원하는 진료과를 접수하는 무인 접수 키오스크를 도입하는 병원이 많아질 것이라고 내다본다.

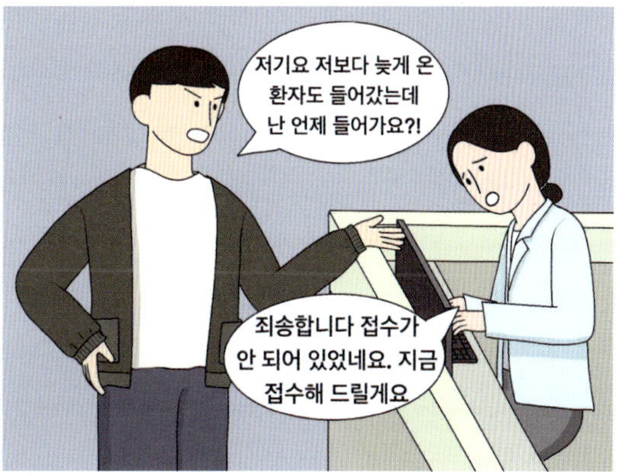

**Complain 22**

너무 아픈데
빨리 봐 주세요!

환자 : 000인데요, 왼쪽 아래 어금니가 붓고 아픈데 빨리 좀 봐 주세요.
어젯밤에 약 먹었는데도 더 아프네요.
스태프 : 예약은 없으셨네요. 조금만 기다리시면 불러 드릴게요.
환자 : 아프다는 사람을 이렇게 30분도 넘게 기다리게 해도 되는 거야?

## Solution

만약 스태프가 이렇게 답했으면 어떨까? "예약은 없으시지만, 최대한 빨리 봐 드릴게요. 기다리게 해드려 죄송합니다."

환자가 있어야 내가 존재한다. 환자를 내몸 같이 돌보라. 아프다는데 바로 봐 주지 않자 참을성이 없어진 환자는 큰소리를 내기 시작했다. 고성이 나자 주변 환자들과 스태프들도 놀라고 총괄 매니저가 진정시키려 했으나 더 화를 내며 욕설을 퍼붓기 시작했다. 진정이 되지 않자 결국 다른 스태프가 조용히 경찰을 불렀다. 경찰이 오고 나서야 환자의 기세가 조금 누그러지고 경찰과 같이 설명을 들은 후 진료실로 들어갔다. 진료실로 들어가서 마취 후 발수 처치하고 통증이 사라지니 화가 나서 그랬다며 사과를 하고 귀가하였다.

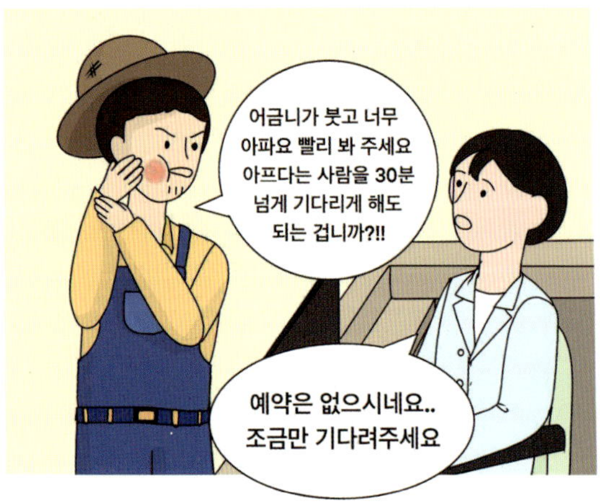
어금니가 붓고 너무 아파요 빨리 봐 주세요 아프다는 사람을 30분 넘게 기다리게 해도 되는 겁니까?!!
예약은 없으시네요.. 조금만 기다려주세요

Complain 23

환자의 대기시간 관리가 병원 운영 원가절감의 포인트!

스태프 : OOO님, 진료받으러 들어오세요.

보호자 : 와이프가 진료 안 받는대요. 예약까지 했는데 너무 오래 기다려서 집에 간다고 4층에 짐 가지러 갔어요.

스태프 : (환자를 찾아서) 너무 오래 기다리셔서 불편하게 하여 죄송합니다. 다음부터는 빨리 봐 드리겠습니다.

## Solution

농구에서도 맨투맨이란 작전이 있다. 화가 난 대기 환자는 맨투맨으로 응대하는 것이 좋다. 화를 냈든지, 큰소리가 났든지, 환자가 최후에 병원 문을 나설 땐 무조건 웃으며 나가야 한다. 대기시간이 길어져서 화난 환자에게 진료를 다 보고 나갈 때 칫솔 등 작은 정성으로 불편함에 대한 보상을 하는 것도 좋은 방법이다. 환자는 기분이 훨씬 풀려서 집으로 돌아간다. 차트에 기록해서 다음 내원 시 대기시간을 최소한으로 줄여주자. 반복적인 대기가 발생할 경우 환자의 불만이 커지고, 쌓이다 보면 재내원율이 떨어진다.

환자가 화를 내면 차트에 기록해 두어라. 처음 대기시간이 길어져서 컴플레인을 하는 경우보다 반복된 대기시간에 참다가 화를 내는 경우가 많다. 환자의 동선과 진료 설계를 합리적으로 해서 1분이라도 대기시간을 줄이는 것이 병원을 살린다.

항상 함께 내원하는 부부의 대기시간이 좀 길어졌다. 겨우 다른 층에 있는 환자를 찾아 설득하여 진료실로 들어갔다. 남편도 계속 치료를 받던 환자였는데 그날 이후로 남편도 내원 안 하였고 두 명의 고객을 잃었다.

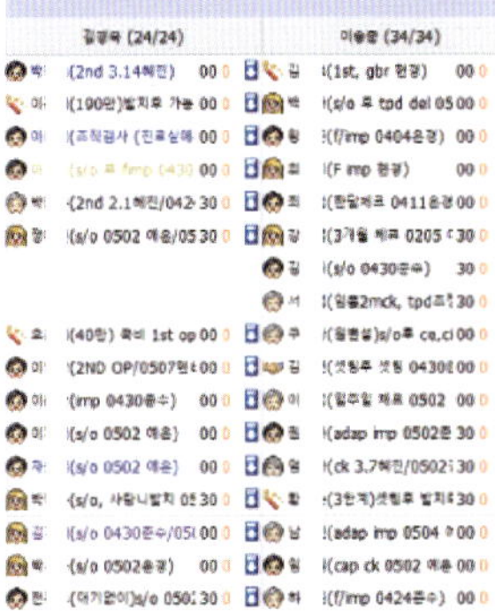

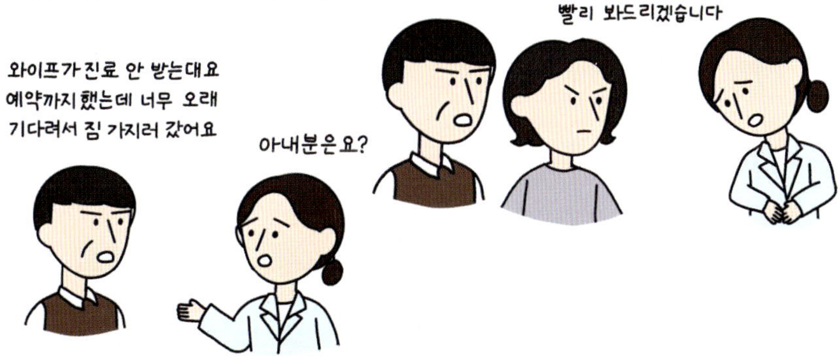

## Complain 24

●●●

예약했는데도
올 때마다 한 시간씩
기다려야 합니까?

환자 : (오전 11시) 저 언제 들어가요?

스태프 : 죄송합니다. 앞에 환자들이 밀려서 조금만 더 기다리세요.

환자 : 벌써 한 시간째 기다리고 있어요.

스태프 : 죄송합니다. 나오시는 대로 봐 드릴게요.

환자 : 올 때마다 한 시간씩 기다리는 이유가 뭐죠? 한두 번도 아니고 매번 한 시간씩 기다려야 되니, 나도 바쁜 사람이에요.

### Solution

축구나 운동경기에서 가장 중요한 타이밍은 언제일까? 시작 시간과 끝 시간이 아닐까? 어수선한 시작 시간에 골이 많이 들어간다. 마찬가지로 끝날 시간, 즉 체력이 바닥날 시간에도 마찬가지이다. 우리는 신경 써야 한다. 부지런히 준비해 시작 시간보다 5분이나 10분 일찍 진료를 시작하면 가장 붐비는 오전 11시에 환자가 밀리지 않을 수도 있다. 만약 반대로 10분 늦게 진료를 시작한다면 어떨까? 그런 경우에는 참담한 컴플레인이 기다릴 것이다.

병원에서 오전 11시는 가장 바쁜 시간이다. 전화 없이 오는 신환은 어쩔 수 없지만, 진료가 끝나고 다음 진료 예약을 할 때 예약 시간을 분산시켜야 한다. 시간에 예민하거나 한번 대기시간으로 컴플레인 한 환자의 경우에는 아침 첫 타임으로 예약을 유도한다. "아침 첫 타임에 내원하시면 바로 봐 드릴 수 있는데 그 시간은 어떠세요?"라고 물어야 한다. "11시밖에 시간이 없어요."라고 하는 환자에게는 예약을 할 때 양해를 구한다. "예약 시간을 맞춰서 진료 봐 드리기 위해 노력하지만 환자가 제일 많이 오시는 시간대라 조금 기다리실 수도 있습니다." 미리 양해를 구하면 환자는 내원해서 조금 기다리더라도 참는다.

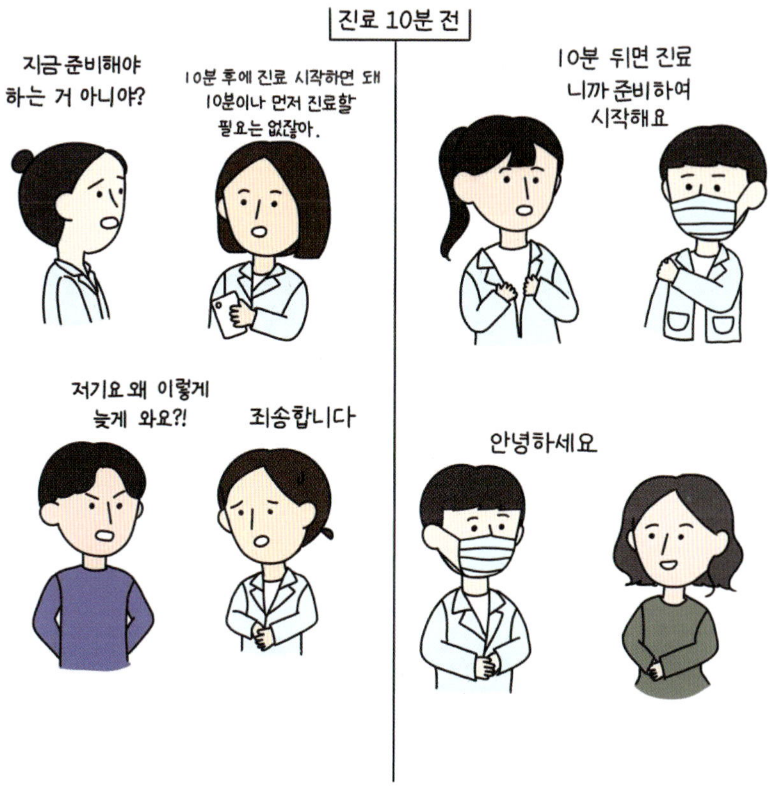
진료 10분 전
지금 준비해야 하는 거 아니야?
10분 후에 진료 시작하면 돼 10분이나 먼저 진료할 필요는 없잖아.
저기요 왜 이렇게 늦게 와요?!
죄송합니다
10분 뒤면 진료니까 준비하여 시작해요
안녕하세요

Complain 25

•••

오늘 임시틀니
바로 들어가죠?

치과위생사1 : OOO님, 체어에 앉으시고요. 원장님 오셔서 보실 거에요.

환자 : 오늘 발치하면 임시치아 바로 들어가죠?

치과위생사1 : 제가 잘 몰라서요. 담당자 불러드릴게요.

치과위생사2 : 죄송합니다. 확인해 보고 말씀드릴게요.

의사 : 죄송합니다. 치료계획이 전달이 안 됐나 봅니다.
오늘 발치 먼저 하시고요. 며칠 후 붓기가 조금 가라앉으면
임시치아 하실 거에요.

## Solution

모르는 질문을 환자가 하는 경우에 스태프의 대답은 "담당 선생님께서 설명해주실 겁니다."이다. 괜한 아는 체나 잘난 체는 용납되지 않는다. 진단은 의사가 한다. 진료 계획도 의사가 세우고 진료를 하는 것도 의사이다. 환자에 대해 제일 잘 알고 있는 사람은 의사이다. 그러나 모든 것들을 세세하게 설명할 수 있는 시간은 부족하다. 환자의 입장에서 궁금증이 생기면 바쁜 의사를 대신해서 눈앞에 있는 스태프에게 자신의 궁금증을 물어볼 수 있다. 숙련된 어시스트는 담당 의사를 대신하여 대답을 잘할 것이다.

하지만 숙련되지 않은 경우에는 그렇지 못하다. 모든 스태프가 동일한 대답을 할 수 있어야 한다. 차팅이나 기록으로 다른 스태프들에게 환자의 상황을 전달하고, 스태프들은 이런 기록들을 공유하고 숙지하여 환자의 물음에 즉각 대답해야 한다.

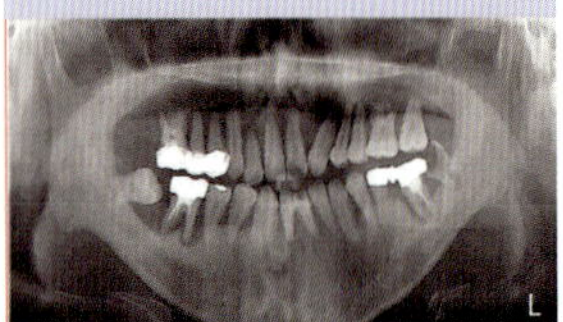

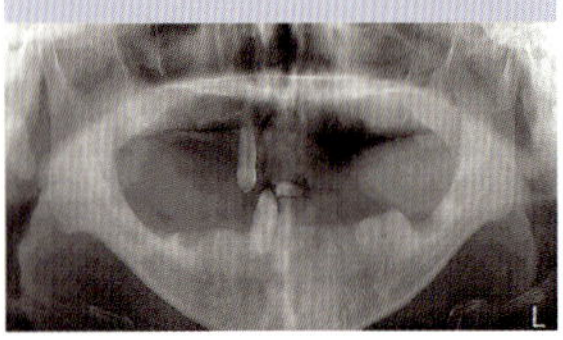

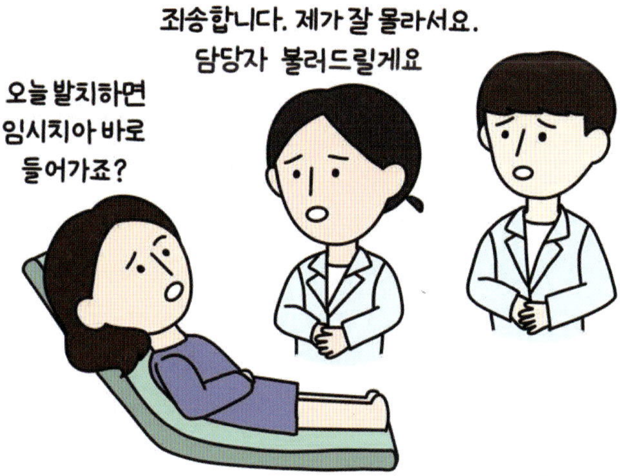
오늘 발치하면
임시치아 바로
들어가죠?
죄송합니다. 제가 잘 몰라서요.
담당자 불러드릴게요

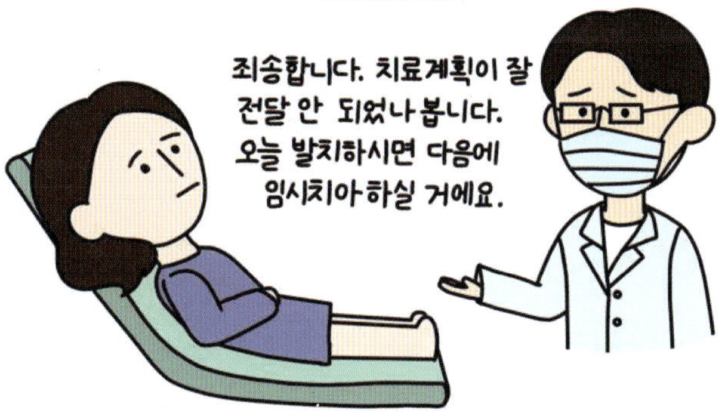
죄송합니다. 치료계획이 잘
전달 안 되었나 봅니다.
오늘 발치하시면 다음에
임시치아 하실 거예요.

## Complain 26

●●●

저, 2층에서 왔는데 언제 진료실 들어가요?

2층스태프 : OOO님, 2층 진료는 끝났고요. 4층으로 가서 다음 진료받으시면 됩니다. 4층으로 가시면 안내해주실 거에요.

환자 : 저기요. 2층에서 가라고 해서 왔는데 언제 불러줘요?

4층스태프 : 그러셨어요? 성함이 어떻게 되세요? 확인해드리겠습니다.

환자 : 지금 30분이나 기다렸어요. 4층으로 가면 안내해준다더니 환자를 이렇게 방치해도 되는 거에요?

## Solution

접점별 관리가 안 되어서 컴플레인이 발생한 경우이다. 층간 이동을 해야 하는 환자의 경우에는 특별히 접점관리에 신경을 써야 한다. 층간 이동 진료 시 완벽하게 반응하라. 접수대에서는 새로운 환자가 보이면 먼저 관심을 표현하고 확인해야 한다. 층별로 진료하는 과가 다르니 협진이 이루어질 때 환자가 층을 이동하는 경우가 있다. 안내 코디네이터들은 대기실을 확인해서 다른 환자가 보이면 확인해야 한다. 초진 환자의 경우는 접수한다고 데스크에 오겠지만 다른 층에서 진료를 보고 층을 옮겼다고 해서 접수대에 보고하지 않는다. 환자는 스태프끼리 정보를 소통하여 바로 다음 진료에 연결된다고 예측한다. 스태프가 아무도 관심을 표현하지 않으면 환자의 불만이 발생한다.

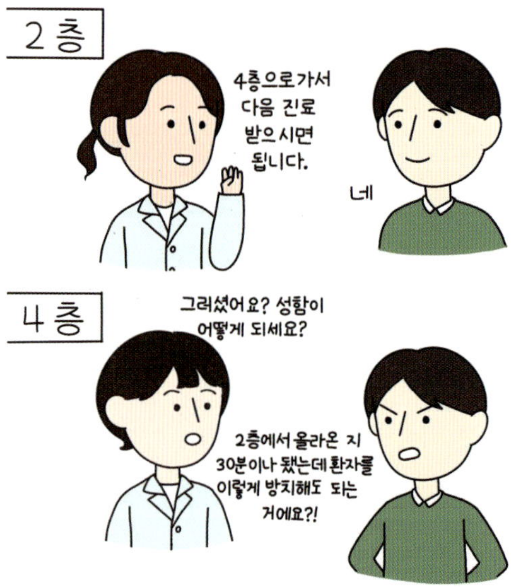

## Complain 27

임플란트는 다른 치과에서 할 겁니다.

환자 : 오늘은 대기시간 없죠? 예약하고 와도 항상 대기시간이 길어서요.

스태프 : 그럼요. 불편을 끼쳐드려서 죄송합니다.

***

환자 : 역시 대기시간이 너무 길어서 임플란트는 다른 치과에서 할 겁니다.

매니저: (이튿날 전화로) 다음 내원부터는 예약 시간에 정확히 해드리고 임플란트도 최고 실력 있는 원장님으로 해드리겠으니 한번만 너그러운 마음으로 이해해주십시오.

### Solution

환자는 예약 시간을 지키는데 병원은 예약을 중요하게 여기면서도 지키지 않는다. 치과병의원의 '내원 환자 만족도에 영향을 주는 요인'과 관련해 발표된 논문에 따르면 서비스 시스템, 치료비에 이어 '치료 전 대기시간'이 높은 영향을 미치는 것으로 나타났다. 환자만족도 연구에서도 치과 방문 시 발생했던 컴플레인 조사에서 비싼 치료비(34.1%)에 이어 오랜 대기시간(22.1%)이 다음 순위로 나타났다. 치과마다 그 날의 매출과 연결될 수 있는 타깃환자 위주로 운영이 되기에 하루의 매출 목표가 성취되고 병원의 운영에 미치는 영향이 크기 때문에 어쩔 수 없는 현실이다.

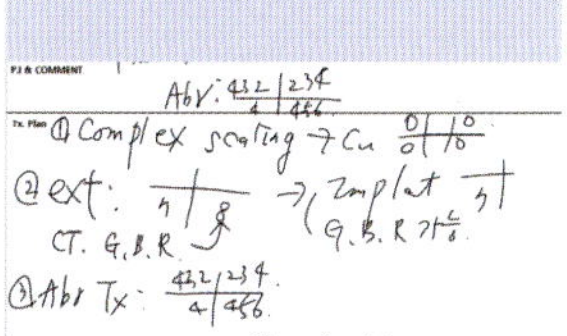

## Complain 28

**앞에 환자 수술 중이라 지금 수술이 안 된다고요?**

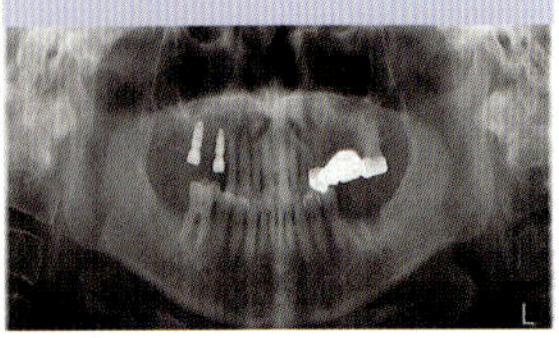

환자 : 예약 시간이 훨씬 지났는데 아직도 수술받을 수 없나요?

스태프 : 앞에 환자의 수술이 길어져서 조금 더 대기하셔야 할 것 같아요. 죄송합니다.

환자 : 여기 치과는 예약 시간을 지킨 적이 한 번도 없네.

매니저: (전화로) 사전예약 시 수술시간이 연장될 수 있다는 안내를 미리 드리지 못해서 정말 죄송합니다. 다음 내원하실 때는 대기시간 없는 시간대로 하시면 어떨까요?

### Solution

대기 환자들에게 대략이라도 예상 진료 시간을 수시로 알려주는 것이 의외로 효과적인 경우가 많다. 에버랜드에서 가장 긴 대기 줄을 서는 기구가 T익스프레스이다. 필자도 2시간 30분을 기다려 겨우 2~3분을 탔다. 하지만 대기가 지루하거나 힘들지 않았다. 중간중간에 대기시간을 확인하고 같이 갔던 동반자와 이야기하고 교제를 나누는 재미있는 시간이었기 때문이다.

대기시간을 예상하고 알리는 것은 중요하며, 환자들은 본인 스스로가 대기 상태를 인지하여야 한다. 특히 진료실에서는 대기 환자 체크와 진료에 신경을 써야 한다. "오늘은 예상치 않게 수술시간이 길어지네요."하면서 자연스러운 대화를 나누는 것도 필요하다. 대기시간이 불만인 환자는 다음 예약에서 또 대기시간이 길어지면 신뢰가 없어져서 다른 병원으로 옮기게 된다. 전자차트 메모창에 '대기시간'이라고 기록하고 철저히 관리한다.

대기 환자들 중에서 급하고 빨리 볼 환자와 그나마 천천히 보아도 되는 환자를 구분하여 관리하는 것도 중요한 대기 환자 관리 포인트이다. 예를 들어, 임시치아가 빠져서 급하게 내원한 환자들은 신속하게 붙여주어야 한다. 시간이 덜 걸리는 작업이자 일회성 컴플레인이기 때문에 다른 환자에 비해 빨리 치료하는 것이 타당하다.

상대적으로 시술이 오래 걸릴 것을 예상하고 내원한 환자는 다소 늦더라도 이해해주는 경우가 많기 때문에 진료를 천천히 하여도 될 것이다. 대기자 관리를 탄력적으로 능숙하게 조정할 수 있는 코디네이터가 병원에 있는 것도 중요하다.

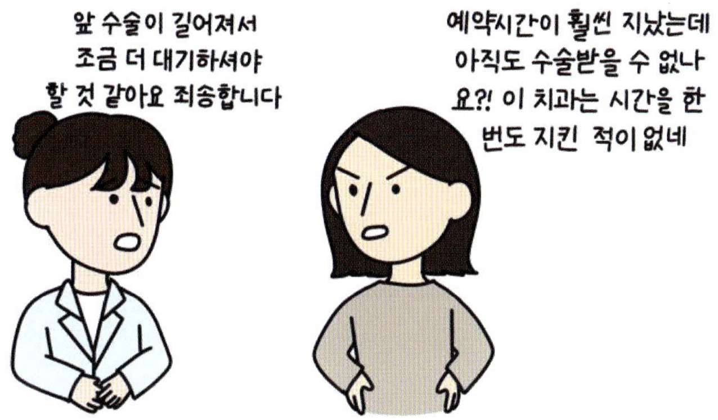


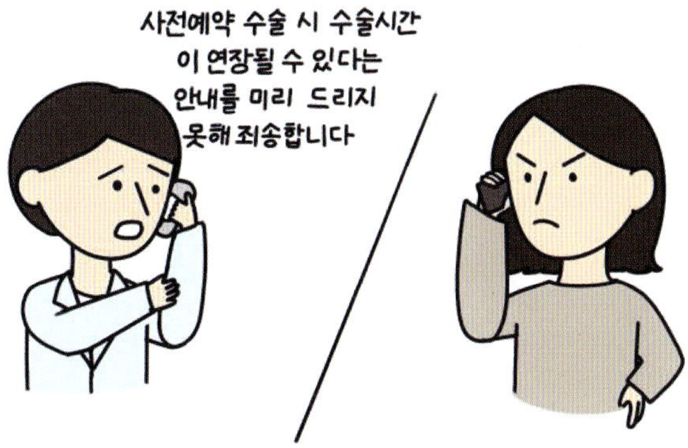

## Complain 29

●●●

예약 안 되어 있으면 진료받지 못합니까?
(Appointment Only!라고?)

스태프 : 000님, 예약 안 하셨는데 어떤 일로 오셨나요? 대기가 길어져서 오후 2시에 진료 가능할 것 같습니다.

환자 : 뭐라고요? 지금이 오전 9시인데 오후 2시요? 그렇게 많이 기다려야 해요?

***

매니저 : (전화로) 통증으로 내원하셨는데 진료를 못 받고 귀가하셔서 죄송합니다.

환자 : 병원은 환자의 통증을 우선으로 봐 줘야 하지 않나요?

### Solution

병원에서 촌각을 다투는 환자를 위해 응급실이 필요하다. 그럼 치과에서의 응급환자는 어떤 환자인가? 치아가 탈구되어 온 환자, 외상을 받고 온 환자, 지혈이 안 되는 환자, 극심한 통증으로 응급상황인 환자 등이다. 아무리 바쁘더라도 이러한 응급환자는 바로 봐 주어야 한다. 치과에서 바로 봐 주어야 할 환자 리스트 중 신환이 특히 중요하다. 신환은 오늘 처음으로 우리 병원에 내원한 환자이다. 오늘 봐 주지 않으면 평생 우리 병원에 오지 않을 가능성이 높아진다.

아픈 사람을 치료하는 곳이 병원이다. 극심한 통증을 호소하는 분들에게는 데스크에서 융통성 있게 안내해야 한다. "예약환자가 많지만 통증이 심하신 것 같으니 특별히 원장님께 부탁드려서 바로 봐 드리겠습니다."라고 응대해야 한다. 환자도 증상에 따라 잘 구분하여 진료 순서를 적절하게 분산한다.

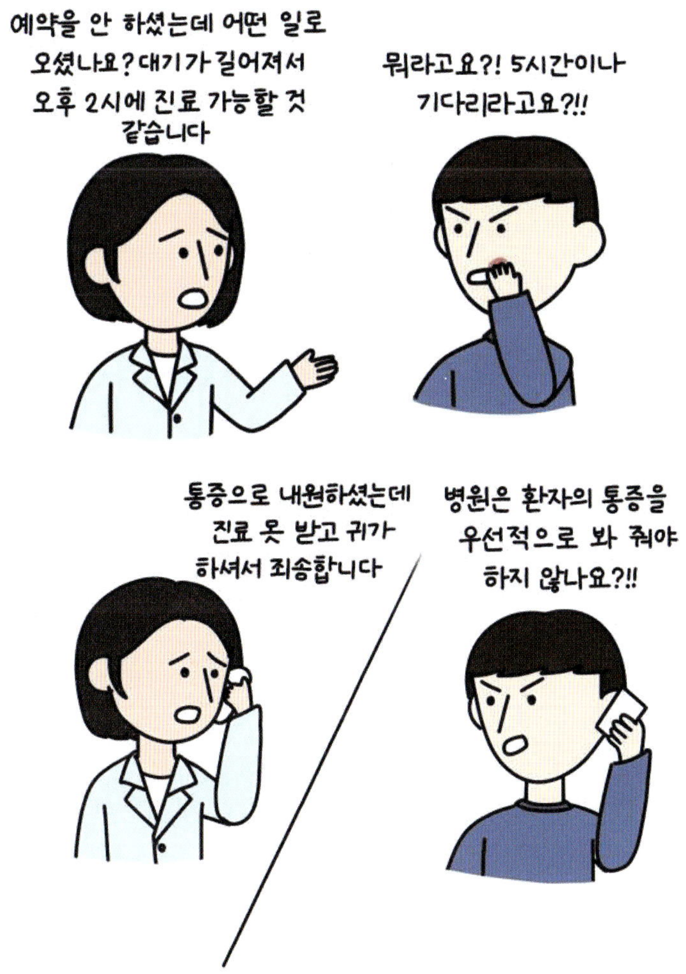
예약을 안 하셨는데 어떤 일로 오셨나요? 대기가 길어져서 오후 2시에 진료 가능할 것 같습니다
뭐라고요?! 5시간이나 기다리라고요?!!
통증으로 내원하셨는데 진료 못 받고 귀가 하셔서 죄송합니다
병원은 환자의 통증을 우선적으로 봐 줘야 하지 않나요?!!

## Complain 30

•••

7시 30분 예약이 여러 명이라니, 환자가 봉?

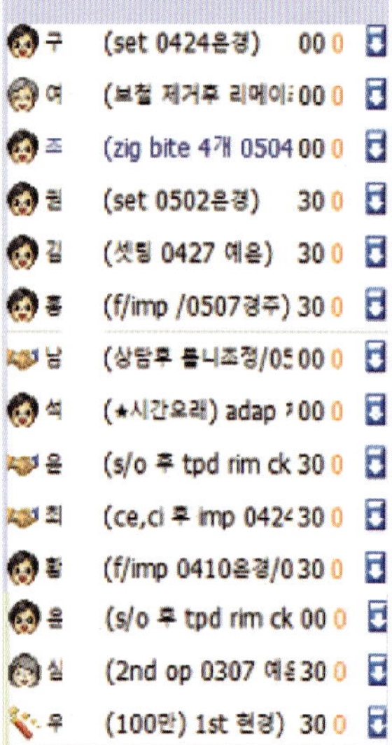

환자 : 아직도 더 기다려야 하나요?

스태프 : 예약하신 분 순서대로 들어가고 있습니다.

(진료실에 전화로) 000님 언제 들어가나요?

환자 : 도대체 7시 30분 예약을 몇 명이나 잡은 거예요?

스태프 : 죄송합니다.

### Solution

안내 스태프는 대기실의 모든 환자와 보호자들의 표정과 특이사항을 체크하면서 앞으로 일어날 대기실 상황들을 보고해야 한다. 센스 있는 스태프 한 명이 여러 명의 환자를 케어할 때는 환자 한 명의 마음과 표정을 체크해서 순발력 있게 대처해야 한다.

"야간진료 근무 의사가 여러 분 계셔서 동시간대 예약이 있습니다. 각 진료과마다 들어가시는 순서가 다르니 염려 마세요."라고 환자 입장에서 설명한다. 대기실에서 컴플레인을 토로하는 환자가 많으면 옆에 환자까지 동요하게 된다. 환자의 컴플레인이 병원의 신뢰를 손상시킬 수 있다.

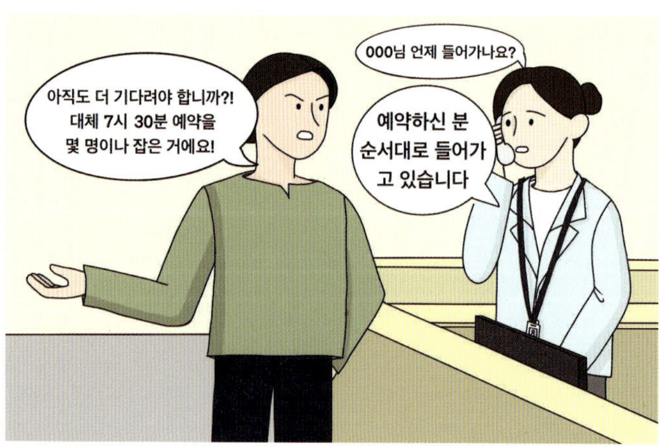

**Complain 31**

대기시간 너무 길어서 치료 안 받을래요.

환자 : 왜 이렇게 오래 걸려요. 아이 짜증나. 진료 안 받아요. 전화 상담 때는 바로 된다고 하더니 왜 이렇게 복잡해요.

스태프 : 000님, 죄송하지만 오늘 기본 진료비 수납하셔야 합니다.

환자 : 뭘 했다고 돈을 내래요? 나는 진료받은 게 없는데 민사법으로 받아내든지 알아서 해요. 내 자료 다 지우고 앞으로 전화도 하지 마세요.

## Solution

불만환자에 대한 서비스 개선이 필요하지만 약속을 잘 지키는 환자 관리가 더 중요하다. 약속을 잘 지키는 충성환자가 많을수록 가성비 좋은 홍보를 할 수 있고 충성환자가 소개한 환자는 진료 결정률이 높기 때문에 병원 매출과도 비례한다. 예약전화 시 특이사항 등은 반드시 예약창에 기록하는 것이 병원의 원칙이다. 접수할 때 메모창에 '대기시간'이라고 기록하여서 모든 과에서 소통해야 이런 일을 막을 수 있다. 한 명의 환자를 잃은 것이 아니라 주위 사람들한테 병원 비방을 하면 미래의 환자를 놓치는 일이 발생한다.

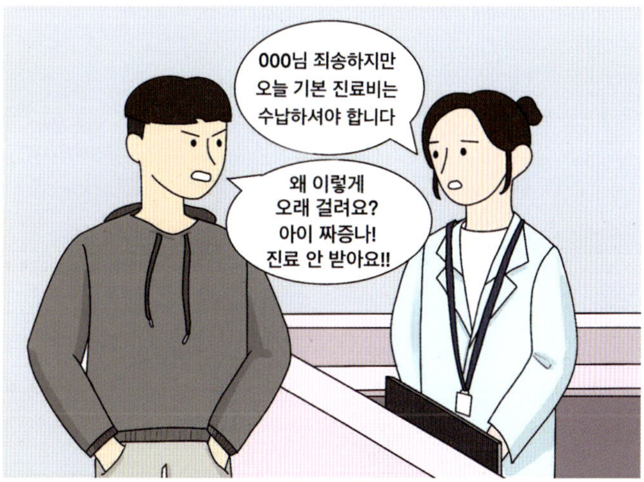

?

Complain 32

•••

환자들은 복잡한 걸 싫어한다.

스태프 : 어떤 점이 불편하신가요?

환자 : 병원 시스템이 너무 불편해요. 2층에서 접수하며 기다리고, 4층 올라와서 또 기다리고, 너무 짜증나요. 그냥 4층에서 접수를 해주면 좋겠어요.

스태프 : 개선하도록 하겠습니다.

환자 : 어떤 분이 대기시간으로 화내는 걸 봤는데 저도 공감했어요.

## Solution

진료 의사가 여러 명이 있거나 층이 다른 진료과와 시스템을 갖춘 치과는 환자의 동선을 체험하고 체크해야 하며, 모든 동선에 관한 컴플레인 상황 역시 체크해야 한다. 환자는 운영 시스템에 대해 어떤 정보도 없이 우리 병원에 내원한 사람이다. 따라서 운영 시스템에 대한 코디네이터가 상주하여 안내하여야 한다. 코디네이터와 스태프 간의 소통은 빨리 소통해야 할 상황에는 무전기로 혹은 전화로 소통하지만, 천천히 해야 할 상황은 인트라넷의 공지사항이나 게시판으로 혹은 카톡으로도 전달해도 무방하다.

우리 병원은 2층에서 접수하고 무전기를 통해서 환자의 이동을 조절해서 문제 발생을 개선하고 있다. 우리 병원 시스템은 2층에서 접수하고 대기실에서 대기하다가 치료하기 직전에 4층으로 올라간다. 안내 코디네이터가 진료실 상황과 대기 상황을 적절히 분배해야 한다.

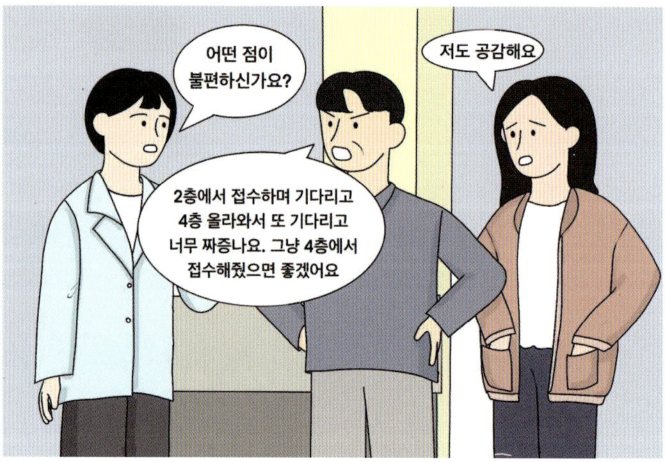

Complain 33

기차시간 때문에
9시 예약했습니다.

보호자 : 첫 타임으로 예약했는데 1시간 기다렸어요. 나도 같이 진료 예약했는데 시간이 없어서 딸만 진료받아야겠어요.

스태프 : 죄송합니다.
앞으로 예약 확실하게 잡아드리겠습니다.

## Solution

환자가 밀리는 시간이나 요일 등에는 예약 시간에 딱 맞추어 진료가 힘들 수 있음을 예약 잡을 때 환자에게 이야기해야 한다. 예를 들어, 환자가 9시에 기차로 내원하여 10시 30분 기차로 돌아갈 수 있는 의료적인 상황이 안 되는 경우가 자주 있다. 병원은 다른 업체나 상점과는 다르게 환자와 의료진과의 관계이기 때문에 다소 늦거나 빨리 진료가 이루어지는 경우가 자주 발생하고 있음을 환자에게 인지시켜야 한다.

기차역이나 터미널 근처에 있는 치과는 다른 지역에서 기차나 고속버스 등으로 이동하여 오는 환자들이 많다. 그런 경우에는 환자에게 대기시간이나 진료에 대한 상황 등을 미리 설명하는 것이 중요하다. 다른 지역 환자는 차트에 빨간색으로 표시하여 기차시간과 나가야 하는 시간을 미리 기록해 배려하면 좋다.

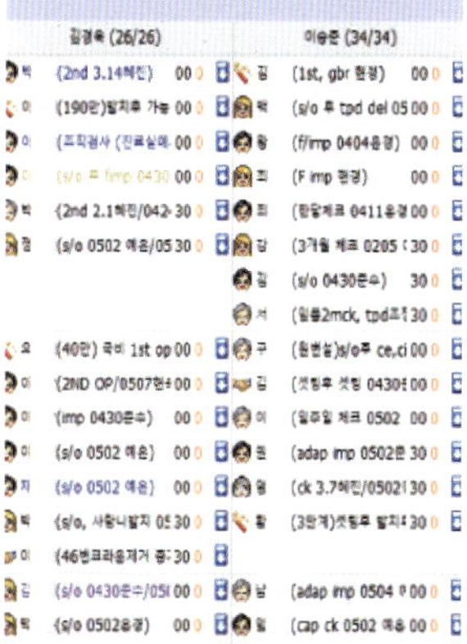

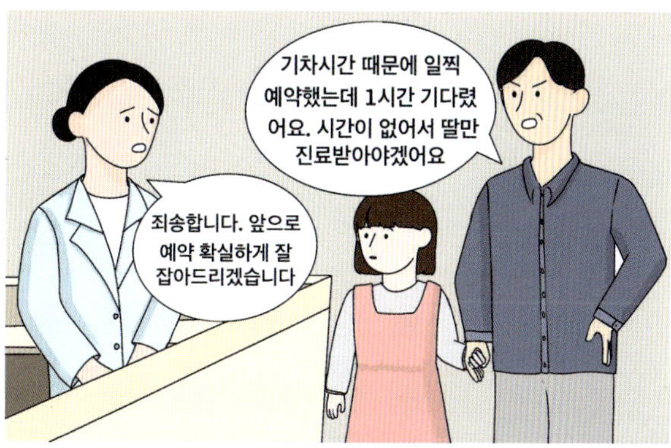

## Complain 34

●●●

수납 대기에 지친
환자를 잘 달래려면?

환자 : 진료받으려고 대기시간도 오래 걸렸단 말이에요.

스태프 : 죄송합니다. (진료실로 같이 향하며)

오늘 진료는 다음과 같습니다.

***

스태프 : (수납표를 뽑으며) 잠시 기다리시면 수납 도와드리겠습니다.

환자 : 또 기다려야 하나요?

### Solution

진료를 받기 위해 오래 기다린 환자는 이미 화가 많이 나 있다. 진료 전 대기는 참을 수 있는데, 진료 후에 돈 내는 것도 기다려야 하냐고 화를 낸다. 다른 치과는 안 그런데 여기는 도대체 왜 그런지 모르겠다고 대기실에서 화를 내자, 앉아 있던 수납 대기자들도 화를 내기 시작했다. 이런 소동이 발생하기 전에 안내 코디네이터들이 환자들의 관심을 다른 곳으로 유도하도록 운영의 묘를 살려야 한다.

환자가 많은 날이 있고 많이 몰리는 시간도 있다. 이때 상담코디네이터들은 오늘 꼭 봐야 할 환자와 천천히 봐도 되는 환자를 구분하는 것도 중요하다. 예를 들어, 사랑니 발치 환자의 경우는 굳이 오늘 봐 주지 않고 사전 투약으로 염증을 조절하고 다음 내원에 사랑니 발치를 하여도 무방하지만, 비보험 환자나 오늘 매출에 지대한 영향을 미치는 환자, 교정 임플란트 식립 환자 등은 오늘 봐주는 것도 좋은 방법이다.

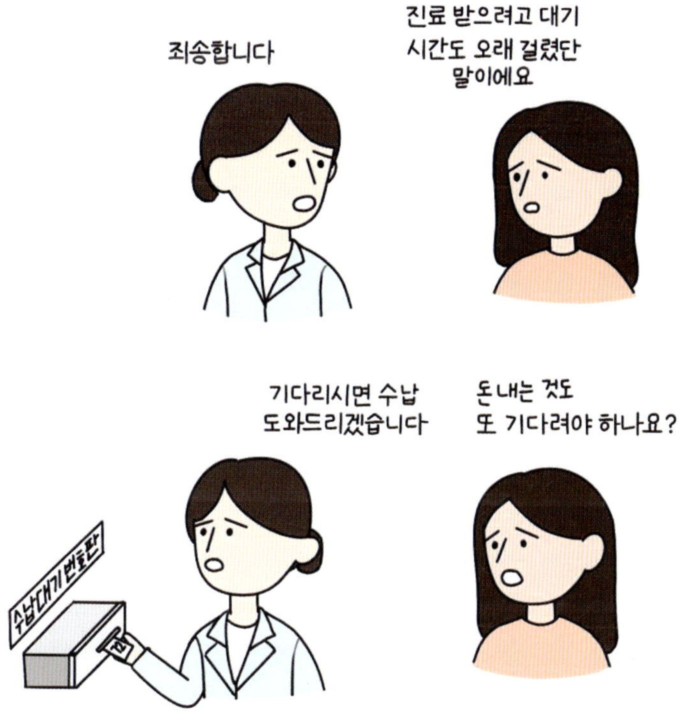
죄송합니다
진료 받으려고 대기
시간도 오래 걸렸단
말이에요
기다리시면 수납
도와드리겠습니다
수납대기번호판
돈 내는 것도
또 기다려야 하나요?

Complain 35

●●●

불만환자의 자리 배치 방법

환자 A : 임플란트 여기서 하셨어요? 우리 아들이 잘한다고 해서 왔는데요.
환자 B : 여기서 임플란트 했는데 염증 생겨서 뽑고 다시 심었어요.
환자 A : 그래요? (동행한 아들에게) 여기서 임플란트 염증 생겨서 뽑고 다시 했다는데, 어쩌지?
대기실의 다른 환자들이 환자 B의 주위로 모여들면서 서로 말을 섞는다.
환자 A 보호자 : 서울대학병원도 문제는 일어날 수 있어요. 문제가 많으면 환자가 많이 오겠어요? 믿고 그냥 해요.

## Solution

스태프 1 : 환자 B를 진료실 안쪽 조용한 곳에 배치하여 진료를 빨리 보도록 한다.

스태프 2 : 환자 A의 보호자는 대기실에 두고 좋은 영향력을 끼칠 수 있도록 안내 코디네이터가 차 대접과 함께 병원 홍보자료와 말을 섞어 가면서 응대한다.

불만환자는 발생 즉시 격리가 원칙이다.
불만환자가 진료실에 들어오면 오픈형 진료실이 아닌 별도의 룸에 격리하여 진료할 수 있도록 해야 한다. 대기실에 환자가 많은 경우에 크게 떠들며 이야기하지 않도록 해야 한다. 컴플레인을 처리하는 처리 팀을 따로 만들어서 의료진이 처리하지 못하는 상황들을 처리하도록 하는 것이 중요하다. 컴플레인 처리 팀을 평소 훈련시키는 것도 중요한 포인트이다. 대기 장소도 중요한데 대기실에서 대기할 것인지, 진료실에서 대기할 것인지 완급 조절이 중요하다.

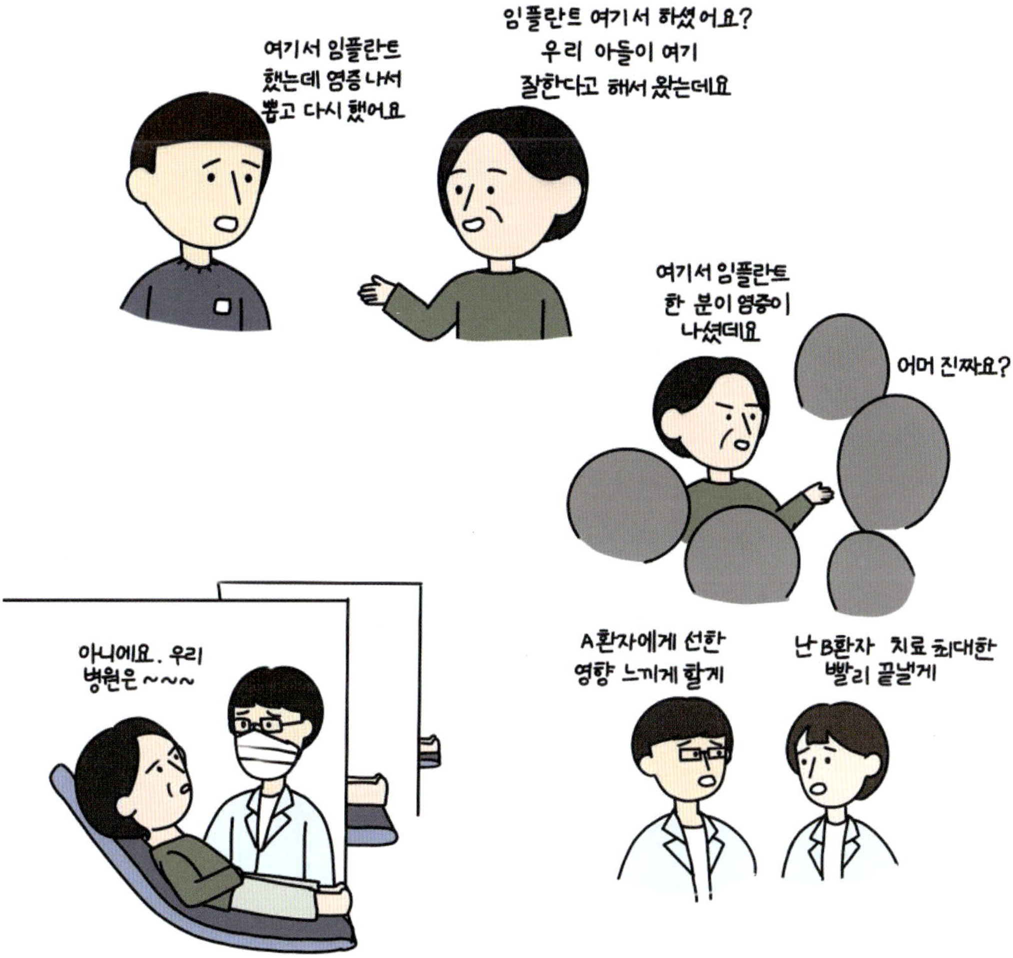
임플란트 여기서 하셨어요?
우리 아들이 여기
잘한다고 해서 왔는데요
여기서 임플란트
했는데 염증 나서
뽑고 다시 했어요
여기서 임플란트
한 분이 염증이
나셨데요
어머 진짜요?
아니에요. 우리
병원은 ~~~
A환자에게 선한
영향 느끼게 할게
난 B환자 치료 최대한
빨리 끝낼게

**Complain 36**

**수납하는 데도 30분씩 기다려야 하다니!**

환자 : 집에 가서 계좌이체 할래요.

스태프 : 계좌이체 해주신다는 말씀이죠?

환자 : 그래요. 진료비 내는 데도 이렇게 30분씩 기다린다는 게 말이 되나요?

상담코디 : (전화로) 스케일링 비용 수납하셔야 됩니다.

환자 : (매니저에게 전화로) 나를 돈 떼먹고 간 사람 취급하지 말고 직원들 인성교육이나 똑바로 시키세요.

## Solution

스케일링 후 환자를 방치해서 결국 컴플레인까지 이어졌다. 환자를 기분 나쁘게 응대했던 스태프는 교육과 함께 태도를 시정하도록 했다. 병원 시스템이 4층에서 진료하고 진료한 스태프가 2층으로 내려와서 수납 대기 번호표를 뽑아드린다. 대기표를 호명하면 수납을 진행하도록 보조하면 서비스에 불만이 없다. 병원에서는 수납 대기시간을 주기적으로 체크하는 것이 중요하다. 또한 보다 빠른 환자의 수납을 위해서는 보험 청구사가 있어야 하며, 수납 스태프의 수가 충분해야 한다.

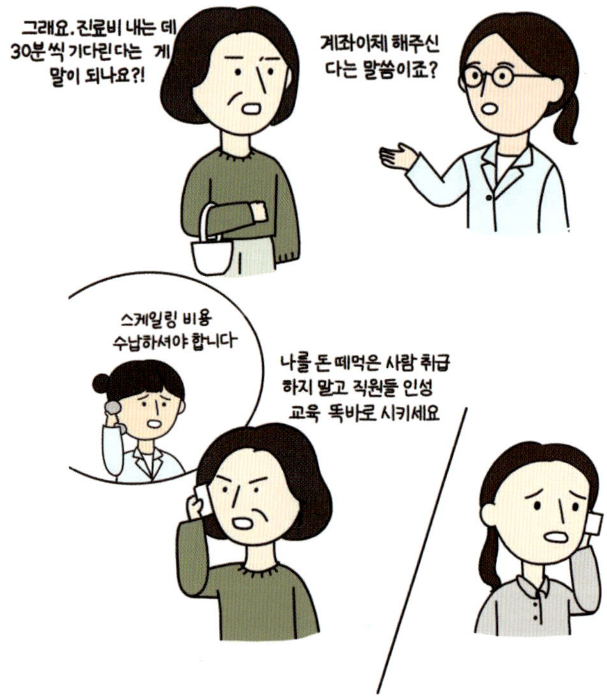

· 치과 컴플레인 사례집 ·

# 컴플레인 슈팅

## Complain Shooting

# PART 5
## Personality
## 품성

환자와 의사의 바람직한 대화를 통한 소통은 환자의 병을 정확히 진단하고 치료율도 높인다는 보고가 있다. 의사는 환자를 배려하고 아픔을 공감하는 품성을 지니도록 시대가 요구하고 있다. 의료 커뮤니케이션을 통해 환자의 가치를 중시해야 하며 의사는 환자의 자기결정을 옹호해주는 역할로 바뀌었다. 또한 의사의 외적인 친절뿐 아니라 환자의 문제해결에 최선을 다하는 내적인 친절이 더해지는 것이 환자에게는 더 중요한 의사의 덕목일 수 있다.

환자는 의사가 자신의 입장에서 고통과 아픔을 이해하고 공감해주기를 바라는 마음이 간절하다. 진료 과정에서 눈을 맞추고(eye contact) 환자가 이해할 수 있는 쉬운 말로 설명을 해야 한다. 앞으로의 예후에서 조금은 안심할 수 있도록 따뜻한 표현을 원하는 환자와 의사가 서로 존중한다면 치료 효과도 증대하리라 믿는다. 또한 법률용어가 이해하기 쉽게 바뀌듯이 차트에 기입하는 의료용어도 쉽게 바뀌어야 한다.

**Complain 37**

원장님이 스태프에게 강압적이라 무서웠어요.

의사 : (소리치며) 기구를 정확히 전달해야 할 거 아니야!
(호통치며) 똑바로 못 해?
치과위생사 : 죄송합니다. 잘하겠습니다.
의사 : (째려보며) 똑바로 해! 에잇~~~

## Solution

치과 진료 특성상 도중에 환자는 불안과 공포를 느끼기 쉽다. 그러나 환자는 마음 편하게 진료받는 것이 당연하다. 진료실에서 화를 내거나 기구를 던지거나 환자 앞에서 스태프를 꾸짖는 경우엔 환자가 더욱 공포심을 느낀다. 의외로 환자는 의사 편이 아니라 스태프 편인 경우가 대부분이라고 할 수 있다. 의사가 스태프를 꾸짖을 때 환자들은 자녀 앞에서 배우자를 꾸짖는 모습을 보는 듯한 감정을 느낄 수 있다. 의사는 약간의 불만이 있어도 스스로 감정 컨트롤을 잘해야 한다.

레진 filling 중 기구를 전달하던 치과위생사가 기구를 놓쳤다. 의사는 진료할 때 집중하느라 예민하다. 진료 중에 스태프가 실수할 때 의사가 환자 앞에서 화를 낸다면 자기 얼굴에 침 뱉기나 다름없다. 체어 위에서 환자는 의사의 말 한마디를 주의깊게 듣고 있는데 서툴다고 대놓고 드러내는 꼴이니 환자는 불안해진다. 지적받은 스태프는 긴장하여 더 실수가 잦아지는 경우가 많다. 방송 중에 앵커가 실수로 말을 씹으면 백발백중 바로 말실수를 하는 경우를 많이 보았을 것이다. 식당에서도 주인이 서비스하는 직원을 혼내면 식욕이 떨어진다. 의사는 진료 중에 서툰 어시스트를 받으면 화가 날 수 있지만 화를 내더라도 진료가 끝난 후 환자가 없는 곳에서 해야 한다.

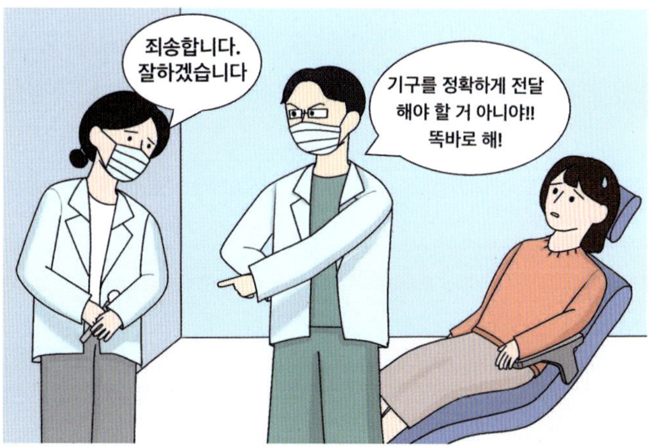

## Complain 38

너
몇 살이야?

의사 : 신경치료 한 치아는 아플 리가 없어요. 반대쪽 치아 교합조정 좀 해드릴게요.

환자 : (교합 조정을 받다가) 생니를 왜 갈아요?

의사 : 아픈 치아에 무리가 안 가게 해야 아프지 않으실 겁니다.

환자 : 지금 책임회피 하시는 거예요? 잘못 치료해 놓고 환자 탓하는 것 아닌가요?

의사 : 책임회피가 아니라 OOO님의 습관대로 쓰면 치아에 무리가 가서 아플 수 있습니다.

환자 : 그럴 거면 치과를 왜 오냐? 안 아프게 해줘야 할 거 아냐!

의사 : 아니, 왜 반말하세요? 아, 진짜 욕 나오네.

### Solution

환자가 신경치료 받은 치아가 시리고 아프다고 호소할 때 설명을 조금 더 했으면 어땠을까? 의사도 사람이다. 환자가 안하무인 격으로 나온다면 의사도 성인군자가 아닌 이상 감정이 격해지게 된다. 그러나 환자를 상대로 진료실에서 싸우는 것은 어리석은 짓이다. 컴플레인을 가라앉도록 하는 방법 중에 세 가지 요소, 즉 사람, 시간, 장소를 바꿔 보라 했다. 환자에게도 곰곰이 생각할 시간을 주어야 한다. 화를 냈던 환자도 시간이 지나면 화가 가라앉는다.

그럼 이러한 컴플레인은 어떻게 해결할 수 있을까?

의사 : 저런~ 신경치료 한 치아가 아파서 고생하셨겠네요.

환자 : 아파서 죽는 줄 알았어요.

의사 : 그런데 제가 판단하기로는 반대쪽 대합되는 치아가 너무 많이 닿아서 아픈 경우가 있습니다. 먼저 아프거나 시리지 않도록 닿는 부분을 조금 조정해드릴게요. 물론 환자분이 동의하시는 경우에요.

환자 : 생니를 가는 건가요?

의사 : 아픈 치아에 무리가 안 가게 해드릴 테니 걱정 마시고요.
환자 : 만약 계속 아프면 어떻게 하실 거에요?
의사 : 계속 아플 수도 있지만, 계속 아프면 그때 또 조치를 취해드릴 테니 오늘은 걱정 마시고 저의 진료에 따라오시면 좋겠습니다.
환자 : 네. 선생님만 믿고 진료하겠습니다.
의사 : 감사합니다. 최선을 다해 진료해드리지요.

예전에 선배들이 필자에게 항상 했던 이야기가 있다.

“성격이 좋은 사람이 개업해서 성공한단다.”

환자의 마음을 알고 이해하고 보듬어 주는 의사가 환자들에게 인정받고 좋은 소문이 나는 병원을 만들 수 있다.
개업해서 성공하고 싶은가? 먼저 성격 좋은 의사가 되어라.

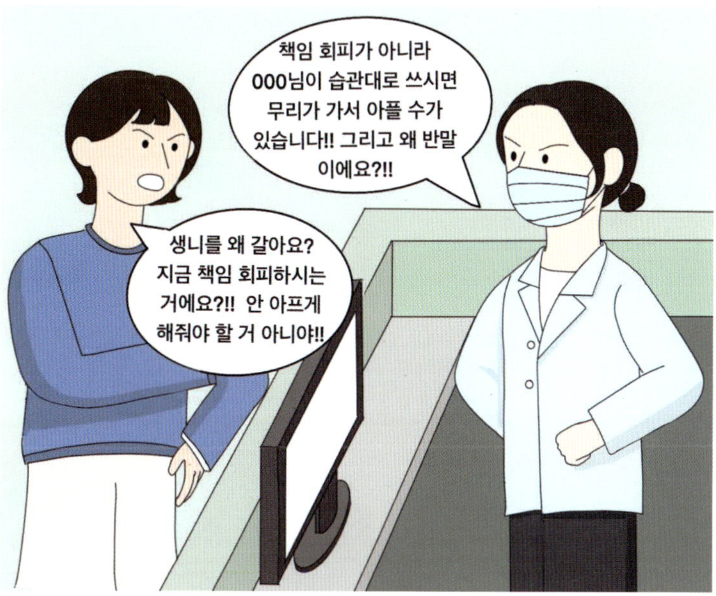
생니를 왜 갈아요? 지금 책임 회피하시는 거에요?!! 안 아프게 해줘야 할 거 아니야!!
책임 회피가 아니라 000님이 습관대로 쓰시면 무리가 가서 아플 수가 있습니다!! 그리고 왜 반말이에요?!!

Complain 39

추운 겨울 환자를 배려한 의사

의사 : (마우스 미러를 글러브 낀 손으로 비벼서 따뜻하게 해서 구강 내에 삽입한다.)

기구가 너무 차가워서 손으로 녹이고 있어요.

스태프 : 원장님. 마취액 따뜻하게 준비됐습니다.

의사 : 마취 진행할 건데요. 아프시면 왼손을 드세요.

## Solution

우리는 당연하다는 듯 환자의 마음과 감정을 헤아리지 못하고 진료를 하고 있지는 않았는가? 의사는 스태프에게 날씨가 추우니 마취액을 따뜻하게 해서 가지고 오라고 요구한다. 아프지 않도록 마취하는 배려와 따뜻한 치료의 과정에서 환자는 마음이 편안해지고 깊은 라포가 형성되는 것은 당연하다.

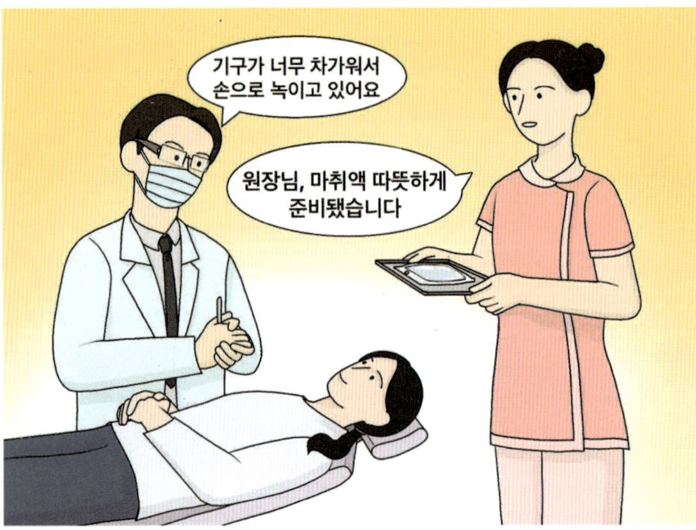

Complain 40

점심시간 임박해서 왔더니 손가락으로 가리켜요?

환자 : 접수하려고 하는데요.

환자 : (스태프가 전화를 끊자) 언제 들어가요?

스태프 : 오후 2시에 들어간다고 조금 전에 안내해드렸는데요.

환자 : 아가씨, 하는 행동이 너무 하네. 병원에서 안내를 그렇게 하라고 하던가요?

## Solution

데스크 스태프는 전화를 받으면서 '오후 2시부터 진료'라는 팻말을 환자에게 손가락으로 가리키면서 인사를 생략했다. 데스크 스태프는 어느 때고 방문 환자를 최우선으로 응대해야 한다. 통화 중인 상대방에게는, "죄송합니다만 지금 제가 급하게 처리해야 할 일이 있는데 처리 후 전화를 드려도 되겠습니까?"라고 양해를 구하고 나서 앞에 있는 고객에게 즉각 응대해야 한다. 어떤 진료를 할 것인지를 묻고 간단한 약 처방만 원하는지 여부도 물은 후 차트에 기록해야 한다. 금연 처방, 스케일링, 잇몸치료, 약 처방, 턱관절 등 진료 범위에 따라서 오전에 가능한 부분은 진단부터 받은 후 접수는 나중에 하고 오후 진료를 안내해야 한다. 오전에 할 일을 오후로 미루지 않으면, 매출과 오후 예약 환자가 미뤄지지 않으니 진료가 원활하게 돌아간다. 스태프의 적극적인 의지에 따라 병원의 매출과 이미지는 달라질 수 있다.

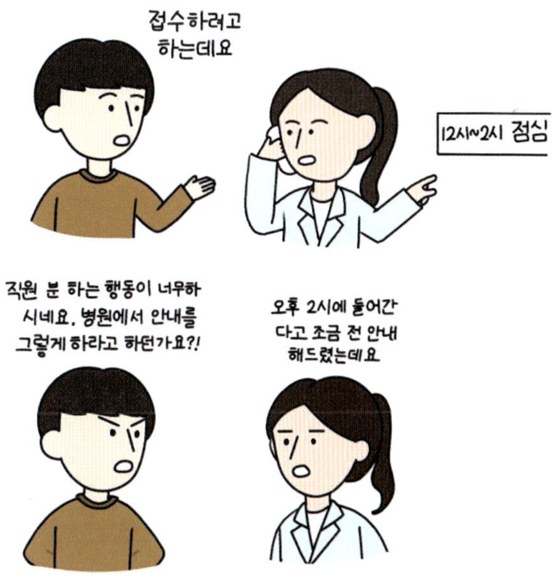

## Complain 41

### 스태프에 대해서 인근 주민이 민원을?

주민 : 거기 **치과병원이죠?

스태프 : 네. 맞습니다. 무슨 일 때문이신가요?

주민 : 직원들이 병원 가운을 입은 채 우리 가게 담벼락에서 담배를 피우고 있으니 조치 좀 취해주세요. 쌓아 둔 박스도 많은데 담배꽁초로 인해서 화재가 날 수도 있어요.

스태프 : 죄송합니다. 시정하겠습니다. 관련 직원들에게 주의를 주겠습니다.

주민 : 말 나온 김에 한마디 더 할게요. 당신네 직원이 쓰레기를 가게에다 몰래 놓고 갔어요. 빨리 치우지 않으면 신고할 거에요.

### Solution

치과의사를 포함하여 스태프들이 지역사회에서 더불어 사는 모습을 지역민들은 보고 싶어 한다. 특히 의사는 사회 지도층에 포함되어 있기 때문에 더욱 행동에 조심해야 한다. 스태프들은 유니폼을 입고 있는 순간 자신이 근무하는 치과의 대표선수라는 것을 항상 인지해야 한다. 유니폼을 입고 위생 지키기, 기초 생활 예의범절 지키기, 인근 식당에서 식사하고 계산할 때 명함을 카운터에 올려놓고 오는 센스 등은 말할 필요 없는 필수적이고 기본적인 매너이다. 명함은 '**치과 병원 로고'를 한번 읽고 버려지라고 있는 것이다. 언젠가 무의식에 각인 되도록 말이다!

식당 주인은 병원 직원들이 자주 방문한다고 기억하며 감사해할 것이다.

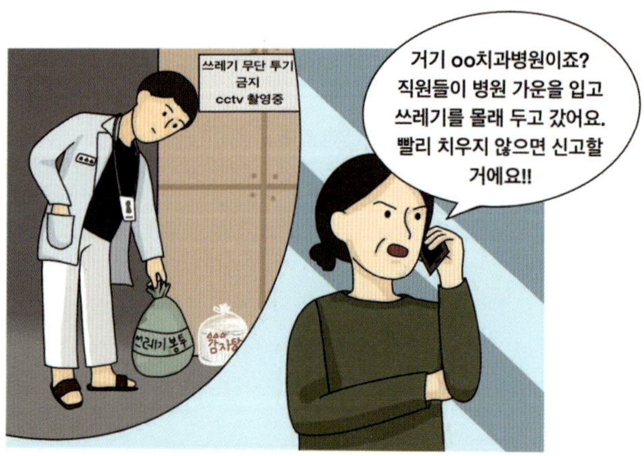

## Complain 42

수액은 다 맞았는데,
Help meeee!!

스태프 : (주의사항에 대해서 설명하고 동의서 작성 후) 수면 임플란트 끝나면 휴식을 취한 뒤 마취과 원장님 확인받고 귀가하실 거에요. 수액은 다 들어가면 저를 불러 주세요.

환자 : 엄마. 수액 다 맞았는데 주사기를 빼 줄 간호사 좀 찾아오세요.

스태프 : 어머나, 주사약이 다 들어갔네요. 죄송합니다.

보호자 : 어디 있다고 말도 안 하고 연락도 안 돼서 애가 얼마나 불안해했는지 몰라요.

### Solution

환자는 임플란트 치료에 대한 공포로 수면치료를 선택하였다. 수술 후 수액을 맞는 상황에서 링거 바늘을 제거할 예상 시간을 대략이라도 기록하여야 한다. 혹은 보호자에게 간호사 연락처를 주어서 전화를 할 수 있도록 한다. 베드 옆에 호출 벨을 누르도록 하면 컴플레인이 발생하지 않을 것이다. 수액 맞는 시간 동안 최소한 한두 번 체크는 기본이다. 수액실 가까운 곳에 스태프가 상주해야 한다.

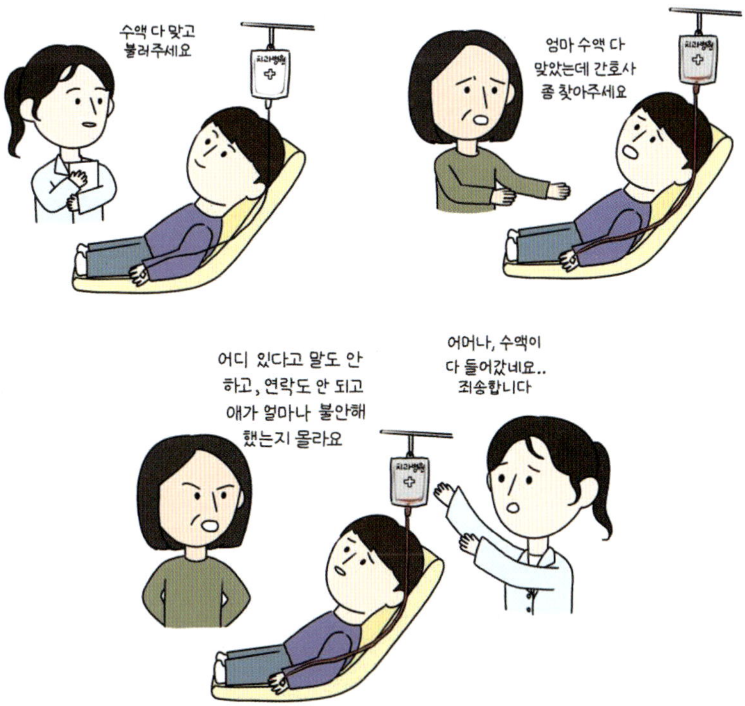

## Complain 43

차트 메모창에 기록된 ㅆㅇㅋ?

환자 : 상담할 때랑 말이 달라서 너무 불쾌해요. 처음부터 밖에서 맞는다고 했으면 마음의 준비를 했을 텐데요.

스태프 : OOO님, 제가 착각을 해서 불쾌하게 해드린 점 죄송합니다.

환자 : 그런데 저기 차트에 'ㅆㅇㅋ'라고 기록되어 있는 거는 뭐죠?

스태프 : 아 ~ 저거요? 제가 컴맹이라서 오타가 났네요. 왜 오타를 안 지웠지?

### Solution

환자는 보톡스를 안쪽에서 하는 줄 알고 주사를 맞으려 했는데 밖에서 주사를 맞는다고 안내하니 화를 많이 냈다. 전자차트를 사용하므로 환자도 다 볼 수 있는데 환자가 보는 앞에다 ㅆㅇㅋ(싸이코)라고 기록한 것을 환자가 문의해서 당황했으나 순간 대처를 했다. 아마도 환자는 눈치챘을 수도 있다. 절대 인권침해 소지가 있는 표현은 삼가야 한다. 전자차트에 대기 컴플레인 환자는 ('대기'), 컴플레인 환자의 불만 강도는 웃음 표시(^^^)로 표기한다. 개수가 많을수록 진상 환자이다.

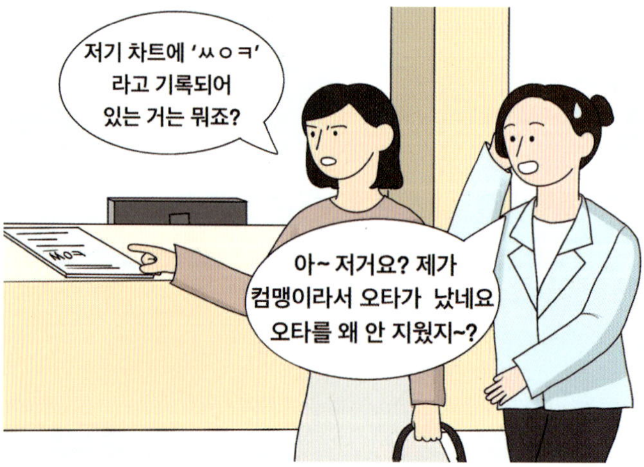

## Complain 44

●●●

No- No call back?

환자 : 어제 재상담 요청 전화를 했는데 왜 전화를 안 주나요?

스태프 : 전화상담 팀에서 전화번호를 잘못 기재했는지, 전화드렸으나 틀린 번호라고 나와서요. 죄송합니다.

환자 : 임시치아가 탈락되었단 말이에요. 내일 내원하면 절대 가만히 있지 않을 거에요.

### Solution

무성의하게 전화번호를 잘못 기재해서 환자의 불만이 발생했다. 환자는 임시치아 탈락한 것도 짜증나는데 체크 전화도 없으니 더욱더 화가 났다. 병원의 원칙은 전자차트 게시판에 기록하여서 30분 이내로 전화하고 기록하도록 되어 있다. 누락 틀니면 바로 요청해야 하는데 그냥 방치하였거나 또는 매번 내원할 때마다 전화번호 확인 후 메모창에 '전 O' 이라고 표시해야 하지만 누락되었다.

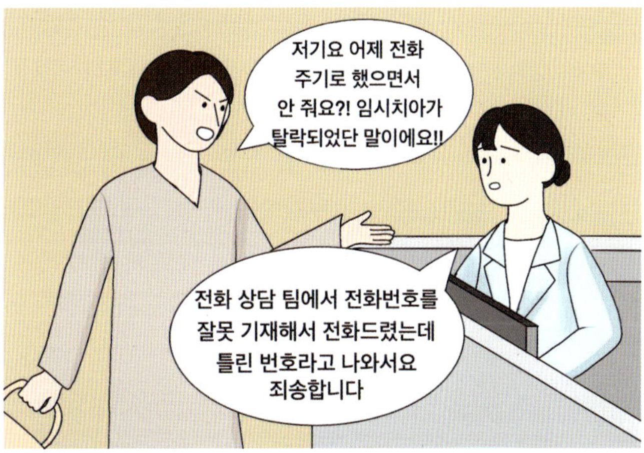

## Complain 45

●●●

전화 주기로 하고 왜 감감무소식?
(전화번호 오류)

환자 : 제가 어제 상담을 받고 갔는데요. 비용이랑 물어보고 싶은 게 있어서 어제 상담하신 선생님과 통화 좀 하고 싶어요.

스태프 : 성함이랑 주민번호 앞자리가 어떻게 되시죠?

환자 : 000이고요. 812345요. 어제 상담하신 분 좀 바꿔주세요.

스태프 : 지금 다른 분과 상담 중이시니 끝나는 대로 전화드리겠습니다.

상담코디 : 없는 번호라고 나오는데요? 전화번호가 다르게 기록된 것 같아요.

스태프 : (당황해서) 어떻게 하죠? 기다리실 텐데요.

### Solution

환자와 반드시 지켜야 할 사항들이 있다. 환자가 요구하는 상황은 좋든 싫든 언제든지 응해야 한다. 만약 부당한 요구라면 그 후에 거절하는 것이 좋다. 스태프가 많을수록 중간에서 전달되지 않을 수도 있다. 전달 사고나 완결 상황을 더블 체크하도록 해야 한다. 그래야 전화 통화가 안 되어도 확인하여 미래의 우리 환자를 내원시킬 수 있다. 발신자표시 서비스가 고객관리 프로그램에 자동으로 연동되도록 한다.

환자와 통화를 할 때는 차트에 기록되어 있는 번호 말고 다른 번호가 있는지, 아니면 차트에 기록된 번호가 맞는지 한 번 더 확인해야 한다. **치과병원 원칙은 접수할 때 메모창에 전화번호 확인 후 변동 없을 경우 '전 O'라고 기록하는데 접수자의 확인 누락으로 이런 일이 발생하였다. 환자를 계속 기다리도록 만드는 실수는 결코 일어나서는 안 된다. 처음 기록할 때 환자의 전화번호를 한 번 더 확인하는 습관이 중요하다.

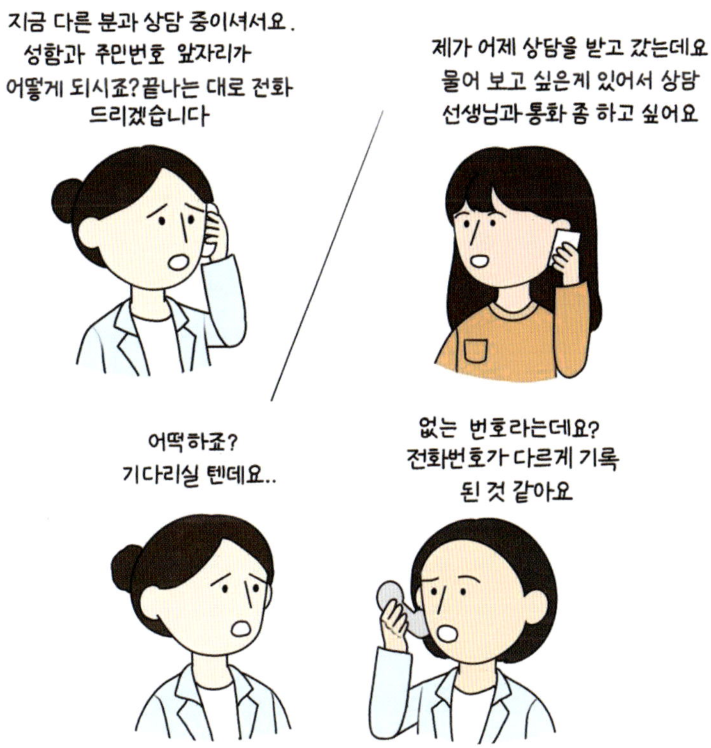
지금 다른 분과 상담 중이셔서요.
성함과 주민번호 앞자리가
어떻게 되시죠? 끝나는 대로 전화
드리겠습니다
제가 어제 상담을 받고 갔는데요
물어 보고 싶은게 있어서 상담
선생님과 통화 좀 하고 싶어요
어떡하죠?
기다리실 텐데요..
없는 번호라는데요?
전화번호가 다르게 기록
된 것 같아요

## Complain 46

설명하는데 왜 겁을 주나요?

환자 : 얼마 전에 여기서 한 앞니가 깨졌어요.

의사 : (무표정하게) 딱딱한 거 드셨나요? 개인의 과실로 깨진 건 a/s가 안됩니다.

환자 : 아니요. 안 먹었어요. 병원에서 붙일 때 이미 금이 가 있었는데 무슨 소리예요?

의사 : 얼마 전에 하신 거니 새로 만들어 드리겠습니다. 지금 붙여 놓은 것 벗기고 새로 본뜨겠습니다. 조금 아플 수 있습니다.

환자 : 당연히 새로 해줘야 하는 것 아니에요? 그리고 의사가 환자를 안심시키지는 못 할 망정 지금 겁주는 거예요?

### Solution

소통의 중요성은 더 말할 필요가 없다. 소통도 연습이 필요하다. 영화 곡성에서 나오는 "뭣이 중헌디?"라는 대사가 전 국민에 회자되었다. 자동차 보험회사 광고를 보면 "고객님, 안 다치셨습니까?"하고 먼저 이야기를 꺼내지 않는가? 진료실에서는 무엇이 중할까? 그 다음에 과실 여부를 따져도 된다. 이렇게 답변하면 어떨까 싶다.

환자 : 얼마 전에 여기서 한 앞니가 깨졌어요.

의사 : 저런 많이 놀라셨겠네요.

환자 : 얼마 되지도 않았는데 왜 깨지는지 모르겠네요?

의사 : 임시로 붙여 놓은 거라 음식이 닿으면 잘 깨질 수 있는 상태인데 걱정 마십시오. 잘 치료해드리고 이번엔 깨지지 않도록 해드릴게요.

환자 : 네. 임시라 그런가 보네요. 암튼 수고하게 해드려 죄송합니다.

의사 : 아니요. 우리 일인 걸요.

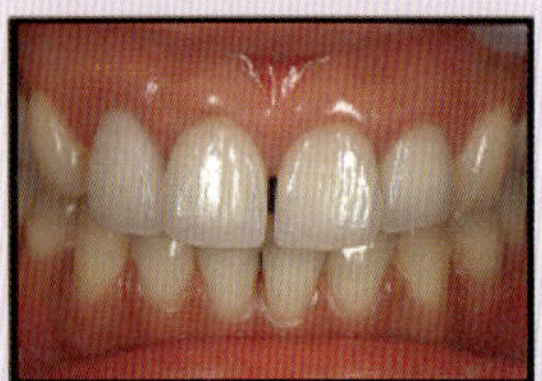

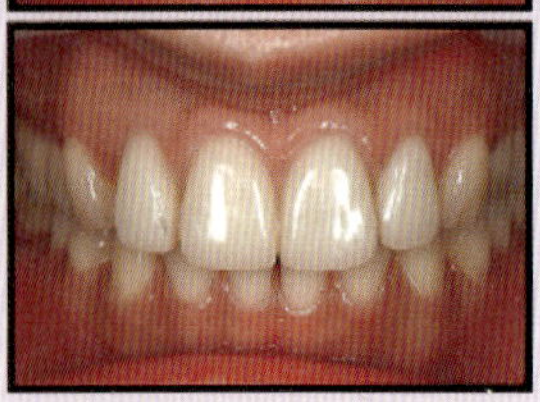

의료진은 지르코니아 전치부 브리지의 임시세팅(temporary setting) 여부를 신중하게 결정해야 한다. 임시세팅 후에 환자의 불만족 케이스가 많이 생긴다. 의료진이 확신을 가질 때 최종세팅을 하여 환자의 내원과 임시세팅의 문제를 없애줄 수 있다.

환자는 임시부착 전 스태프가 기공물을 떨어뜨리는 걸 봤고 그것 때문에 깨졌다고 믿었다. 만약에 기공물을 떨어뜨릴 경우 확실하게 기공물에 문제가 없다는 것을 환자에게 보여 주어 확인시킨다. 기공소에 다시 보내서 기공물을 다시 빌드업(build up)시키는 것도 하나의 방법이다. 환자의 과실이라는 말에 기분이 나빠져 결국 담당 의사 변경을 요청해 다른 의사와 진료를 마무리지었다.

## Complain 47

**스태프가 불친절하고 잡담해요.**

환자 : (체어 위에서) 저기요. 오늘 언제 끝나요?

치과위생사 : (기구를 정리하며) 원장님 진료 보셔야 알아요.

***

환자 : 올 때마다 느끼는 건데 간호사가 너무 불친절해서 다시 진료받으러 오고 싶지 않아요.

의사 : 불편한 일 있었나요?

### Solution

환자를 무성의하게 대우하거나 환자를 보지 않고 두 가지 일을 동시에 하는 모습은 좋지 못하다. 특히 치과 진료실에 들어오면 환자들은 예민해진다. 환자들은 온갖 소리와 의료진의 행동, 무심코 하는 말 등도 지나치지 않는다. 진료실에서는 환자에게만 집중하고 미소 지어라. 환자 앞에서 스태프들끼리 잡담하는 모습은 좋아 보이지 않는다. 환자를 포함시킨 잡담은 그나마 괜찮지만, 만약 잡담을 하려거든 환자가 없는 곳에서 하라. 환자에게 소리는 들리지 않도록 하는 것이 좋다. 환자와의 대화는 괜찮지만 진료실 안이나 대기실에서 환자가 보는 앞에서 스태프들끼리의 대화는 삼가는 게 좋다. 환자가 볼 때는 업무 관련 이야기를 하더라도 자신이 무시당했다는 생각을 할 수 있다. 환자가 치과위생사의 대답을 퉁명스럽다고 주관적으로 판단할 수 있다. 다시 말하지만 우리는 서비스 직종에 근무한다.

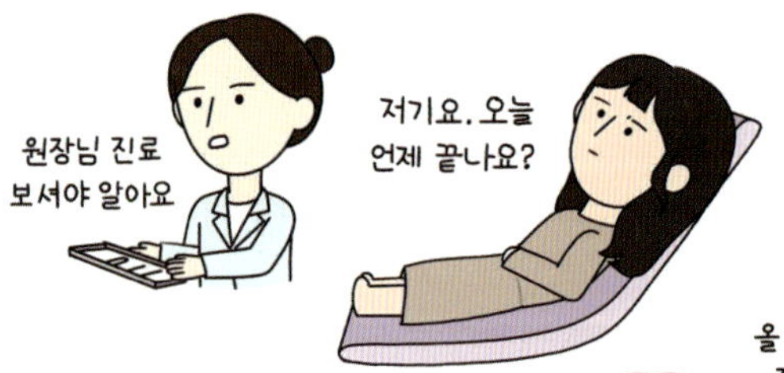


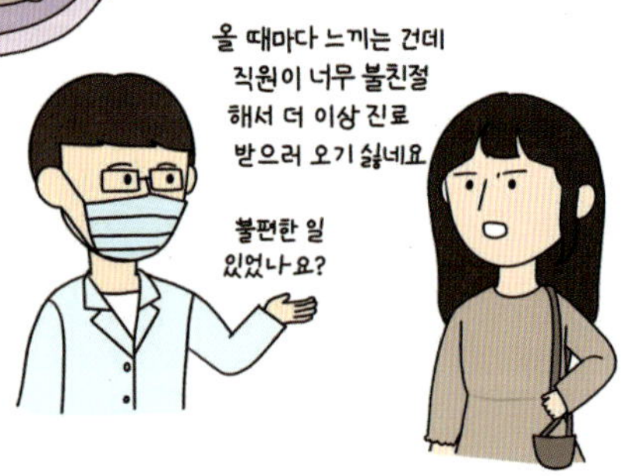

Complain 48

•••

말이 안 통한다니요?

스태프 : 수고하셨습니다. 보철은 새로 붙여드렸습니다. 하루 정도 사용하지 마세요.

환자 : 어떻게 의사가 환자에게 말이 안 통한다고 말할 수 있어요? 불쾌하기 짝이 없어요. 환자가 모른다고 하면 자세하게 설명해서 이해시켜야지요.

스태프 : 당연하지요. 불쾌하셨다면 죄송합니다.

환자 : 제가 이해를 못하면 의사가 자세하게 설명해서 이해시켜야지 바보를 만든다니요.

## Solution

환자의 상황을 정의해 보자. 환자는 자신의 치아 상태를 정확히 모르고 전문적인 치과 지식이 없기 때문에 감정 상태와 지적 상태가 성숙하지 않을 수 있다. 환자의 인격을 무시해서가 아니다. 시간이 걸리더라도 충분히 설명하라는 의미이다. 설명하고 또 설명하지 않으면 진료에 대한 결과가 좋지 못하다.

신규환자를 유치하는 것도 중요하지만 지속적으로 다닌 충성환자의 마음을 붙잡는 노력을 하라. 좋았던 이미지는 말 한마디로 한순간에 무너질 수 있다. 병원의 서비스가 지속적으로 동일하게 이루어지는지 점검해야 한다. 단골 환자라도 불쾌한 감정이 쌓이면 언제든지 발길을 돌릴 수 있다. 언성을 높이지 않고 조근조근 불쾌한 점들을 이야기할 때 더욱 귀를 기울여야 한다. 대기업 C/S 쪽에 근무했던 단골환자는 진료받을 생각까지 사라졌다. 병원의 서비스가 안 좋게 바뀌었다고 느끼는 순간 환자는 발길을 돌린다.

## Complain 49

•••

다른 의사로 변경해주세요.

환자 : 사랑니 뽑는 데 시간이 얼마나 걸려요?

여의사 : 사람마다 다릅니다. 사랑니가 누워 있는 경우가 많아서 오래 걸릴 수도 있습니다. 발치하겠습니다. 아~ 크게 하세요.

환자 : (왼손을 들며) 아!!! 아파요!!!

여의사 : (짜증내며) OOO님, 아프지만 좀 참으셔야 해요.
(혼잣말로) 에이씨, 왜 이렇게 안 뽑히는 거야.
김 치과위생사, 박 원장님 좀 불러 줘요.

### Solution

진료를 하다 보면 의사의 뜻대로 안 이루어지는 경우도 생기게 마련이다. 이때 화를 내거나 스태프나 환자에게 불평하는 의사는 가장 하급의 의사이다. 자기 감정 컨트롤을 더 하고 환자를 봐야 한다. 혼잣말로 욕을 하는 의사도 있다. 환자는 눈을 가리고 이야기하더라도 의사의 행동을 느끼고 좋지 못하게 생각할 수 있다. 환자의 통증 민감도에 따라 과도하게 아프다고 할 수도 있지만, 실제로 아픈 것도 사실이다. 환자에게, "많이 아프시면 마취 더 해드릴까요?" 또는 "많이 아프고 힘드시죠? 다 끝나 가요."라고 환자를 위로해주고 환자의 상황에 공감하면서 진행하면 환자가 불안감 없이 진료를 받을 수 있다.

사랑니 발치 중에 아픔을 참으라고 강요하다 결국 발치에 실패했고 환자는 추후 진료는 의사를 변경해 달라고 요구했다. 시대가 변해도 가장 중요한 건 여전히 '환자와 나누는 교감'이라고 나는 믿는다. 사랑니는 혼자 발치하는 것이 아니라 환자와 의사, 스태프가 함께 진행하는 작업이기 때문에 환자와 소통하며 순조롭게 진료가 진행되기를 기대해 본다.

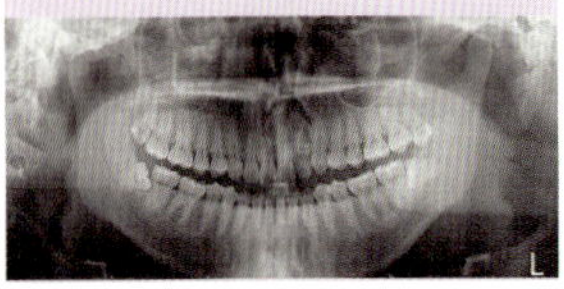

## Complain 50

•••

상냥하게 말해줄 수 없는지요?

상담코디 : (보호자에게) 신경섬유종은 저희 병원에서는 치료가 안 될 것 같습니다. 대학병원으로 가세요.

***

스태프 : 검진예약 문자 보내드릴까요?

보호자 : 아뇨, 문자 안 보내 주셔도 돼요. 상담코디네이터가 너무 쌀쌀맞아서 두 번 다시 오기 싫어요.

스태프 : 그런 일이 있었나요? 죄송합니다.

보호자 : 희귀병 걸린 아이를 혼자 키우면서 마음고생이 심한데, 치료가 안 된다고 쌀쌀맞게 말할 필요는 없잖아요. 상냥하게 말해줄 수 있잖아요.

### Solution

환자나 보호자는 작은 말 한마디에 상처받거나 위로받는다. 모든 진료는 환자를 우선으로 배려해야 한다. 환자는 거부당하는 느낌에 상처받을 수 있다. 따뜻한 말 한마디가 그들의 만족도를 높일 수 있다. 매뉴얼을 만들어서 긍정적으로 말하고 발전적으로 소통하는 연습을 해야 한다.

환자는 모든 상황에 예민한 상태여서 더 민감하게 반응하였다. 매니저가 보호자에게 전화를 걸어 대학병원에서 치료를 받는 게 더 안전해서 그렇게 말한 것이라고 상황을 설명하였다. 경험과 지식도 중요하지만 칭찬과 격려로 보호자와 환자의 어려움을 다독이자.

이렇게 한번 바꾸어 환자에게 이야기해 보는 것은 어떨까?

상담코디 : (안타까운 마음으로) 신경섬유종으로 그동안 많이 힘드셨겠어요. 저희가 꼭 진료해드리려고 했는데, 대단히 죄송합니다. 신경섬유종은 복잡하고 어려운 질병이라 더욱 전문적인 병원에서 진료받으시는 게 좋겠습니다. 대학병원에서 신경섬유종 진료받으시는 중에 저희 병원에 간단한 체크나 곤란한 사항들을 문의하시면 최선을 다해 진료해 드리겠습니다. 혹시 가시고 싶은 병원을 지정해주시면 저희가 의뢰서를 작성해서 드리도록 하겠습니다. 끝까지 잘 봐 드리지 못해 대단히 죄송합니다.

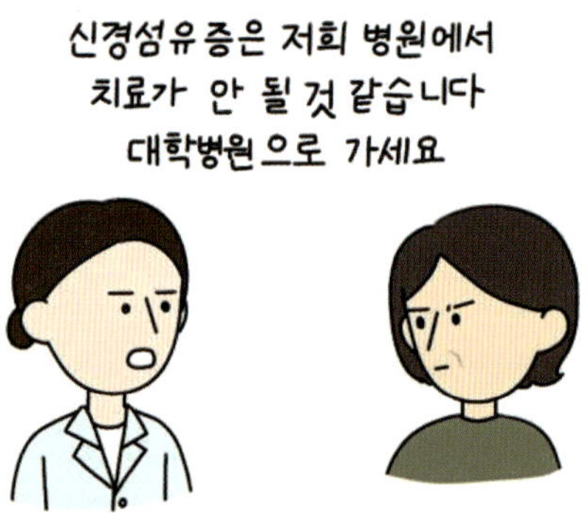
신경섬유증은 저희 병원에서
치료가 안 될 것 같습니다
대학병원으로 가세요

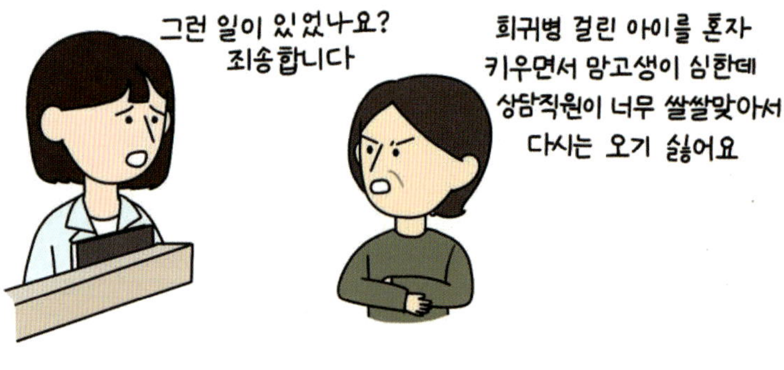
그런 일이 있었나요?
죄송합니다
희귀병 걸린 아이를 혼자
키우면서 맘고생이 심한데
상담직원이 너무 쌀쌀맞아서
다시는 오기 싫어요

### Complain 51

•••

임플란트 수술계획은 원장이 직접 말해야 하지 않나요?

상담코디 : 000님, 원장님께서 다음 번에 수술 가능할 것 같다고 하십니다.

환자 : 그래요? 그럼 수술 날짜 잡고 가면 되나요?

상담코디 : 네. 앞에 가시면 수술 날짜 잡아드릴 거에요.

환자 : 여기는 이런 얘기를 원장이 안 해주고 데스크가 다 말해요? 내가 데스크에서 이야기나 들으려고 이 병원에 온 줄 알아요?

상담코디 : 진료 중이시라 죄송합니다. 바로 원장님께 말씀드리겠습니다.

## Solution

담당 의사가 직접 이야기하지 못하는 이유는 늘 바쁘다는 핑계가 있는 경우가 많다. 하지만 치료의 진행 상황을 직접 이야기하는 것이 의료진의 기본적인 설명의 의무이고 환자의 권리이다.

스태프의 친절도 중요하지만 병원에 내원한 환자는 의사의 진료를 받으러 오는 것이다. 진단에 대한 설명은 의사가 직접 해주고 예약 사항이나 조금 더 궁금한 점은 데스크에 물으면 안내해주는 것이 좋다. 의사는 간단한 진단만 하고 진료 스케줄에 대해서 스태프가 설명을 해주면 환자는 무시당한다는 느낌을 받을 수 있고 병원에 대한 신뢰도가 깨지는 경우도 많다.

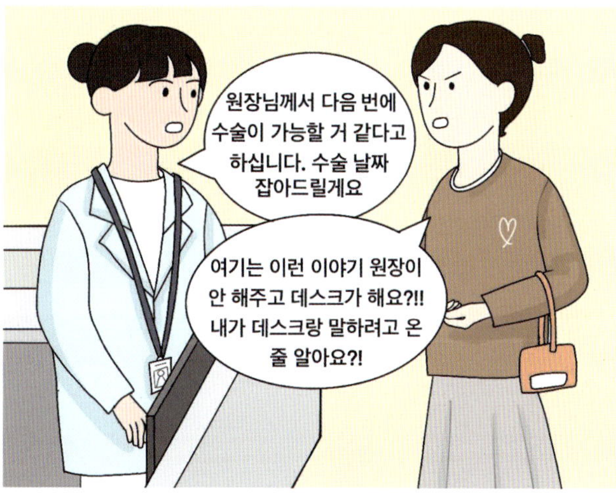
원장님께서 다음 번에 수술이 가능할 거 같다고 하십니다. 수술 날짜 잡아드릴게요
여기는 이런 이야기 원장이 안 해주고 데스크가 해요?!! 내가 데스크랑 말하려고 온 줄 알아요?!

## Complain 52

입술에 상처를 내고선 사과도 없어요?

환자 : (전화로) 아까 발치하고 간 사람인데요. 입술에 상처가 있는데 어떻게 된 거에요?

스태프 : 잠시만요. 담당 선생님 확인해서 바꿔드리겠습니다.

치과위생사 : 죄송합니다. 진료 중에 환자 분 입술에 조금 상처가 나서 약을 발라 드렸습니다.

환자 : 입술에 상처가 났다고 말을 해줘야지 슬쩍 약만 발라 놓으면 다인가요?

### Solution

치과 치료 중 비교적 흔한 컴플레인이 진료 중 상처가 나는 것이다. 예를 들어, 교정치료 중 etchant(에칭용 시약, 부식액)로 인한 화상, 발치 중 입술이 찢긴 사고, 하이 핸드피스의 바(bar)를 잘못 사용하여 난 사고, 입술이나 점막의 상처, 밴드 제작 중 밴드 푸셔(band pusher)가 미끌어져서 생긴 입안 내 열상 등을 조심하여야 한다.

치료 도중 환자의 입술이나 점막에 상처를 낼 때가 있다. 발치 중 elevator(치과용 거상기)가 손에서 미끄러지는 바람에 입술에 상처가 났지만 마취가 되어 환자는 통증을 못 느꼈고 약만 바른 탓에 환자는 병원에 대해 신뢰가 무너지고 말았다. 사고가 나면 어떻게 해야 할까? 솔직하고 친절하지만 당당하게 이야기하는 편이 더 낫다. 그냥 모른 체하고 지나쳤다가 환자와 보호자의 화를 더 돋우고 용납받지 못하는 경우가 많다. 솔직하게 말을 하고 상황을 설명해야 한다. 아무리 작은 상처라도 반드시 알리고 사과하며 구강용품 등 작은 선물을 하는 것도 하나의 방법이다.

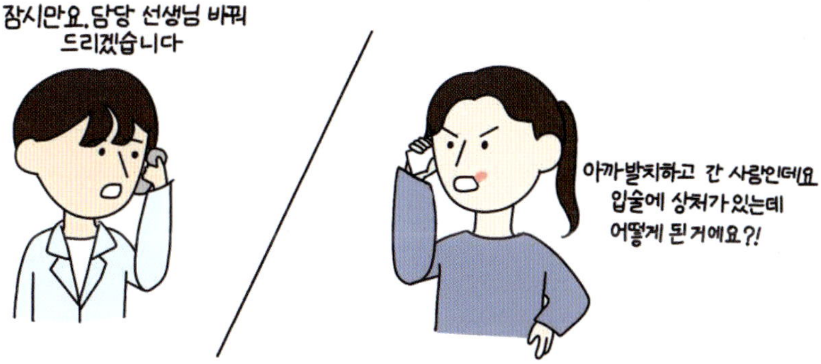
잠시만요. 담당 선생님 바꿔
드리겠습니다
아까발치하고 간 사람인데요
입술에 상처가 있는데
어떻게 된거에요?!

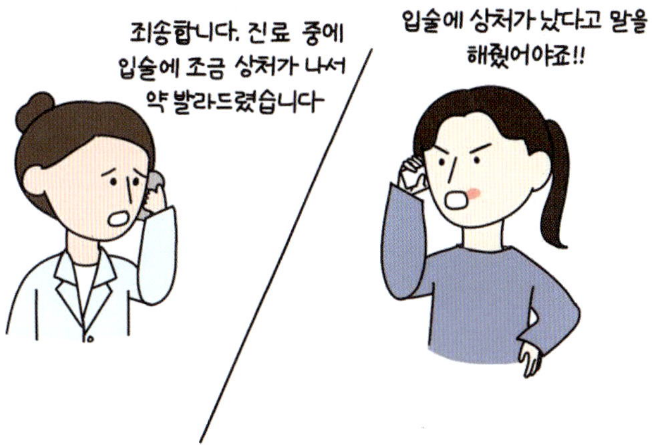
죄송합니다. 진료 중에
입술에 조금 상처가 나서
약 발라드렸습니다
입술에 상처가 났다고 말을
해줬어야죠!!

Complain 53

●●●

기구를 집어 던져서 부러지면 치과에 안 좋은 것 아니에요?

환자 : 진료 언제 시작해요?

의사 : (치과위생사에게 소리지르며) 치과위생사. 왜 아직 준비가 안 돼 있어?

치과위생사 : 지금 하고 있습니다.

의사 : (쨍그랑 소리) 빨리 해 놨어야 할 거 아니야?

치과위생사 : (기구를 주우며) 빨리 하겠습니다.

의사 : 에잇, 짜증나.

## Solution

인성과 지성 중 중요한 것이 무엇일까? 의사로서의 인성은 지성을 받쳐주는 기본 요소이다. 인성이 좋지 않은 의사는 아무리 실력이 뛰어나도 결과가 좋지 못한 경우가 많다. 부모가 매일 싸우면 어린이들의 불안증이 높아지는 것처럼 진료실에서 의사가 스태프에게 습관적으로 화를 내면 환자의 불안감이 커지게 마련이다.

큰소리 때문에 환자가 불안을 느끼지 않도록 주의해야 한다. 급하게 수술 준비를 하다가 기구가 떨어졌는데 환자는 소리만 듣고 던졌다고 오해한 상황이다. 상황 설명을 하며 죄송하다고 말했지만 환자가 느끼기에 기구를 던진 것 같이 느꼈다면 병원 이미지에도 타격이 된다.

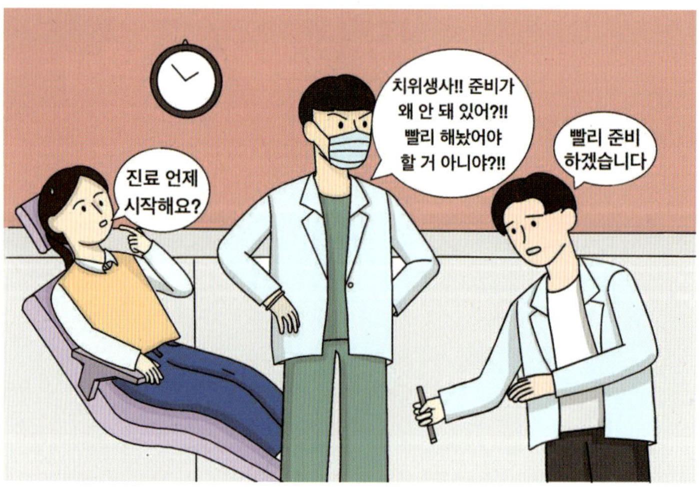

Complain 54

●●●

혀가 큰 것이 환자 탓?

의사 : 000님, 아~ 하고 크게 하세요. 혀를 움직이지 말고 가만히 계셔야 됩니다.

환자 : (입을 벌린 상태로) 네...

의사 : (미러로 혀를 꽉 누른채) 000님, 혀 움직이지 말라고 했잖아요. 에이, 혀가 왜 이렇게 큰 거야? 잠시 쉬었다 하겠습니다.

환자 : 저, 진료 안 받을래요. 제 혀가 큰 걸 어쩌라고요.

치과위생사 : 000님이 다치실까봐 예민해져서 그러신 거에요.

## Solution

유난히 환자의 혀가 커서 진료에 불편한 적이 많이 있을 것이다. 그런데 어쩌겠나. 혀가 커도 우리 환자, 혀가 작아도 우리 환자인데. 진료 진행은 부드러운 분위기를 유지하는 것이 좋다. 혀가 큰 환자에게 힘으로 혀를 누르면 환자는 더 힘을 주어 조절이 힘들다. 강압적인 분위기는 도움이 되지 않는다. 크라운을 세팅하거나 프렙할 때 혀가 크면 혀에 상처를 입힐 가능성이 커져 의사는 예민해진다. 예민해진 상태에서 환자가 불편감에 혀를 자꾸 움직이면 아무래도 화가 난다. 의사의 어투에 기분이 나빠진 환자는 더 신경이 쓰여 혀에 힘이 들어가고 상황은 악화된다. 그러나 다시 강조하자면 환자가 있어야 의사가 존재한다.

혀가 큰 환자나 구토하는 환자는 여러 번 내원을 시키거나 진료를 천천히 시행하면서 나누어 시행하는 방법도 좋은 방법이다. 환자 앞에서 절대 화를 내면 안 된다.

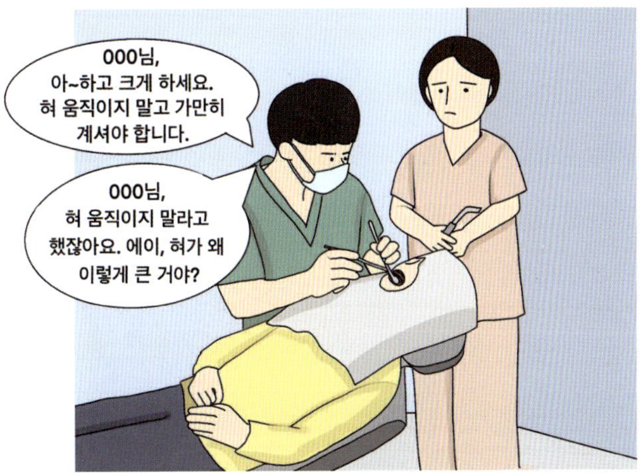

## Complain 55

입이 찢어지는 것 같아요.

환자 : OOO인데요. 엊그제 신경치료 한 치아가 아파서요.

스태프 : 아프시면 병원에 나오셔서 진료를 보셔야 할 것 같습니다.

환자 : 담당 의사가 입을 찢을 듯이 잡아당겨서 제가 얼마나 아팠는지 아세요?

스태프 : 불편을 드려 죄송합니다. 진료 중에 기구가 들어가야 해서 그러셨나 봐요. 주의해서 봐 드리라고 전달하겠습니다.

환자 : 입 벌리고 있기도 힘든데 세게 잡아당겨야 치료가 잘되나요?

### Solution

진료 중에 대수롭지 않게 넘어간 부분에서부터 컴플레인은 시작된다. 작은 부분에서부터 신경을 쓰자. 입이 작거나 입을 벌리기 힘든 환자에게는 양해를 먼저 구하고 개구기를 사용하거나 진료 도중 불편한 점이 없는지 물어서 환자의 불편을 줄여 주는 것이 중요하다.

신경치료 중인 치아에 미약한 통증은 있을 수 있다. 서비스에 만족하고 돌아간 환자는 치료 중에 느낄 수 있는 증상은 대수롭지 않게 넘어간다. 불만이 있는 환자는 의심을 가지게 되고 일반적인 상황도 크게 받아들인다.

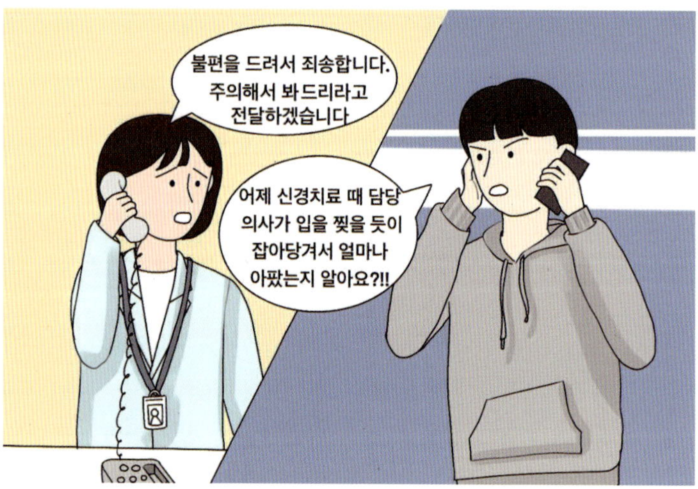

## Complain 56

안내하는 사람이 설명해줘야지요?

환자 : 저 어금니가 아파서 처음 왔는데요.

스태프 : (손으로 가리키며) 저쪽 신환기록지 먼저 작성하세요.

(다시 묻는 환자에게) 뒤쪽에 보시면 작성할 서류가 있습니다.

환자 : 여기 책임자 누구예요? 불러 와요.

스태프 : 무슨 일 때문에 그러시죠?

환자 : 아가씨랑 이야기하고 싶지 않으니까 책임자 불러주세요.

### Solution

무엇이든 처음이 중요하다. 치과에 대한 첫인상은 처음 몇 초 안에 결정된다. 주차 담당 스태프의 친절, 안내 코디의 친절과 자상함 등이 중요한 요인이다. 처음 온 환자의 접수는 스태프가 따라다니며 안내하는 것이 좋은 방법이다. 환자의 마음에 '정말 친절한 병원이구나'라는 인식을 갖게 해주어야 한다.

처음 온 환자에게는 접수에서부터 안내를 잘해야 한다. 스태프가 책임감을 가지고 성의껏 안내하는 것은 당연한 일이다. 서류 작성 테이블 위에는 여러 가지 서류가 있다. 신환기록지, 서류발급신청서, 각종 신청서 등 여러 서류를 처음 내원한 환자나 어르신들은 구별 못 할 수 있는데, 환자가 많이 몰리는 시각에 방문한 초진 환자에게 데스크에서 잘 알려 주지도 않았고 불친절했다. 처음 온 환자한테 정확히 알려주지 않고 손으로 지시하면서 말도 짧게 하며, 환자를 기분 나쁘게 하였다면 C/S가 엉망임을 방증한다.

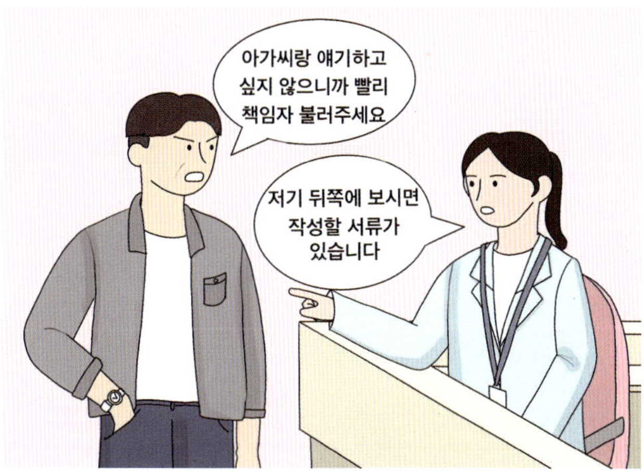

Complain 57

●●●

임플란트가 비뚤어진 것 아니에요?

환자 : 30번 임플란트 비뚤게 심은 것 아니에요? 비뚤면 안 된다고 방송에 나오던데...

의사 : 뼈의 상태에 따라서 맞게 심었습니다. 아무 문제 없으니 걱정 마세요.

환자 : 비뚤게 심으면 안 된다고 하던데요.

의사 : 그럼 TV에 나온 병원 가서 심으면 되겠네요. (발치 전 사진과 임플란트 사진을 대조하며) 발치 전에도 치아가 비뚤었는데 올바른 방향으로 들어갔으니 안심해도 됩니다. 치조골 상태가 안 좋아서 식립해드린 겁니다.

## Solution

환자들은 병원에서 책임지고 관리할 테니 의사한테 믿고 맡기라는 말을 듣고 싶어 한다. 간혹 환자가 임플란트 식립 위치를 보고 방향에 대해서 잘잘못을 문의하는 경우가 있다. 그런 경우 좋은 방향으로 식립하는 게 임플란트 수명이 길어진다고 설명한다. 환자들은 인터넷과 방송매체를 보면서 덴탈 아이큐가 높아졌다. 의료진은 강하고 자신감 있게 문제가 생기면 병원에서 책임진다고 환자를 안심시켜야 한다. 환자는 의료진의 자신감을 보고 믿고 맡기게 된다. 다만 의사는 감정에 휘둘리지 않도록 조심하며 설명해야 한다.

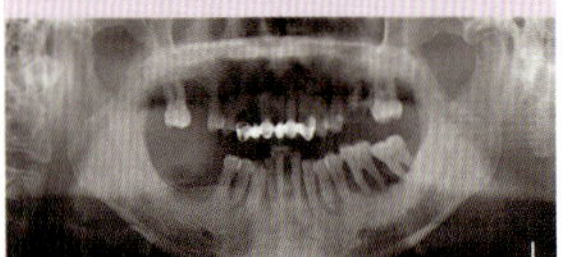

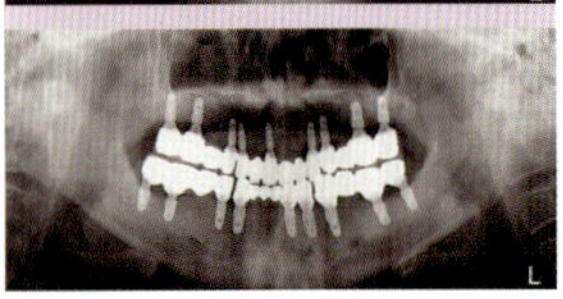

## Complain 58

**교정 후 얼굴형이 함몰될지 몰랐어요.**

환자 : 6년째 교정 중이라고요. 돌출 관련으로 발치교정 했는데 주위에서 얼굴형이 함몰되었다고 하네요.

스태프 : 교정 당시 발치는 미성년자가 아니기 때문에 OOO님 동의하에 진행되었습니다.

환자 : 당시 충분한 설명도 없었고 발치 후 얼굴 모습이나 문제점에 대한 고지도 없었어요.

스태프 : OOO님의 의사를 충분히 전달하겠습니다.

환자 : 사전에 발치한 후 얼굴 모습에 대한 고지만 했어도 발치는 안 했을 거라구요.

### Solution

교정 전 발치와 비발치에 관한 문제는 장·단점이 있다. 어떤 경우 발치와 비발치가 모두 안 좋은 결과를 갖게 하는 케이스도 많이 있다. 사전에 설명해드리고 서명을 받는 시스템이 중요하다. 환자는 여러 번 들어도 잘 이해하지 못하는 경우가 많다. 본인이 듣고 싶은 내용만 기억하면서 진행하는 경향도 있다. 그러므로 교정 초기와 진단 후에 사전 설명할 때 발치와 비발치의 예후를 정확히 고지해야 한다.

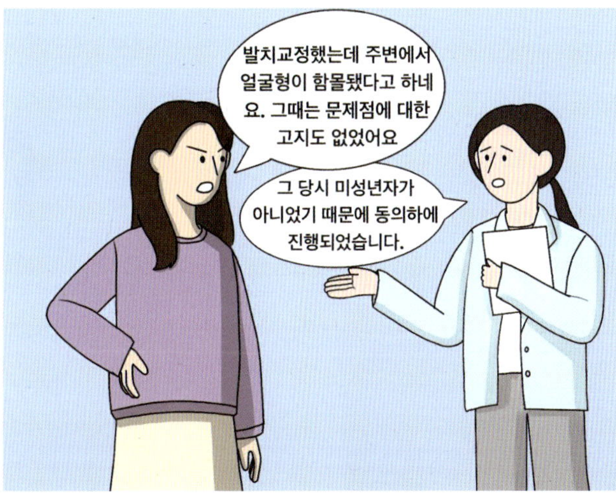
발치교정했는데 주변에서 얼굴형이 함몰됐다고 하네요. 그때는 문제점에 대한 고지도 없었어요
그 당시 미성년자가 아니었기 때문에 동의하에 진행되었습니다.

## Complain 59

•••

의사가
퇴근 생각만?

의사 : 즉시 발치는 어려우세요. 처방전 드릴게요. 약 드시고 염증 좀 가라앉으면 발치하는 게 좋으실 것 같아요.

환자 : 뭐라고요? 이미 약 처방받아서 먹고 왔어요. 그냥 발치 해주세요.

의사 : (곤란한 표정으로) 퇴근시간 임박해서 지금 발치가 조금 어렵습니다.

환자 : 당일 발치가 가능하다고 해서 어렵게 시간 내서 왔더니 약 처방만 준다는 게 말이 되나요? 의사가 환자보다 퇴근이 중요해요? 시간 낭비만 했네!!

### Solution

퇴근시간이 더 중요한 경우가 있다. 하지만, 이럴 때는 본인이 퇴근을 미루거나, 다른 의사에게 인계하거나, 환자를 충분히 이해시켜야 한다. 이러한 조건을 만족시키지 못하고 환자에게서 발생하지 말아야 할 컴플레인을 만들어 냈다.

컴플레인을 없애려면 환자의 요구를 들어주는 것이 가장 빠른 방법이다. 그러나 환자의 컴플레인은 줄어들지 모르지만 스태프의 컴플레인이 생긴다. 퇴근시간이 임박했는데 진료가 안 끝나면 스태프들의 불만이 발생한다. 환자와 통화할 때 그러한 사항을 미리 설명해야 한다. "사랑니 발치는 시간이 20~30분 정도 걸릴 수 있으므로 진료 시간을 고려하여 내원하셔야 합니다."라고 친절하게 상황을 설명해야 한다.

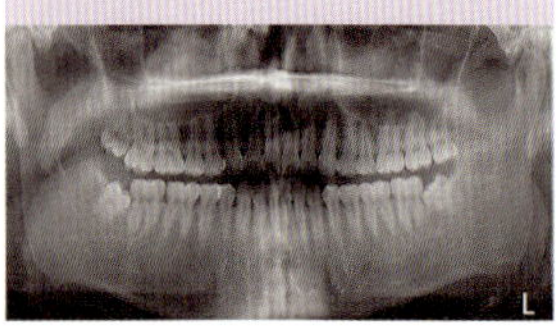

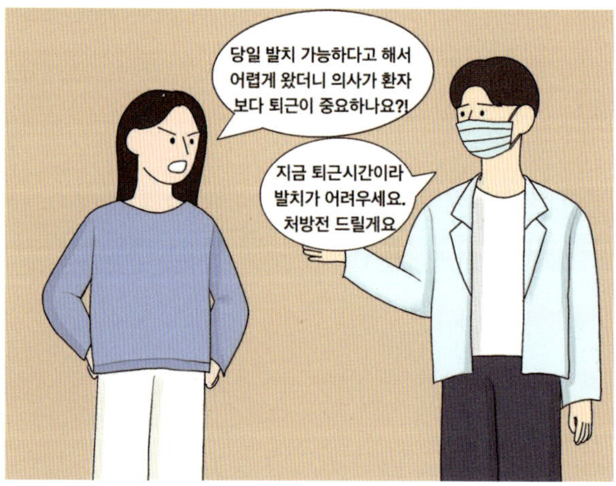

Complain 60

퇴근시간 가까워지면 서비스 질이 떨어지나요?

환자 : (의사가 기분이 안 좋은 듯 보이자)
전화했을 때 오라고 하지 않았나요?
환자 : (전화로) 36번 치아를 치료받고 싶었는데 듣는 둥 마는 둥 하더니 아니나 다를까 엉뚱한 곳을 치료했어요. 치과 치료 한두 번 받은 것도 아니고 이렇게 성의 없이 대충 치료하는 의사는 처음 봤어요.
매니저 : 죄송합니다. 제가 00님의 입장이라도 너무 속상했을 거에요. 원장님 교체해서 치료가 잘 마무리될 수 있도록 약속드립니다.

## Solution

의외로 그동안의 컴플레인 데이터에 치료 컴플레인의 경우 퇴근시간에 대한 컴플레인이 많이 있다. 행복을 꿈꾸는 토요일 퇴근시간에 임박한 환자 내원은 더욱 그렇다. 환자는 4시 예약인데 토요일이라 30분 늦게 도착해서 36번 치아를 치료하는 동안 퇴근시간이 다 되었다. 환자는 퇴근시간 때문에 의료진의 성의 없는 진료와 환자에 대한 응대 서비스 잘못이 있었다고 불쾌감을 표시했다. 의사를 교체하여 진료하고 마무리했지만 깊이 반성해야 하는 사례이다. 의사는 퇴근시간 무렵이라 대충 봐 주려다가 시간이 더 길어졌다. 환자에게 컴플레인을 듣느라 늦어져서 퇴근시간을 포기하고 치료를 진행한 사례이다.

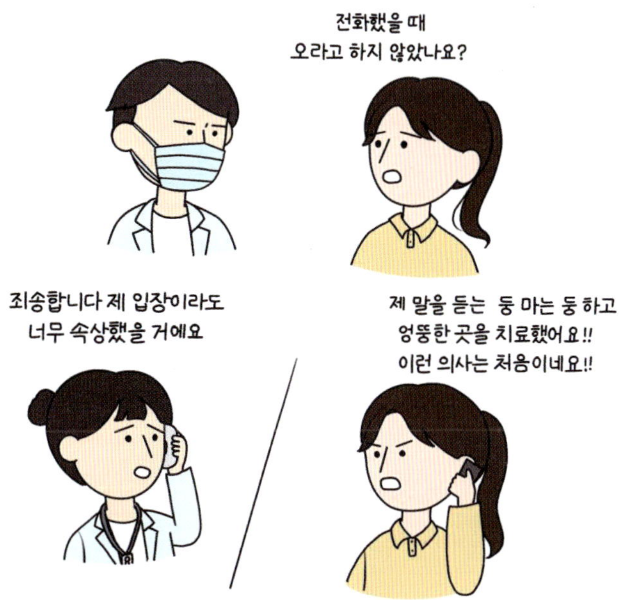

Complain 61

•••

의사들이
진료 거부 행사를?

환자 : 원장님께서 진료하시는 것 맞지요?

의사 : (차트를 보며) 다른 원장님께서 진단을 해주셨네요. 진단하신 원장님이 보시는 게 나을 것 같아요. 기다리시면 스태프가 불러드릴 거에요.

스태프 : (환자에게) 보시기로 한 원장님께서 진료가 오래 걸릴 것 같아서 다른 원장님께 진료 보셔야 될 것 같아요.

환자 : (짜증난 얼굴로) 그럼 처음 원장님이 봐 주면 됐잖아요.

스태프 : 죄송합니다. 다른 원장님 알아봐 드릴게요.

환자 : (언성이 높아지며) 지금 이거 진료 거부 아니에요?

## Solution

의료환경이 나빠지고 있다. 환자는 고마워하기보다는 매번 많은 요구를 하거나 갑질을 하는 경우도 많다. 이런저런 환자들로 늘 치과는 붐비고, 의료진은 입맛에 맞는 환자만 골라 진료할 수는 없다. 어떤 의료진이라 하더라도 환자들을 성의껏 진료하다 보면 환자가 늘기도 하면서 보람을 느낀다. 그러나 큰 병원 중에는 조금 까다로운 환자나 치료가 어려운 환자가 오면 진료를 하지 않으려고 하는 원장들이 있다. 작은 의원에서도 돈이 되지 않는 진료나 진료 후에 문제를 일으킬 것 같은 환자들을 기피하는 경향이 있다. 치료가 쉬운 환자나 매출이 쉽게 나오는 환자만 받겠다는 생각은 병원의 매출을 떨어뜨리는 지름길이며 의사의 윤리의식이 결여된 행동이다.

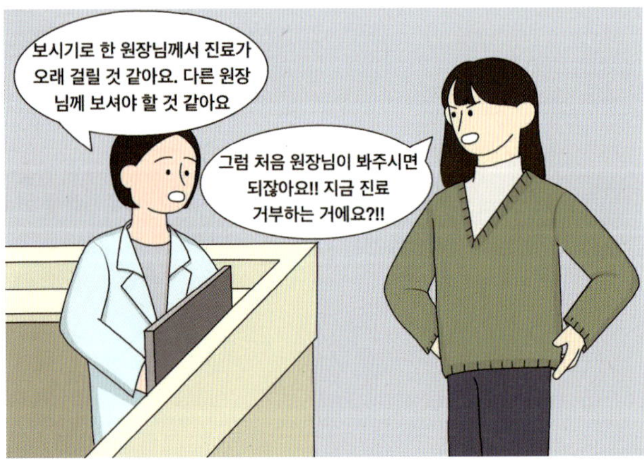

## Complain 62

치과의사와
치과위생사가
하는 일의 차이는?

환자 : 치과위생사가 하는 일과 의사가 하는 일이 뭐예요?

의사 : 진료는 제가 합니다. 치과위생사는 진료 보조나 스케일링, 보철물 임시부착 등 업무를 맡지요.

환자 : 그럼 임시치아는 누가 만드는 건가요?

의사 : 임시치아는 치과위생사가 만들거나 기공소에 의뢰해서 만드는 거에요.

환자 : 임시치아는 중요한 것 아닌지요? 까끌거려서 너무 불편해요. 원장님이 보셔야 하지 않나요?

### Solution

많은 병원에서 치과위생사의 업무가 법으로 정해진 범위보다 넓은 것도 사실이다. 환자가 불만이 있거나 화가 난 상황에서는 꼬투리 잡는 구실로 쓰이는 경우가 생긴다. 2차 수술 후 지혈이 안 되자 환자가 진료에 대한 의심을 하게 되었다. 담당 의사가 진료에 대한 설명과 출혈에 대한 고지를 생략했다. 환자가 전화로 지혈이 안 된다고 해서 설명을 했더니 환자는 병원이 거짓말한다고 생각하게 되었다. 원장이 봐야 할 진료를 치과위생사에게 미뤘다고 생각하니 담당 의사를 변경할 수밖에 없었다.

## Complain 63

●●●

지난번에 치료했던 의사 선생님은 어디에?

스태프 : OOO님, 오늘부터 다른 의사 선생님이 치료하실 거에요.

환자 : 의사가 바뀌다니요? 병원에 오기 전에 전화 주셨어야 하는 것 아닌가요?

스태프 : 담당 선생님께서 사정이 생겨서 다른 선생님이 이어서 해드릴 거에요. 설명 못 들으셨다면 죄송합니다.

환자 : 지난번에 이야기 듣은 것도 없었고, 갑자기 의사가 바뀌었다고 하면 어떻게 해요?

### Solution

의사가 갑자기 퇴사했다면, 환자에게 어떻게 답변해야 할까? 야반도주 하셨어요, 술 먹고 사고를 쳐서 경찰서에 갔어요, 외국으로 골프 치러 갔다가 비가 와서 비행기를 못 탔다네요, 계약 종료되어서 이젠 출근 안 하실 겁니다, 유학을 갑자기 떠나게 되셨다네요, 급작스런 유학이라 환자 분들께 죄송하다고 하셨어요, 많이 서운하시죠? 하지만 더 실력 좋은 선생님이 봐 드릴 테니 걱정하지 마세요.

예약은 병원과 환자와의 약속이다. 의사도 동일한 진료를 제공한다는 약속이다. 두 번 이상 환자와의 약속을 저버리니 환자의 신뢰가 깨지는 것은 당연하다. 병원과 환자의 약속은 꼭 지켜야 한다. 지킬 수 없을 때도 있지만 일방적인 통보는 환자의 화를 돋우기만 한다.

## Complain 64

•••

왜 치료할 치아 말고 다른 치아를 갈아요?

환자 : (치아를 딱딱 부딪치며) 조금 높은 것 같아요.

의사 : (교합지를 물리며) 조금 높네요. 조절해드릴게요.

아~ 하고 크게 하세요. (핸드피스를 입에 넣으며) 조금 갈겠습니다.

다 되었어요. 한번 써 보세요.

***

환자 : 어제 치료한 의사 불러줘요. 어제 반대쪽 치아를 갈아서 혀를 대면 까칠하고 음식을 씹으면 시려워요.

스태프 : 그러셨어요? 차트 확인해서 말씀드릴게요.

환자 : 분명 어제 반대쪽을 갈았어요. 높으면 덮어씌운 치아를 갈아야 되는 거 아니에요? 왜 생니를 갈아요?

### Solution

교합을 맞출 때 교두가 돌출되어 삭제가 필요한 경우가 있다. 그런 경우 환자에게 설명을 충분히 하고 튀어나온 부분과 교합조정이 필요함을 설명해야 문제가 생기지 않는다.

교합조정 동의서를 받는 것도 중요하다.

## Complain 65

●●●

토요일 진료
된다고 하더니.

의사 : OOO님, 꼭 토요일에 치료를 받으셔야 되겠어요?

환자 : 네.

의사 : (주먹으로 탁자를 치며) 왜 이렇게 환자를 많이 잡아서 나를 힘들게 하냐?

환자 : (수납하며) 저기요. 토요일 진료 된다고 해서 예약 잡은 것 아닌지요? 의사가 저 들으라는 듯이 토요일에 예약 잡았다고 말해서 기분 나빴어요.

### Solution

한마디로 코미디이다. 의사를 힘들게 하는 것이 환자가 아니라, 병원을 힘들게 하는 것이 의사인 것 같다. 환자를 내쫓고 싶은 페이 닥터(pay doctor)의 심정은 이해되지만 우리는 환자를 다루는 의료진이다. 그럼 이렇게 바꾸어 보는 것은 어떨까?

의사 : OOO님, 토요일에 오시니 많이 기다리시죠?

환자 : 네.

의사 : 모두 토요일에 진료받고 싶어하셔서요. 평일에 오시면 많이 기다리지 않고 편하게 진료받으실 수 있습니다. 우리 병원은 야간진료도 하니까 진료 시간 안내 한번 받으시지요.

환자 : 혹시 야간에도 되는지요?

의사 : 그럼요.

환자 : 알겠습니다. 알아보고 가겠습니다.

## Complain 66

•••

의사가 환자 말을 안 들으면 어떻게 해요?

의사 : 아랫니에 치석이 많으시네요. 스케일링 좀 받으셔야겠어요.

환자 : 거기 말고 오른쪽 위에 어금니가 불편한데 먼저 봐 주세요.

의사 : 다른 곳도 치료받으실 곳이 많네요. 잇몸도 안 좋고...

***

환자 : 저기요. 환자가 말을 하면 의사가 들어야죠. 본인 말만 하면 어떻게 해요?

스태프 : 전체적으로 봐 주시려고 그러신 것 같아요. 불쾌하셨다면 죄송합니다.

### Solution

환자가 요구하는 것과 의사가 급하다고 하는 것이 차이가 날 경우 어떤 진료부터 먼저 해야 할까? 의사가 시급하다고 하는 진료를 먼저 한다고 해서 환자의 만족도가 좋아지지도 않고, 조금만 미룰 수 있다면 환자가 요구하는 곳을 먼저 봐 주는 것이 좋을 때가 많다. 이것이 주된 호소(chief complaint)이다. 진료를 잘하는 것도 중요하지만 환자와 소통하면서 환자의 요구사항에 맞게 하는 것이 더 중요하다. 간지러운 곳을 긁어줘야 하는데 엉뚱한 곳을 긁는 상황을 만들기 싫다면 환자의 이야기를 잘 들어라. 아무리 심각해 보이는 병소가 보여도 환자가 원하지 않는 곳이라면 환자는 인식하지 못했던 부위이다. 불편하지도 않은데 돈 벌려고 진료하는 의사로 오해할지 모른다. 환자가 불편하다고 하는 곳을 제일 먼저 해결해주어라. 그리고 다른 문제점을 이야기하면 실력 있는 의사로 인식될 수 있다.

중요한 치료 시술 순서를 잘 정리해서 우선순위를 상담코디네이터들이 잘 정리하고 환자와 소통하는 것이 중요하다.

## Complain 67

•••

병원장님이 진료해주세요.

환자 : 병원장님이 직접 진료해주세요.
스태프 : 지금 다른 분 수술 중이세요. 지난번 진료하셨던 원장님이 먼저 봐 드릴게요.
환자 : 다른 원장님한테 안 볼래요. 올 때마다 다른 원장님이 봐서 틀니 조정하고 가면 바로 헐거워지잖아요.
스태프 : 예약환자도 많이 밀려 있어서 바로 보시기 어려우세요.
환자 : 빨리 알아봐요. 병원장님 진료 아니면 취소할래요.

### Solution

특정 원장을 지목하지만 상황이 되지 않는 경우가 다소 있다. 더 전문적인 시스템을 확립하고 병원에서 안내를 더욱 잘해주어야 한다. 종종 대표 원장이 안 봐 준다고 컴플레인 하는 환자들이 있는데 스태프들이 "바빠서(또는 지금 안 계셔서) 못 봐 드린다."고 응대하면 더 화를 낸다. 환자가 원하는 대로 바로 진료 조정을 하는 것도 좋다. 그렇게 하여 자연스럽게 타과 선생님께 인수인계를 하는 것도 좋은 방법이다.

이렇게 응대하여 바꾸면 어떨까?

환자 : 병원장님이 직접 진료해주세요.
스태프 : 지금 다른 분 수술 중이세요. 병원장님은 교정치료만 하시므로 더 전문적이고 잘하시는 원장님으로 봐 드릴게요.
환자 : 다른 원장님한테 안 볼래요. 올 때마다 다른 원장님이 봐서 틀니 조정하고 가면 바로 헐거워지잖아요.
스태프 : 수술 중이신데 혹 기다리셔도 되는지요?
병원장님께 일단 보고하겠습니다.
혹시 불편하지 않으면 조금 기다리시겠습니까?
환자 : 빨리 알아봐요.
병원장님이 많이 바쁘시면 다시 예약 잡고 오겠습니다.

Complain 68

●●●

의사들이 환자 앞에서 다투면 어떻게 합니까?

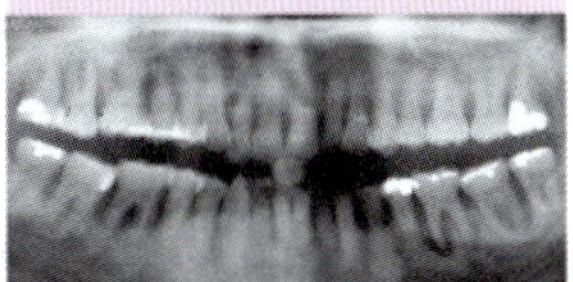

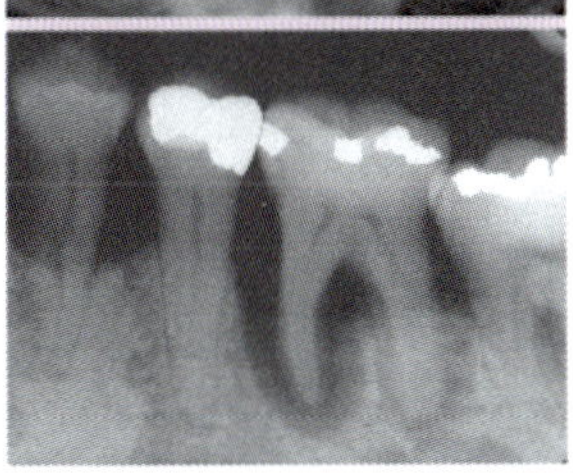

의사 B : 여기 사진 보시면 뿌리 밑에 염증이 심해서 못 살릴 것 같아요.
발치하는 게 좋을 듯합니다.

환자 : 아까 보셨던 원장님은 신경치료 하면 된다고 하셨는데요.

의사 B : 신경치료 해도 살릴 수 있는 가능성이 낮은 치아예요.

환자 : 처음 보신 원장님 좀 불러주세요.

의사 A : B 원장님, 신경치료 먼저 해 보죠.
엔도 해도 안 되면 발치하면 되잖아요.

의사 B : 저걸 어떻게 살린다는 말이에요? 그럼 A 원장님이 치료하세요!

## Solution

의사들이 진단 차이로 다투는 모습은 병원의 신뢰를 떨어뜨리는 치명적인 태도이다. 진료실 밖으로 나온 환자가 데스크 스태프에게 화를 내면서 환자 앞에서 의사들이 싸우는 게 말이 되냐며 컴플레인 하였다. 의사들이 서로 진료 방향이 다르면 어떻게 믿고 진료를 받겠냐고 하였다. 의견이 다르더라도 환자 앞에서 표현해서는 안 된다. 부정적인 이야기나 표현은 환자 앞에서 자제하고 긍정적인 방향으로 이야기를 풀어나가는 것이 기본적인 자세다.

이때 중간 스태프의 역할이 중요하다. 이렇게 답변하는 것이 어떨까? "우리 환자 분의 경우 정말 까다로운 케이스여서 원장님 두 분의 진단이 다르시네요. 일단 A 원장님 말씀대로 신경치료를 해 보고, 상태가 좋지 못하다면 B 원장님 말씀대로 그때 발치하는 것이 어떤가 싶습니다. 환자 분 앞에서 의견 차이를 보여드려 죄송합니다만, 열심히 하시는 두 분의 견해가 다르니까 그러시네요."

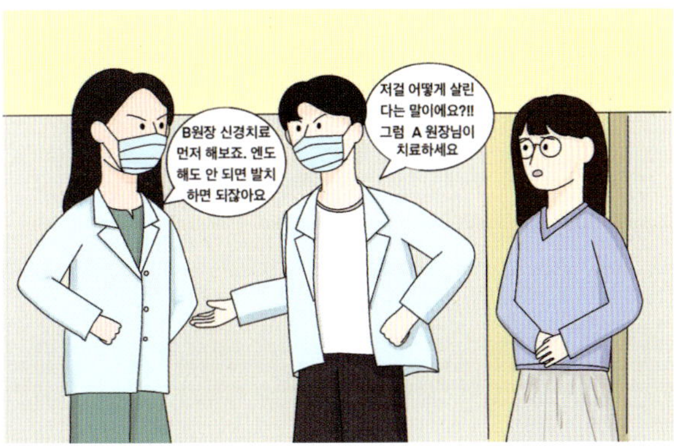

## Complain 69

환자가
성희롱 발언하다.

치과위생사: 스케일링 하실 거고요. 물이 입안에 고이면 삼키지 마시고 안에 머금고 있으면 빨대로 제거해줄 겁니다.

환자 : 아프지 않게 해주세요. 떨리네요. 처음이거든요.

치과위생사 : 살살 천천히 해드릴게요. 불편하시면 왼손을 들어서 표시해주세요.

(환자가 왼손을 들자) 어디가 불편하시나요?

환자 : 누나 손잡고 하면 안 되나요?

치과위생사 : 손잡고 하는 것은 안 되고요. 잡을 수 있는 인형을 드릴게요.

### Solution

환자마다 개인차는 있지만 일부러 몸을 밀착하려고 하거나 의도적으로 성희롱 발언을 해서 스태프를 당황스럽게 만드는 경우가 종종 있다. 때로는 단호하게 때로는 대범하게 대응해야 한다. 성추행이 노골적이면 바로 경찰에 신고해야 한다.

Complain 70

성희롱 발언은 중범죄-잘하면 뽀뽀하겠다!

의사 : 임플란트 보철 나왔고요. 잘 만들어져 임시로 부착했으니 사용해 보세요.

환자 : 이게 완성된 거라고요? 보철이 똑바르지 않고 씹는 면도 은색이고요. 잘 만들어 주시지. 마음에 안 들어요.

의사 : (격양된 어조로) 네가 못생겼으니 그렇게 나온 거지. 생긴 대로 나오는 거야.

환자 : (의사에게 다가가며) 생긴 대로 만든다니? 뭐 저런 게 의사야?

의사 : 야~ 그렇게 다가오다가 나한테 뽀뽀하겠다.

## Solution

환자와 남편은 보건소에 가서 의사를 성희롱으로 신고하였다. 매니저의 중재로 의사는 막말과 성희롱에 대해 환자에게 사과하였으나 받아들여지지 않았다. 이런 경우는 신속하게 해결해야 한다. 늦어질수록 원만한 해결보다 일만 더 커지기 때문이다. 환자와 보호자를 달래고 상대의 요구사항을 최대한 반영하여 마무리한다. 환자가 본원 대신 다른 치과에서 마무리할 수 있도록 환불을 요구하여서 보철비용을 환불하였다. 이런 의사와 계속 진료를 함께해야 하는지 한번 생각해 봐야 한다. 의사와 스태프들에게 성희롱과 성범죄 예방에 대해 철저히 교육시킨다.

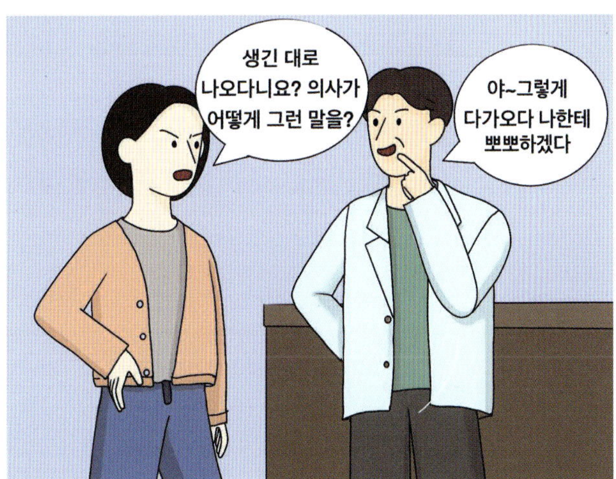
생긴 대로 나오다니요? 의사가 어떻게 그런 말을?
야~그렇게 다가오다 나한테 뽀뽀하겠다

# PART 6
## Treatment
## 치료

나는 우리 병원에 오는 환자들에게 항상 믿음직하게 치료를 해주는 평생의 치과 주치의가 되고 싶다. 충치나 치주병 등의 구강질환과 임플란트 관련된 여러 치과 문제는 일생 동안 따라다닌다. 유치원 아동들의 올바른 칫솔질 교육부터 시작해서 노년이 되어서 치아 걱정을 하지 않아도 되도록 일생을 함께할 평생 치과 주치의. 이것이 내가 태어난 지역에서 20년 넘게 병원을 운영하는 목적이다.

진료할 때 환자를 탓하거나 환자에게 전적으로 부정적인 말은 삼가야 한다. 감성적인 언어와 이성적인 언어 중 어떤 언어가 더 중요할까? 서비스 직종에 있는 사람이라면 감성적인 언어를 적절하게 사용하여야 한다. 감성적인 언어에는 어떤 것들이 있을까? 이성적인 언어 사이에도 감성적인 언어의 사용을 잘하도록 평소에 훈련해 보자. 치료가 잘될 것이라는 긍정적인 표현을 해야 환자는 안심하고 의료진을 믿고 자신과 치아를 맡기게 된다. 소문나는 치과에 특별한 비법은 없다. 환자에게 헌신하며 친절하게 설명하고 또 설명하는 것! 이것이 치료의 효과도 좋게 만든다. 환자도 자신을 잘 이해해주고 치아 상태를 훤히 꿰뚫고 있는 치과 주치의를 만들어 두는 것이 100세 시대를 대비하는 현명한 길이다.

**Complain 71**

내가 테이블인가요?

환자 : 진료 중에 왜 제 가슴 위로 기구를 올려놔요?
얼마나 불편했는지 알아요?

치과위생사 : 죄송합니다. 다음부터 주의하겠습니다.

환자 : 체어에 앉았을 때 양치 컵도 없었어요. 의사가 너무 거칠게
치료해서 턱이 아파요.

스태프 : 확인을 잘했어야 했는데 놓친 부분이 있었던 것 같습니다.

환자 : 너무 불편했고요.
다음부터 이런 식으로 진료 안 했으면 좋겠어요.

## Solution

진료 중 잠시 편하다고 무심코 한 행동이 환자를 불편하게 만들 수 있음을 기억하자.

환자를 치료하다 보면 급한 마음에 기구를 환자의 몸 위에 올려 두는 경우가 있다. 핀셋이나 레진 충전 도구들을 쓰다가 잠시 올려 두고 다시 사용하는 경우에 환자는 모를 거라 생각할 수도 있다.

그러나 얼굴에 포를 덮고 진료받더라도 환자는 느낄 수 있다. 환자의 몸은 테이블이 아니다.

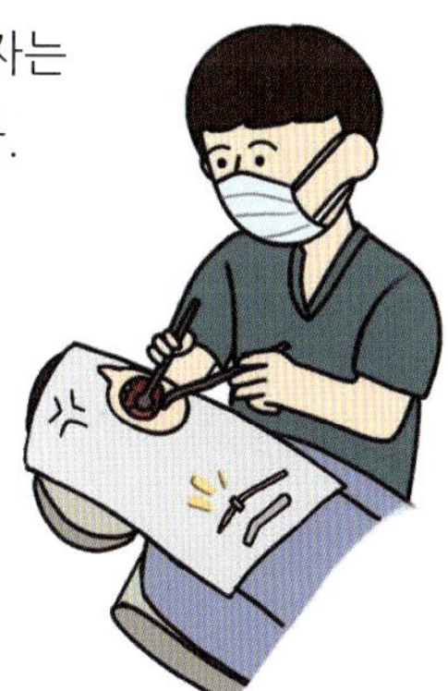

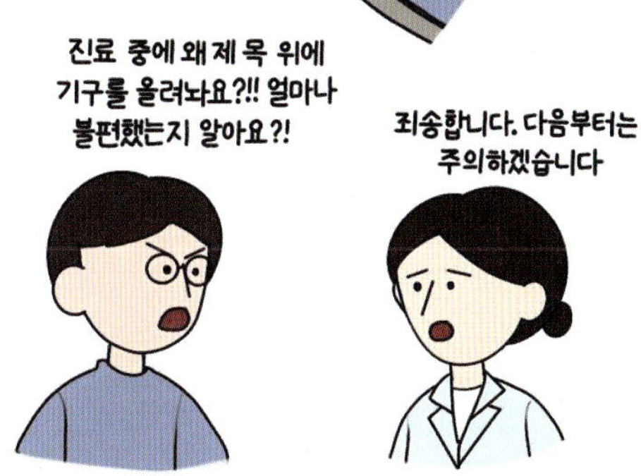

## Complain 72

●●●

### 떨어진 기구를 그대로 사용하다니요?

환자 : (손을 들어서) 떨어뜨린 기구를 소독도 않고 그냥 사용해요?
요즘 감염이 얼마나 문제가 되는지 모르나요?
더군다나 치과에서요.

스태프 : 죄송합니다. 그냥 사용한 것은 아니고요.
알코올로 닦아서 사용하려고 했어요

환자 : 그래도 저는 여기서 치료 못 받겠어요.

### Solution

스태프가 진료 중 떨어뜨린 기구를 주워서 알코올 스펀지로 닦았다. 환자가 불만을 말할 때 변명을 하면 화가 더 날 것이다. 실수한 스태프는 잘못을 즉시 사과하고 멸균되어 있는 기구를 환자가 보는 앞에서 포장을 벗겨서 사용하자. 이때 액션을 과할 정도로 하는 것도 좋은 방법이다. 당당하게 보여줄 것은 환자 앞에서 행동하고, 보여주면 안 되는 것은 안 보이는 곳에서 해야 한다. 차트에 '기구'라고 기록하여 모든 스태프가 공유해야 한다.

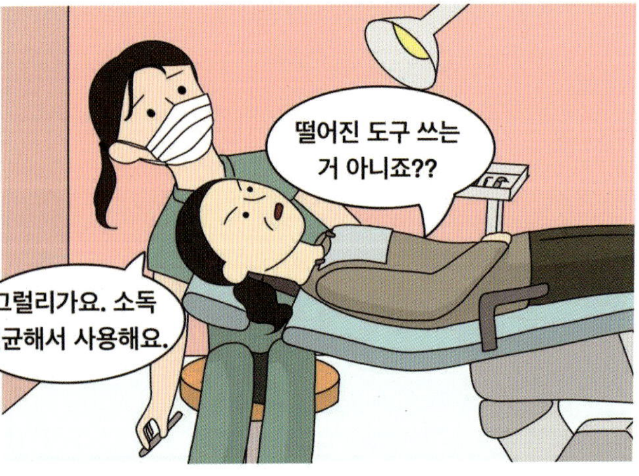

Complain 73

●●●

재수술해야 된다고요?

의사 : (파노라마를 보면서) 47번이 46번에 너무 가깝게 심어진 것 같은데요. 임플란트 뽑고 새로 심으면 어떨까요?

환자 : 무슨 말씀이세요? 지방에서 2시간 넘게 걸려 오는데 다시 심어야 된다니요?

의사 : 보철이 들어가려니 공간이 부족할 것 같아서 새로 심는 게 좋겠습니다.

환자 : 처음부터 잘 심었으면 되잖아요. 왜 지금 와서 그런 소리를 하세요?

## Solution

진료에 문제가 있을 때는 최대한 빨리 문제를 해결해야 한다. 문제를 알면서도 덮어 두면 나중의 수습비용이 더 많이 들게 되는 경우가 많다. 임플란트 위치가 이상하지만 그냥 보철을 올리면 보철에 대한 지속적인 컴플레인이 일어나서 병원 진료에 대한 좋지 않은 소문이 날 것이다. 시간이 지날수록 환자에게 은폐 의혹만 줄 뿐이고 신뢰만 떨어진다. OP 당일 파노라마 확인 후 재식립을 했다면 보철물 제작이나 추가 진료에 대한 병원의 부담도 덜게 된다. 환자의 컴플레인도 생기지 않는다. 시간이 지나 환자가 알게 된다면 재수술에 대한 두려움 때문에 병원에 대한 신뢰도 떨어지게 될 것이다.

**Complain 74**

**임플란트 빠진 것 아닌가요?**

환자 : 한 달 전에 심은 임플란트가 빠진 것 같아요.
벌써 두 번째예요.

의사 : 임플란트가 빠진 건 아니고요.
위에 임시로 연결한 나사가 빠졌습니다.

환자 : 제가 임플란트 하기 전에 아래 치아가 전부 풍치였는데
그 자리에 임플란트를 심어서 자꾸 빠지는 거 아니에요?
제가 소비자 고발센터에 물어봤는데 임플란트가 세 번까지
빠지면 환불받을 수 있다고 들었어요. 환불해주세요.

의사 : 임플란트는 잘 심겨 있습니다. (파노라마를 가리키며) 오늘 찍은
사진 보시면 여기 나사 보이시죠? 임플란트는 잘 심겨 있어요.

## Solution

간혹 임플란트가 빠졌다며 전화가 오는데 대부분 cover screw나 healing abutment(본뜨기 전 잇몸이 예쁘게 잘 아물 수 있도록 도와주는 장치)가 빠진 경우이다. 그럴 땐 우선 “나사가 빠져 불편하셨겠어요.”라며 환자를 안심시키는 것이 중요하다. 대응하는 스태프는 큰일이 난 듯 반응하지 말고 차분하게 응대하자. 환자의 불편을 공감하되 병원에서 일어난 모든 상황에 책임질 수 있는 태도를 보여주는 것이 좋다.

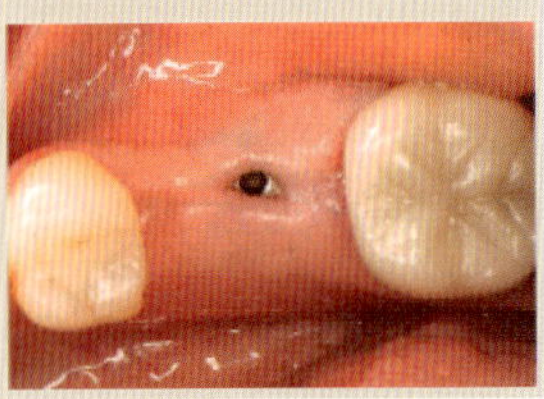

Complain 75

어떻게 임플란트가 빠져요?

환자 : 임플란트가 빠졌어요. 어떻게 치료했길래 이게 빠져요?

스태프 : 지금 진료실에서 봐 드릴게요.

환자 : 작은 치과에서 치료한 것도 안 빠지는데 이 큰 병원에서 한 임플란트가 빠져요?

스태프 : 시간이 지나면 시멘트가 녹아서 빠질 수 있습니다.

환자 : 다른 치과에선 그런 일 없어요.

의사 : (치아 모형을 보여주며) 000님, 여기 보시면 씹는 힘이 이 부분에 집중돼서 빠질 수 있습니다.

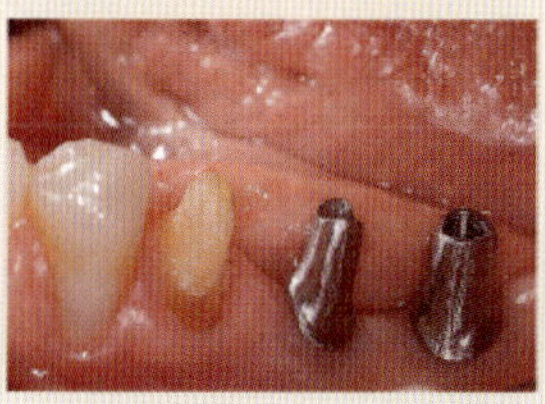

## Solution

임플란트 픽스처(fixture)가 빠졌는지, 임플란트 크라운이 빠졌는지 각각 잘 보고 판단하여야 한다. 예전에 많이 제작했던 시멘트 타입 임플란트는 시멘트가 녹거나 발치된 지 오래된 부위에 임플란트를 심을 경우 대합치가 정출되어 임플란트 크라운이 낮게 들어가면 교합 압력에 의해 임플란트 크라운의 탈락률이 높아진다.

교합고경이 낮은 경우에는 UCLA 타입으로 바꾸어 제작하는 것도 좋은 방법이다. 환자를 안심시키고 a/s를 잘 해주면 만족도도 높아진다. 그리고 임플란트 a/s 동의서는 픽스처 몇 년, 보철 몇 년의 보장(guarantee) 기한을 잘 정리하여 보관하는 것이 중요하다.

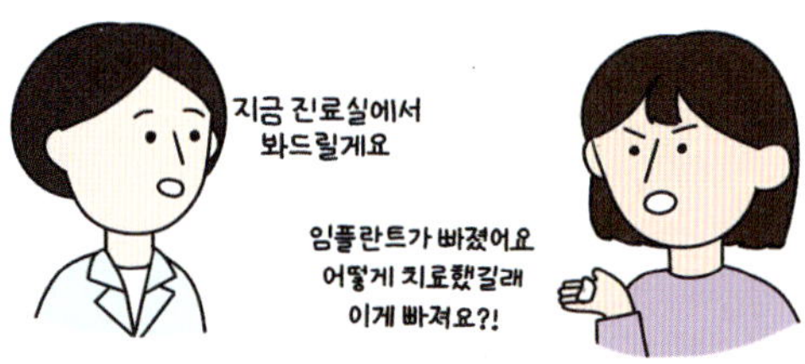


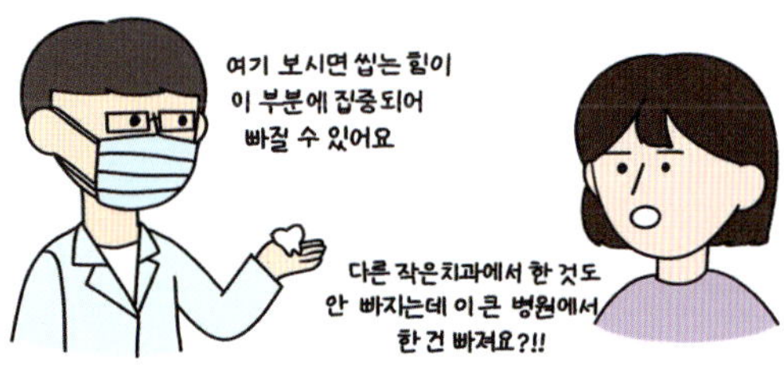

**Complain 76**

뼈이식 했는데
코가 이상해졌어요.

환자 : 뼈이식을 여러 번 했는데 이번에 뼈이식 한 부분이 마음에 안 들어요.

의사 : 어떤 부분이 마음에 안 드시죠?

환자 : 여기 코밑까지 뼈이식을 해서 얼굴 모양이 이상하잖아요.

의사 : 제가 보기에는 괜찮은 것 같은데요. 뼈이식은 시간이 지나면 줄어들 겁니다.

환자 : 코가 벌어지고 콧망울까지 이상해졌잖아요. 지금까지 기다려도 안 줄었잖아요. 거울을 볼 때마다 신경질나요. 여기 좀 갈면 안 되나요?

## Solution

뼈이식 후 환자의 컴플레인을 들어야 했다. 코밑까지 뼈이식이 들어가서 코의 모양이 바뀐 것 같다며 컴플레인 하였다. GBR은 시간이 지나면 일정 부분이 흡수된다. 흡수에 걸리는 시간을 설명하고 환자를 안심시켜야 한다.

환자의 컴플레인이 있다면 담당 의사가 먼저 봐 주고 소통해야 한다. 담당 의사는 빠지고 다른 상담코디네이터가 환자 컴플레인을 상대하는 것은 좋지 못하다. 빡빡한 진료 스케줄 때문에 시간이 없다면 어떻게 해야 하는가? 상담코디네이터나 다른 컴플레인 담당 행정 팀에서 보조적으로 설명해주는 것은 괜찮지만, 환자의 컴플레인을 담당 의사가 모른 채 다른 제3의 담당 팀에서 봐 주는 것은 바람직하지 않은 해결책임을 인식해야 한다.

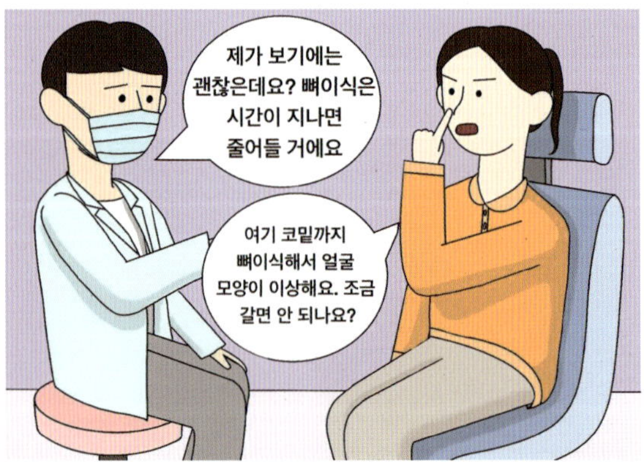

**Complain 77**

약 처방 안 해줬어요.

환자 : 얼굴이 이렇게 부었는데 어떻게 책임질 거에요?
스태프 : 많이 부으셨네요. 약 안 드셨어요?
환자 : 무슨 약이요? 약 못 받았어요.
스태프 : 어제 임플란트 수술하고 받으신 약 없으세요?
환자 : 어제 약 받은 것도 없고요. 약 안 먹었다고 이렇게 얼굴이 부어요? 수술이 잘못된 거 아니에요?
스태프 : 죄송합니다. 약 처방이 안 나갔네요.

## Solution

투약을 빼먹고 진료비만 받는 경우가 종종 있다. 환자의 마무리는 주의사항 고지, 투약이다. 늘 꼼꼼히 챙겨야 한다. 48~72시간 동안은 환자에게 냉찜질(cold pack)을 권고하며 부을 수 있는 등의 주의사항을 이야기한다면 다소나마 환자는 이해한다. 시술을 잘해주고도 오해가 생긴다면 환자는 병원 평가를 좋지 않게 내릴 수 있다.

임플란트 수술 다음 날 환자가 퉁퉁 부은 얼굴로 병원을 찾아왔다. 스태프의 실수로 처방전이 나가지 않았다. 처방 약을 복용해도 간혹 얼굴의 부종이 심하게 생기는 경우도 있어 부종에 대해 미리 설명을 했지만 실수로 처방전을 못 드렸다. 환자는 병원에 대한 불신을 이야기하며 치료를 중단하겠다고 하였다. 우선 처방전을 발급해서 부기가 가라앉으면 치료를 진행하는 걸로 마무리했다.

## 2. Implant 임플란트

### Complain 78

●●●

처방 약 먹고 두드러기 나고 온몸이 다 부었어요.

환자 : 무슨 약을 준 건가요? 어제 죽다 살아났잖아요. 임플란트 수술한 뒤 처방 약 먹고 지금 두드러기로 온몸이 부었어요. 응급약을 먹어서 호흡곤란은 안 왔지만 죽을 뻔했다고요.

스태프 : 불편을 드려 죄송합니다. 담당 선생님 바꿔드릴게요.

의사 : 약 부작용이 있었군요. 죄송합니다. 응급실 방문하셔서 진료받으시면 병원비는 책임지겠습니다.

환자 : 항생제 부작용이 있다고 얘기했잖아요.
우선 응급실부터 가고 다시 전화 할게요.

의사 : 다시 한번 죄송합니다. 병원 다녀오셔서 연락주세요.

### Solution

환자의 과거력, 병력, 치과력을 확인하고 모든 진료실에서 공유해야 한다. 전자차트를 쓰는 치과에서는 팝업으로 환자의 과거력이나 알레르기를 언제든지 볼 수 있게 하는 것이 중요하다. 오후에 임플란트 수술하고 귀가한 환자가 이튿날 전화로 처방 약을 먹고 밤새 온몸이 붓고 발진이 올라서 죽을 뻔했다며 큰소리로 항의하였다. 차트를 다시 확인해 보니 우리 병원에서 사용하는 항생제에 '알레르기 있음'이라고 적혀 있었는데 부주의로 약이 처방된 것이다. 실수할 수 있지만 생명이 달린 일에는 실수가 일어나면 안 된다. 의료와 관계된 일은 꼼꼼히 메모하고 두 번 세 번 다시 확인해야 한다. 확인 또 확인만이 살 길이다.

## 2. Implant 임플란트

**Complain 79**

약 부작용으로
세 번이나
죽을 뻔했어요.

보호자 : (전화로) 약 부작용 말하셨는데 왜 처방했나요?
어머니가 쓰러져서 응급실에 왔어요. 어떻게 할 거예요?

보호자 : (일주일 후) 두 번째 발치했는데 항생제 처방을 두 번씩이나 같은 실수를 했어요.

스태프 : 죄송합니다. 차트 확인을 안 하고 데스크도 확인 없이 처방전을 내었습니다.

보호자 : 스태프가 염증 생기지 말라고 약 처방 나가니 꼭 복용하라고 당부했대요. 어머니는 다른 약이라고 해서 약 사서 드셨는데 두드러기와 호흡곤란으로 응급실 가셨어요. 이 사실을 온 천하에 알릴 거예요.

### Solution

tx plan 옆에 빨간색으로 타이레놀만 가능하다고 적혀 있고, 상담 후 진료실에서도 환자가 고지하였다. 진료실 스태프 역시 발치동의서 작성할 때 항생제 부작용과 타이레놀만 가능하다고 기록하였다. 담당 의사는 발치 후 일상적으로 항생제 처방을 2번이나 내었다. 2개월 후 다른 과 의사가 임플란트 수술을 진행하면서 일상적으로 처방전을 냈다. 병원에서 100% 잘못을 했으니 정말로 할말이 없다. 팝업창을 보지 않고 관습대로 하는 행동이 환자한테 엄청난 피해를 준 것이다. 간절한 마음으로 사죄를 드렸다. 링거주사와 영양제를 챙겨드리고 환자를 겨우 진정시켰다.

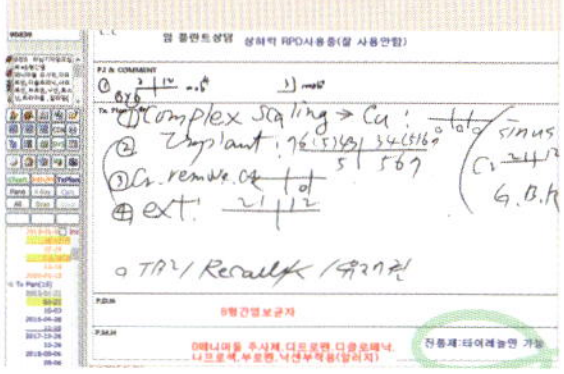

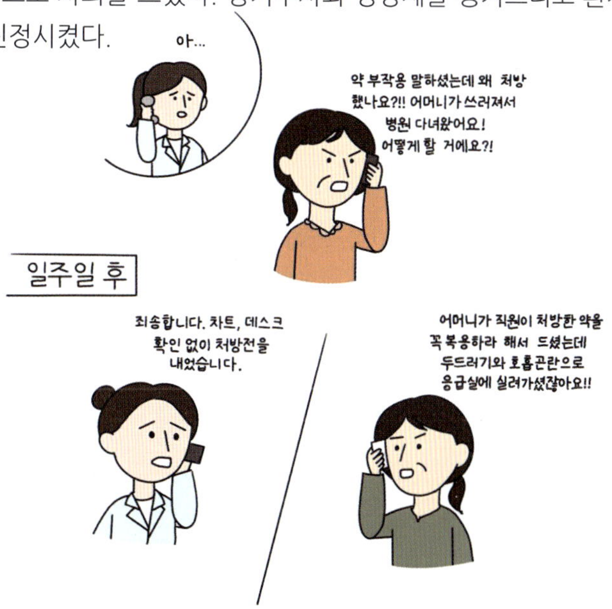

Complain 80

•••

우리 애 잇몸에 철사가 박혔어요.

보호자 : 여보세요? 내가 인터넷에 올리기 전에 원장님 바꿔요.

스태프 : 원장님께서 진료 중이셔서 무슨 일인지 말씀해주시면 연락드리겠습니다.

보호자 : 우리 애가 거기서 교정하고 있는데 어제 진료받고 와서 철사에 잇몸이 찔려서 밤새 아프다고 했어요. 거기서 더 이상 진료 안 받을 테니 환불해주세요.

스태프 : 지금은 진료 중이셔서 메모 남겨 드리겠습니다.

보호자 : 내가 우리 애 잇몸에서 뺀 철사 가지고 병원으로 갈 거니까 환불할 준비하세요.

## Solution

모든 치료는 주의사항 안내를 철저하게 하고 차트에 기록하는 습관을 갖는 것이 중요하다.
특히, 교정 초기에 사용하는 철사 재료는 유연해서 잘 빠지기도 하고 장치가 잘 떨어지기도 한다. 치료가 진행될 때 반드시 환자에게 상태를 이야기하고 고지하는 것과 동의서를 받는 진료 시스템을 갖는 것이 중요하다.

모든 컴플레인을 대화와 설득을 통해 해결할 수는 없다. 원하는 요구사항을 들어주고 보상을 통해 환자에게 안 좋은 기억이 있는 병원으로 인식되는 일은 막아야 할 것이다. 환자와의 관계를 악화시켜 일을 키운다면 해결이 더 어렵다. 대화를 통해 요구사항을 파악하고 빨리 들어주는 것이 컴플레인을 조용히 해결할 수 있는 방법일 것이다.

교정 중인 학생에게 진료가 끝날 때 불편한 점 없냐는 물음에 괜찮다고 하여 집으로 보냈는데 교정용 와이어의 끝이 잇몸을 찔러 아프다고 말한 것이다. 진료 마지막에 한 번 더 꼼꼼하게 확인했으면 이런 실수가 없었을 수 있다. 환자가 많고 바쁘다 보면 실수가 생기곤 한다.

사과하며 설득해 보지만 이미 신뢰를 잃어 완강히 진료를 거부하는 경우가 있다. 모든 컴플레인이 소통과 설득으로 해결되지 않는 경우도 있다. 이런 경우 병원의 이익을 생각하며 "들어간 진료비만큼 차감한 후 환불해드리겠습니다."라는 이야기를 한다면 환자의 컴플레인은 더 커질 것이다. 이미 화가 잔뜩 난 환자에게 기름을 들이붓는 격이다.

Complain 81

20초 만에 끝났는데, 진료를 제대로 한 건가요?

환자 : 교정 시작한 지 4년이 다 되어 가는데 왜 지금까지 안 빼요? 교정기 언제 빼요?

스태프 : 치아가 천천히 움직여서 그래요. 원장님께서 보시고 말씀드릴 거에요.

환자 : 다른 치과 가서 검진했더니 교정이 제대로 되지도 않았다고 했어요. 치료받으러 오면 금방 진료 보고 끝나는데 제대로 하는 건지 의심스러워요. 환불해주세요.

## Solution

교정치료 중에 가장 큰 컴플레인 중 하나는 치료기간의 지연이다. 치료기간이 지연된다면 환자의 상태와 협조도, 내원 주기 등 환자의 협조가 바르게 이루어졌는지를 먼저 체크해 보는 것이 중요하다.

교정은 빠르게 진행된다고 좋은 것이 아님을 설명한다. 강한 힘으로 빠르게 진행될 경우 생길 수 있는 부작용과 함께 진료 과정에 대해 충분한 설명을 해야 진료에 대한 의심을 지울 수 있다.

**Complain 82**

교정 중인데
한 달 전에 없던
충치가 지금 있다고요?

보호자 : 교정하면서 한 달에 한 번씩 오는데 충치가 있다는 것을 지금 이야기해요?

의사 : 자세히 보고 말씀드리겠습니다. 치아가 이동하면서 충치가 보이는 겁니다.

보호자 : 한 달 만에 충치가 생길 수 있는 겁니까?

## Solution

교정 중에 치아가 움직이면서 안 보였던 인접면 충치가 발견될 수 있고 일시적인 치아동요로 인한 통증, 잇몸질환 특히 양치가 소홀할 경우는 충치, 치근흡수, 일시적인 턱관절 증상, 사랑니 발치 등 개인의 관리 능력에 따라서 하루 만에도, 한 달 만에도 충치가 생길 수 있다. 중첩되어 있던 치아가 이동하면서 발치 치아 사이에 충치가 발견되는 경우가 있다. 또한 교정 브라켓 주위에 치아가 부식되어 있는 경우 부식이 삭으면서 충치가 신경까지 진행되어서 신경치료 하는 경우도 있다고 충분히 설명한 후 동의서를 받아야 한다. 동의서에 서명이 중요하다.

Complain 83

교정 브라켓 부착 전 etching이 떨어져서 화상 입었어요.

스태프 : 에칭(etching)하다가 구강 안쪽 볼에 떨어져서 화상을 살짝 입혔습니다.

환자 : 여기가 화끈거려요.

스태프 : 잠시만요. 약이 떨어진 것 같아요.

환자 : 대체 어떻게 했길래 화상을 입게 하나요? 어떻게 하실 건가요?

## Solution

비가역적인 진료상의 문제는 더욱 큰 컴플레인을 만든다. 에칭은 화학적인 산을 이용하여 치아를 부식시키는 것인데, 이때 사용되는 37% 인산은 엄청난 위력으로 피부를 괴사시키기 때문에 더욱 조심해야 한다. 스태프들은 에칭을 할 경우 더욱 조심스럽게 환자를 모니터링하고 다루어야 한다.

교정 전 에칭이 떨어질 수도 있는데 구강 안에서 떨어졌으니 그나마 얼굴에 흉터가 생길 염려는 없지만 환자는 화끈거리고 불편할 것이다. 스태프는 항상 조심하고 정신을 차려야 한다. 문제가 발생하면 당황하지 말고 즉시 사과하고 최대한 성의껏 응대를 해야 한다.

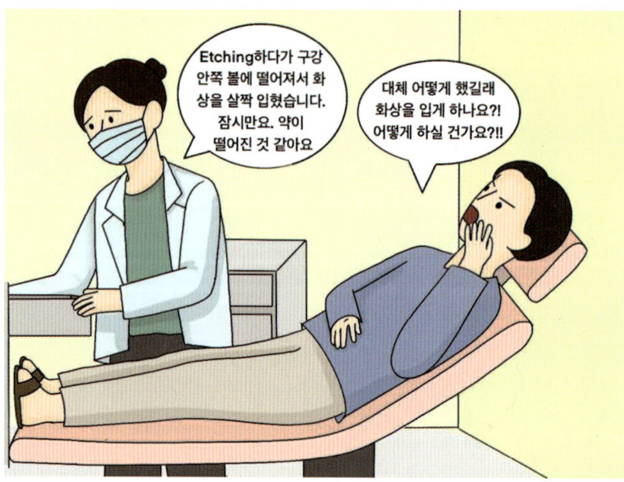

Complain 84

●●●

택배비를 왜 내가 지불해야 하나요?

환자 : 교정기가 아직도 안 왔는데요? 혹시 이전 주소로 보낸 것 아닌가요? 분명 변경된 주소로 보내 달라고 적어드렸는데요. 확인해주세요.

스태프 : 아. 이전 주소로 보내서 반송이 왔네요. 죄송합니다만 택배비를 내셔야 합니다.

환자 : 택배비를 왜 제가 내요? 치과에서 잘못한 것인데요. 어이없네요.

## Solution

몇 푼 되지 않는 택배비로 환자와 병원이 언쟁하는 사례가 가끔 있다. 스태프가 변명을 늘어놓아서는 안 된다. 변경된 주소로 요청했을 때 담당자한테 전달을 정확히 해야 이런 문제가 발생하지 않는다. 소통과 정확한 메모가 이루어지지 않은 부분이다.

Complain 85

●●●

입안에 가시가 있는 것 같아요.

환자 : 조금 전에 여기서 덮어씌우고 갔는데 안쪽에서 가시같은 게 느껴져요.

의사 : 확인해드리겠습니다. 아~ 크게 하세요. 가시는 아니고요. 크라운 붙일 때 쓰인 시멘트 조각이 발치한 자리에 박힌 것 같습니다.

환자 : 교육을 어떻게 시키는 거에요? 제가 그냥 갔으면 잇몸에 박혀서 그대로 아물었을 거 아니에요. 의사가 확인도 안 하시나요?

## Solution

보철물 장착 후 여분의 시멘트는 잇몸을 자극시키는 원인으로 작용한다. 진료 후 의사의 확인이 필요하다. 바쁘고 환자가 밀린다고 진료에 소홀히 지나치는 부분이 생긴다면 컴플레인이 발생한다. 사랑니 발치 후 크라운 세팅한 환자가 다시 돌아왔다. 뒤쪽에 혀를 대면 뾰족한 가시 같은 게 느껴진다고 해서 체크하니 잉여 시멘트가 발치와에 박혀 있었다. 제대로 교육받은 스태프가 진료한 게 맞는지 의문이 생긴다는 컴플레인이 발생하지 않도록 철저한 교육과 점검은 아무리 해도 지나치지 않는다.

**Complain 86**

보철 후 4년 만에 치아 망쳤다고 욕하다.

환자 : 4년 전에 나와 상담했던 사람 나와요.

매니저 : 안녕하세요?

환자 : 4년 전에 보철한 치아가 부러져서 임플란트를 했는데 왜 처음부터 임플란트 해주지 않고 씌웠소?

매니저 : (환자가 거친 욕을 계속해서) 말씀을 녹음하겠습니다.

## Solution

가끔 욕설로 무장하거나, 병원을 찾아와서 큰소리치며 난동을 부리는 환자들이 있다. 사회적으로 갑질 문화로 문제가 많이 되는데, 요즘 환자들도 갑질하는 경우가 많아 씁쓸하게 한다. 경찰관이 출동해서 환자가 사과하라고 제안했지만 끝까지 거부해서 경찰에 연행되었다. 경찰서에서도 환자가 사과를 거부하자 경찰서에 구속되면 못 나간다고 하니 마지못해 매니저에게 사과했다.

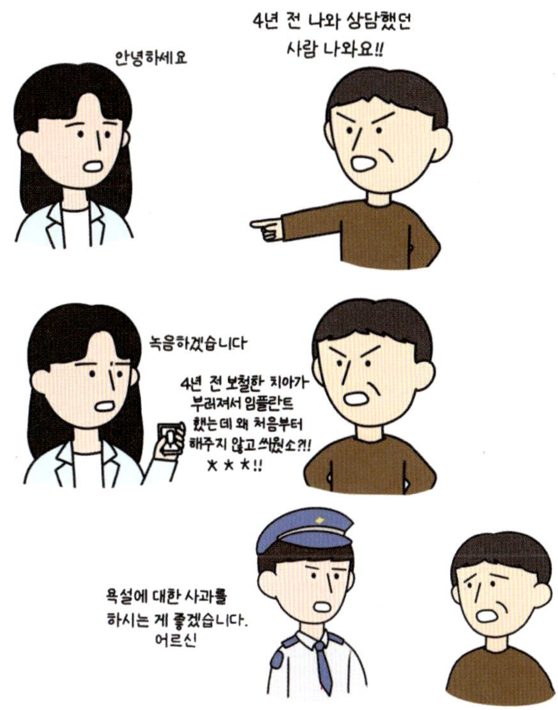

Complain 87

●●●

금니가 구릿빛으로 변색됐어요.

환자 : 금니 씌운 게 구릿빛으로 변색됐어요. 금니가 변하다니 말이 되나요? 상담 때 금의 함량만 들었지, 변색 관련 소리는 못 들었어요.

스태프 : 금니는 함량에 따라서 금의 퍼센티지가 다르며 비용도 달라요. 환자가 선택한 금은 25%에 나머지는 치과용 합금입니다. 000님께서 구강 안에 산성이 높거나 아말감이 있는 경우 혹은 흡연 등으로 개인차에 따라서 변색된 것입니다.

환자 : 그래도 그렇지 금니가 변색이 되다니, 이쪽 금니는 20년이 지나도 그대로인데 왜 이 병원 금니만 변한 거야? 가짜를 사용한 것 아니오?

## Solution

B, A, Super, PT 타입으로 골드 크라운의 종류를 설명하면서 "변색이 됐지만 금니의 수명에는 영향을 끼치지 않으니 걱정 않고 사용하시는 방법과, 함량이 많은 반대편에 처치받으신 골드로 변경하는 방법 둘 중 어떻게 선택하실 건가요?"하고 물었다. 환자는 잠시 생각하더니 그냥 사용하겠다고 결정하였다.

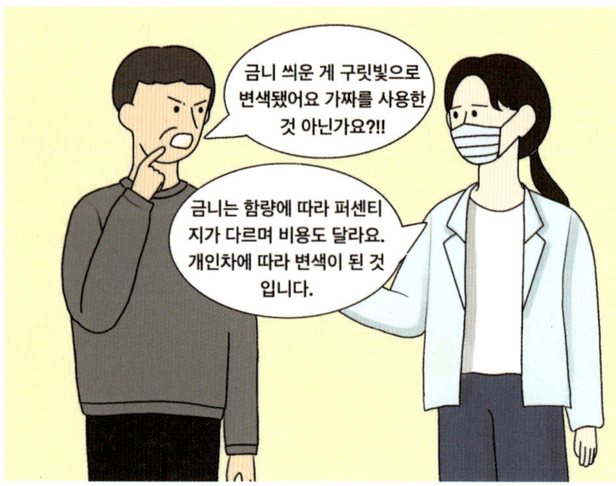

## Complain 88

3년 만에 방문해서 치과에 준 폐금 돌려달라고요?

환자 : 3년 전에 금니 할 때 폐금 여러 개 준 것을 돌려주지 않고 병원에서 갈취한 것 같은데 지금이라도 돌려주지 않으면 경찰서에 신고할 거요.

매니저 : (차트를 확인하며) 000님 34번, 35번 골드크라운 탈락으로 내원하셔서 재부착이 어려운 상황인데도 원해서 동의서에 서명받고 재부착해드렸습니다. 21번 치아는 골드크라운으로 원하셔서 50만 원 수납하시고 보철 장착하였습니다.

***

경찰서 : 000님이 신고를 해서 경찰서에 출두해서 사건조사를 받아야 합니다. 다음주 화요일 10시에 경제사범 담당하는 곳으로 출두하세요.

### Solution

모든 진료 시 동의서와 본인 서명과 차팅은 매우 중요한 역할을 한다. 이 경우도 차트만 확인하면 모든 것을 명백히 알 수 있다. 환자는 34번 35번 재부착은 잊어버리고, 골드를 줬는데 21번 골드 비용 50만 원을 또 받았다고 착각했다.

매니저가 1차 조사를 받았지만 할아버지가 진료했던 모든 스태프들을 대면해야 한다고 경찰서에서 2차 요청이 왔다. 차트에 기록 되어 있는 보조 스태프 5명이 모두 경찰서에 가서 진술하고 사실확인을 하였다. 사건은 혐의 없음으로 마무리되었다.

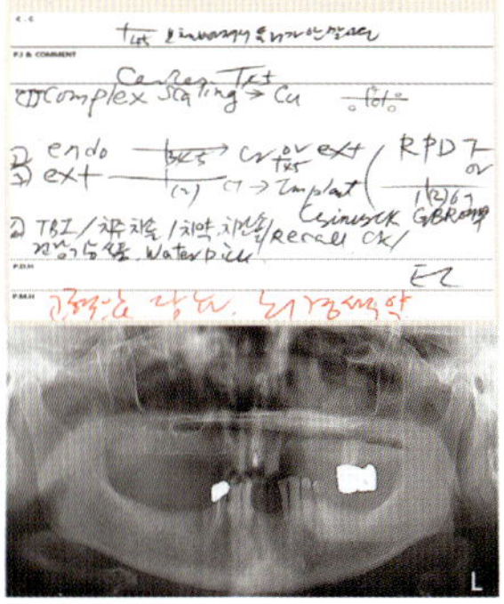

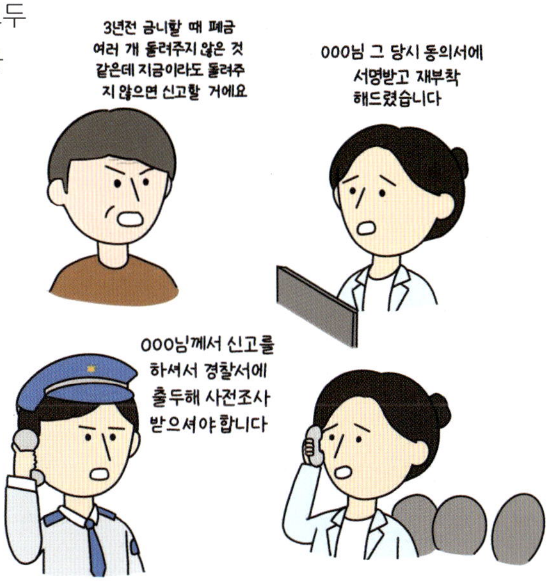

**Complain 89**

**이거 진짜 금니 맞아요?**

환자 : 아니, 앞에 치료한 금니랑 왜 색이 다른 거요?

의사 : (보철을 확인하며) 000님, 앞에는 골드 인레이를 하셨네요.

환자 : 같은 금니 아니오? 내가 아들한테도 보여줬는데 색이 너무 다르니까 병원 가서 다시 해달라고 말하라고 그럽디다.

의사 : 골드로 덮어씌우는 것도 금 함량과 어떻게 만드냐에 따라 색이 다를 수 있습니다. 상담코디네이터가 금으로 만들어드린다는 이야기였는데 자세한 설명을 못 드렸나 보네요.

환자 : 아니, 왜 처음이랑 말이 달라요? 앞 치아랑 똑같은 거로 한다고 했는데요? 여기서 만든 금니 필요 없으니 임시치아나 붙여주시오.

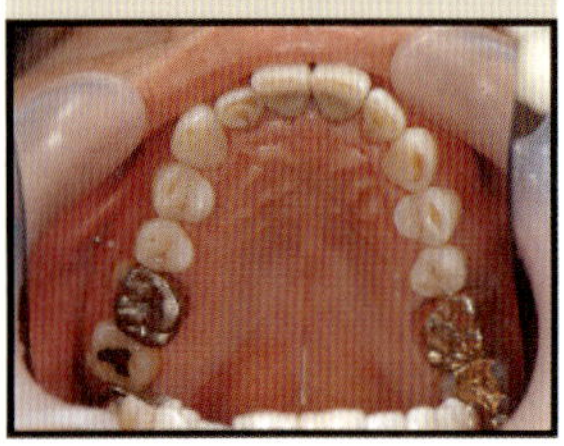

## Solution

골드 크라운을 임시로 부착한 후 영구부착을 하러 온 환자가 컴플레인을 시작하였다. 연세 드신 분들은 금에 대한 고정관념이 있다. 치과보철은 금은 일부이고 나머지는 치과용 합금이 들어간 것을 모르고 무조건 금니는 모두 똑같은 줄 알고 있다. 상담할 때 반드시 골드 함량에 대해서 설명하면서 색상을 보여주고 동의서에 서명을 받도록 한다.

## Complain 90

골드로 하기로 했는데 왜 이런 걸로 했나요?

환자 : (보철물을 보더니) 왜 금으로 안 하고 이런 것으로 했나요?

스태프 : 상담하실 때 금이 아니라 치아색으로 하셨으며 씹는 면은 깨질 수 있어서 메탈로 하셨습니다.

환자 : 금이 냄새도 안 나고 좋다고 해서 금으로 하기로 했는데 무슨 소리요?

스태프 : (상담 내역을 보여주며) 치아색으로 하시기로 하고 서명하셨습니다.

환자 : 사기야, 사기 당했어.

### Solution

금보다 저렴하다고 해서 pfm이 품질이 떨어지는 재료는 아니다. 그래도 금을 원하면 비용 추가 후 진행한다고 설명하였다. 즉, pfm이나 gold나 수명 차이는 없으니 사용하고 추후 골드로 원하면 비용 추가해서 다시 만들어 드리겠다고 상담하였다. 당일 f/s 하고 귀가하였다.

**Complain 91**

골드로 하기로 했는데
왜 도자기입니까?

환자 : 골드로 46만 원씩 2개 92만 원으로 하기로 했는데
왜 도자기로 되었나요?

스태프 : pfm인줄 알고 기공소에 의뢰를 잘못했습니다. 죄송합니다.

## Solution

이런 경우는 상담코디네이터가 골드 비용으로 상담하였는데 pfm으로 잘못 기록해서 환자의 컴플레인이 발생했다. 스태프는 아무 영문 도 모르고 환자한테 컴플레인을 들었다. 기공소로 의뢰할 경우에 시간, 보철물 타입, 주의점을 꼼꼼하게 기록하여 리메이크가 나오지 않도록 하는 것이 중요하다. 마지막으로 담당 의사의 서명을 받는 것을 잊지 말아야 한다. 기공물 의뢰서 하나가 잘못되어 모든 치료가 엉망으로 되는 경우가 없도록 주의 또 주의해야 한다.

**Complain 92**

**금은방에 다녀오신 후 수납하시죠!**

환자 : 금니가 맞는지 확인하고 수납할게요.

스태프 : 금니가 맞습니다. A 타입 금니가 맞아요.

환자 : 금색깔이 이게 뭐요? 금니가 아닌 것 같은데,
내가 치과마다 속아서 말이요.

매니저 : 그러면 근처 금은방에 가셔서 확인하고 수납하시면 어떨까요?

## Solution

의심이 많은 환자는 정확한 데이터를 직접 눈으로 확인시켜 주는 것이 정답이다.

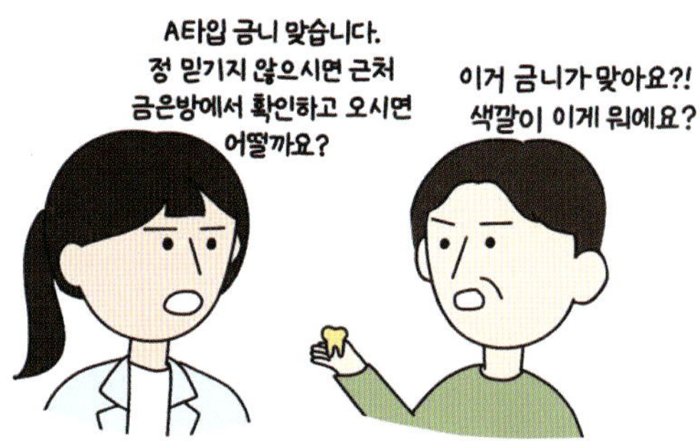
A타입 금니 맞습니다.
정 믿기지 않으시면 근처
금은방에서 확인하고 오시면
어떨까요?
이거 금니가 맞아요?!
색깔이 이게 뭐에요?

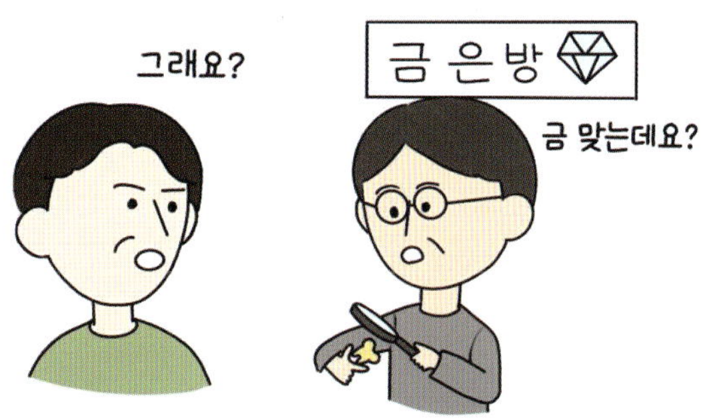
그래요?
금 은 방
금 맞는데요?

## Complain 93

●●●

브릿지 해야 된다고요?

의사 : 임플란트는 못 심을 것 같습니다.
브릿지로 하셔야 할 것 같아요.

환자 : 그게 무슨 말이에요? 수술한다고 생고생을 다 했는데
임플란트가 안 된다니요?

의사 : 뼈이식이 자꾸 실패해서 브릿지로 변경해야 할 것 같습니다.

환자 : 처음에 브릿지는 얼마 못 쓴다고 임플란트 하자고 그랬잖아요.
이제 와서 브릿지 해야 된다고 하면 어떻게 합니까?

### Solution

예후가 좋지 못할 것 같은 임플란트는 사전에 실패할 가능성을 언급하고 서명을 받는 것이 중요하다. 치주염으로 16번이 발거된 상태로 내원하였다. 사진을 찍어 보니 인접치들도 치주염이 있어 브릿지보다 뼈이식 후 임플란트 식립하는 것이 좋겠다고 상담했다. 임플란트로 결정하고 치료를 시작했는데 gbr이 자꾸 실패했다. 결국 임플란트는 어렵다고 말하고 인접치 endo 후 브릿지를 하자고 설명하자 환자가 왜 말이 달라지냐며 컴플레인하였다.
임플란트 동의서 및 보철 예시를 전자차트에서 다운받아서 기록하자.

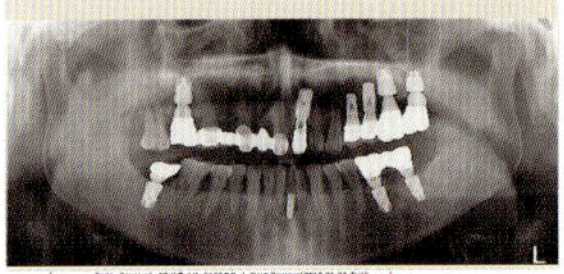

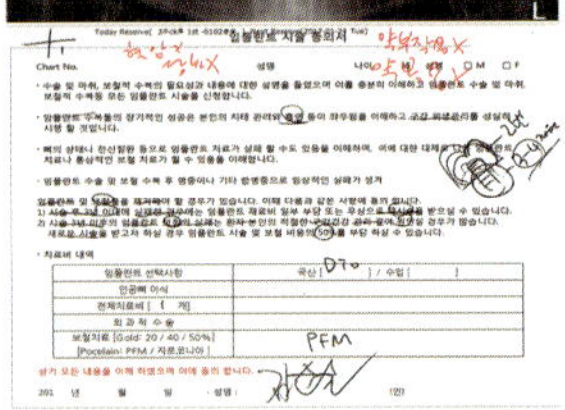

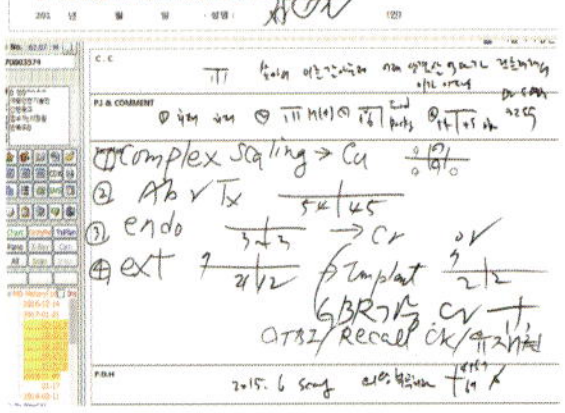

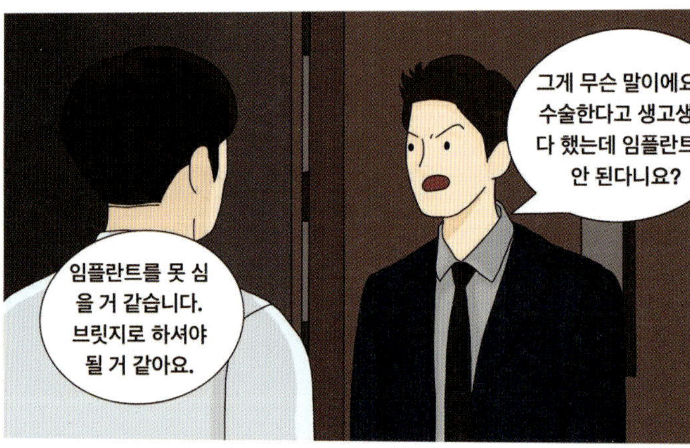

**Complain 94**

음식물이 치아 사이에 자꾸 끼어요.

환자 : 새로 만든 치아에 밥만 먹으면 자꾸 끼어서 불편해 죽겠어요.
불편한 거 없애려고 새로 했더니 더 불편하게 만들어 놨어요.

의사 : 봐 드릴게요. 사이는 빡빡한데 음식물이 끼세요?
많이 불편하시면 벗기고 새로 만들어드리겠습니다.

환자 : 처음부터 잘 만들었으면 계속 안 와도 되잖아요.
몇 번을 다니게 하는 거예요? 담당 의사도 계속 바뀌고
스태프도 한 달에 한 번씩 바뀌고 마음에 안 들어요.

## Solution

임시로 사용한 후 괜찮다고 해서 영구부착을 했으나 음식물이 낀다며 컴플레인 하였다. 화를 내며 다른 것들도 불평해서 콘택트 확인을 해 봤더니 크게 문제는 없었다. 콘택트 포인트 설정이 잘못된 보철물은 다시 제작해주는 것이 좋다. 콘택트 포인트가 좋고 치주 상태가 좋지 못해 이루어진 문제는 치간칫솔과 치실을 이용하여 관리 방법을 설명해서 환자를 이해시켜야 한다. 임플란트 보철물 장착 날에는 구강위생 관리요령을 TBI(Tooth Brushing Instruction: 칫솔질 교육)하는 것이 중요하다.

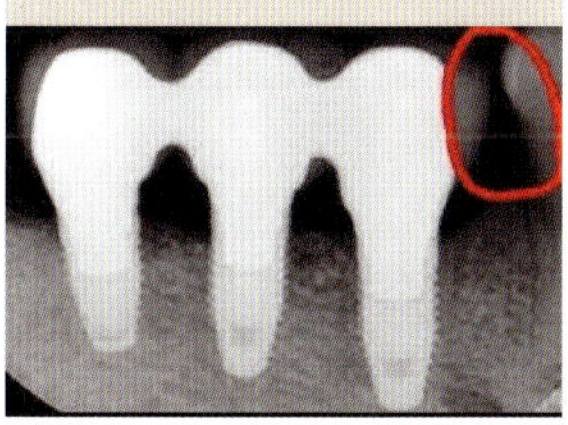

Complain 95

●●●

보철이 안 맞는 게 말이 됩니까?

의사 : 죄송합니다만 보철이 잘 안 맞아서 새로 만들어야 할 것 같아요.

환자 : 보철이 안 맞는 게 말이 되나요? 진료 제대로 하고 있는 건 맞아요? 신뢰도 안 가고 멀리서 오는데 기름값 청구하고 싶네요.

스태프 : 죄송합니다. 이런 일이 잘 없는데, 지난번 것이 잘못된 건지 조금 헐겁게 나왔어요. 새로 만들어드리겠습니다.

## Solution

보철 리메이크로 인한 컴플레인은 의외로 많을 수 있다.

보철 리메이크가 나온다면 다음 내원 시에 특별히 신경을 써서 빨리 봐 주어야 한다.

Complain 96

●●●

씹는 면이 왜 은색이에요?

의사 : 000님, 임플란트가 잘 완성되었고요. 씹어보고 불편한 점 있으면 말씀해주세요.

환자 : 씹을 땐 괜찮아요. 그런데 씹는 면이 왜 은색이죠? 치아색 나는 걸로 하는 줄 알았는데요.

의사 : 어금니는 씹는 힘이 강해서 깨질 수 있습니다. 지금처럼 만들면 심미성은 좀 떨어지지만 깨질 우려가 없어 더 오래 쓰실 수 있어요.

환자 : 그럼 만들기 전에 설명해줘야지 왜 아무 말도 없이 만들어요?

의사 : 죄송합니다. 설명이 조금 미흡했던 것 같습니다.

## Solution

환자가 보철물을 선택하는 상담일에 모형을 제시하면서 설명한다. 보철물 형태와 재질, 교합면의 형태 등을 기록하고 환자에게 동의서를 받는 과정이 중요하다. 재료나 비용 설명은 몇 번을 해도 부족하지 않다. 환자가 이해하지 못한다면 이해할 때까지 몇 번이고 반복해서 설명해야 한다.

임플란트 보철로 pfm 크라운이 들어갔는데 교합면이 메탈로 제작되어 나왔다. 보철이 나오고 세팅하는 날, 환자는 설명을 안 해주고 병원에서 마음대로 제작해서 나왔다고 컴플레인 했다. 구치부 교합은 메탈로 많이 제작되다 보니 설명을 놓친 부분이 있었다.

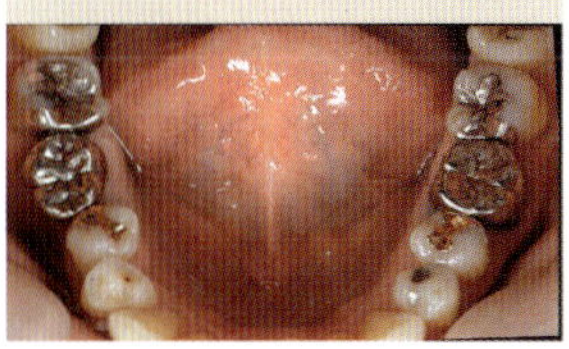

**Complain 97**

씌우고 나서 계속 쇠 냄새가 나요.

환자 : 이를 씌우고 나서 계속 쇠 냄새가 나요.

의사 : pfm 크라운이 메탈에 도자기 소재가 올라간 거라 예민하신 분들은 그렇게 느낄 수 있어요. 계속 불편하시면 보철 재료를 변경해서 새로 만들어드릴게요. 처음에 상담하실 때 pfm과 지르코니아 설명드렸는데 pfm으로 해달라고 하셨네요. 지르코니아는 메탈이 안 들어갑니다. 추가 비용 내시면 변경해드릴게요.

환자 : 그건 괜찮은 건가요? 무슨 추가 비용을 더 내라는 거에요? 난 그런 재료에 대해 설명 못 들었어요. 뒷거래로 해도 이것보단 낫겠네.

의사 : 차트에 재료 설명해드리고 OOO님이 pfm으로 해달라고 하셨다고 기록되어 있습니다.

환자 : 그런 적 없어요. 다른 병원 가서 똑같은 치료하고 쇠 냄새가 안 나면 고발할 거에요. 차트랑 수납 내역 뽑아주세요.

## Solution

의외로 pfm 장착 후 쇠 냄새를 호소하시는 분들이 많다. 이럴 경우 차액 비용만 다시 내서 보철을 해드리는 것이 환자와 의사 모두에게 이롭다. 시술 전 금속 알레르기가 있는지 확인하는 것이 필요하다. pfm과 지르코니아의 차이에 대해 설명하고 pfm 동의 후 치료를 진행했는데 보철 완성 후 쇠 냄새가 난다고 컴플레인하였다. 예민한 환자들은 종종 메탈 크라운에 알레르기 반응을 보이거나 금으로 크라운을 한 경우에도 알레르기가 생기는 사람이 있다.

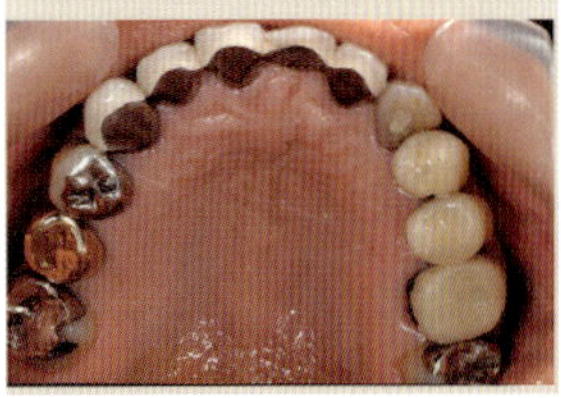

## Complain 98

●●●

어제 임플란트 조정했는데 또 풀려요?

환자 : 어제 왼쪽 아래 어금니 임플란트가 흔들려서 조정하고 갔는데 또 흔들리는 게 말이 되나요?

의사 : 아, 그러세요. 그럼 또 조정해드리면 되니 진정하세요.

환자 : 임플란트하고 소고기도 못 씹고 불편하기만 해서 괜히 임플란트 했나 봐요.

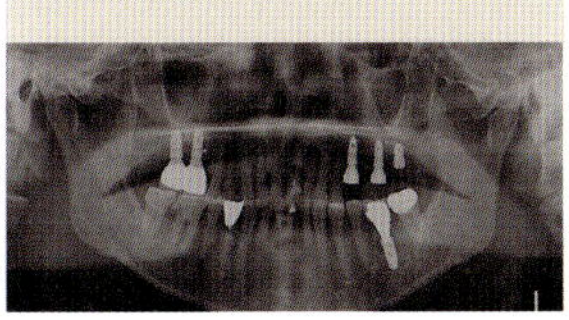

### Solution

반대편 교합 상태도 확인해 봐야 하는 경우도 많이 있으니 확인한 후 왜 임플란트가 흔들리는지 환자에게 설명하는 것이 좋다. 임플란트의 기공이나 구조적인 문제가 있다고 판단될 때는 리메이크를 바로 해주는 것이 좋다.

스태프가 임플란트 보철 f/s 후 주의사항과 식사 시 조심해야 할 사항들을 자세히 설명하였다. 임플란트는 나사 형태이기 때문에 조정된 나사가 흔들릴 수 있고 만약에 또 흔들리면 놀라지 말고 병원에 내원하라고 설명하며 컴플레인을 해결하였다.

Complain 99

•••

닿으면 아프고
안 닿아야 안 아프다는
게 말이 되나요?

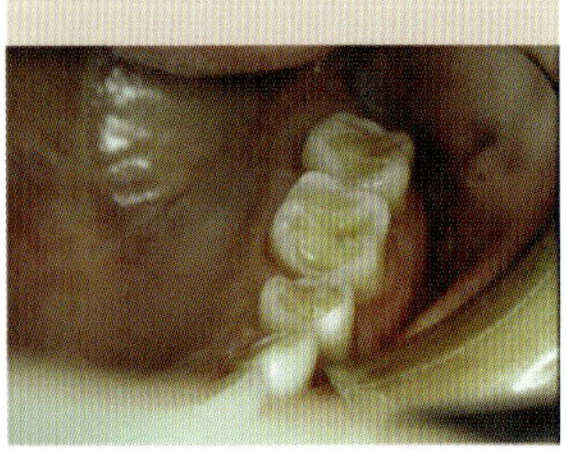

의사 : (교합지를 손에 들고) 높이 한번 확인해 보겠습니다.
한번 다물어 보세요.

환자 : 씹으면 아파요.

의사 : 높이 조금 조정해드리겠습니다. 다시 다물어 보세요. 어떠세요?

환자 : 지금은 아픈 건 없는데 잘 안 씹히는 것 같아요.

의사 : 새로 조금 높여드릴 수는 있는데 높이를 높이면 또 아프실 거에요.

환자 : 잘 먹으려고 이를 했는데 닿으면 아프고,
안 닿아야 안 아프다는 게 말이 되나요?

## Solution

크랙이 있는 치아의 경우 보철 후 교합이 닿으면 통증 호소가 생길 수 있다. 신경치료 후에도 지속적인 통증이 있다거나 신경치료 시에는 통증이 없었는데 이후 통증을 호소한다면 크랙을 의심해 볼 수 있다. 환자에게 크랙으로 인한 통증을 이해시키는 것은 어렵다. 충분한 자료를 준비해 놓고 설명해야 한다.

보철 장착 후 교합이 닿으면 아프다고 컴플레인 한 경우인데 교합을 확인하며 조정하다 보니 교합이 낮아졌다. 교합이 낮아지니 통증이 없어졌는데 다시 안 씹히는 문제로 컴플레인 한 경우이다. 교합을 높여 새로 만들어드리니 다시 통증을 호소하여서 환자에게 더 이상은 조정이 어려움을 설명하였다.

Complain 100

●●●

씹는 면이
왜 이렇게 밋밋해요?

환자 : (보철물 세팅 후) 씹는 면이 왜 이렇게 밋밋해요?
이렇게 밋밋하게 이를 만들면 어쩌라는 겁니까?
와이프도 임플란트 했는데 모양이 자연스럽던데요.

의사 : 위에 맞물리는 치아랑 맞춰서 제작한 것입니다. 원하시는 대로 만들어 드릴 수는 있지만 높이가 안 맞아서 식사하기 불편하실 겁니다.

환자 : 몰라요. 마음에 안 들어요. 새로 만들어 주세요.
처음부터 제대로 만들어 왔어야죠.

의사 : 000님의 구강에 맞춰서 제작한 겁니다.

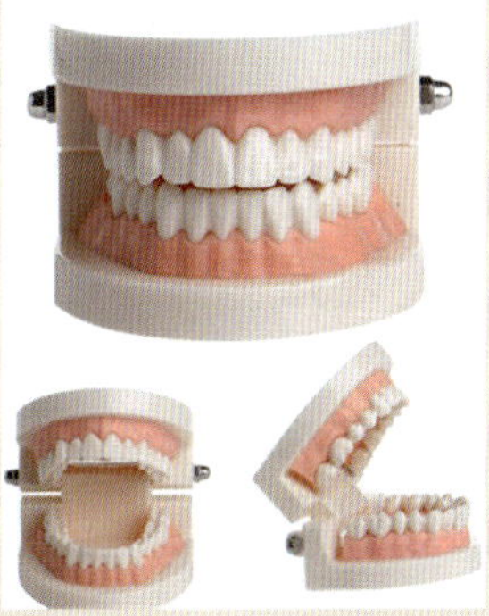

## Solution

전문지식이 없는 환자는 설명을 해도 이해하지 못하는 경우가 많다. 그럴 경우 왜 이해를 못 하냐고 화를 낸다면 환자의 기분은 더 상하게 된다. 덴티폼이나 사진자료를 이용하여 이해하기 쉽게 차근차근 설명하면 대부분은 이해하고 컴플레인을 멈춘다. 전체적으로 치아의 교두들이 많이 닳아 있는 상태의 환자였다. 교두를 살려 제작하면 교합이 높아질 듯했다. Edge bite라 교두를 살려 제작이 어려운 경우도 환자에게 자세히 설명해야 한다. 환자를 이해시키기 어려웠던 경우이다.

Complain 101

•••

아니, 이걸 끼고 다니라는 거에요?

환자 : 이게 완성된 거에요? 끼고 가만히 있어도 잇몸이 보이는데 이걸 끼라고요?

의사 : 치아가 조금 작은 게 들어가서 그런 것 같습니다. 마음에 안 드시면 새로 만들어드릴게요.

보호자 : 아니, 지금 이걸 어떻게 끼고 다니라는 거에요? 틀니보다 잇몸이 더 크잖아요. 여기가 잘한다고 해서 왔는데요.

의사 : 죄송합니다. 수정해서 새로 만들어드릴게요.

## Solution

임시치아의 형태에 대한 불만이다. 특히 여성이나 앞니의 경우 이러한 유형의 컴플레인이 많다. 심미성을 중요시 여기는 환자에게는 더욱 주의를 기울여야 한다. 제3자가 보아도 문제가 있는 임시치아나 틀니의 경우는 즉시 재제작을 해야 하지만, 기공과정에서 문제 발생 여지가 있을 경우에는 환자를 설득하는 것이 좋다. 잘못된 보철물은 우리 병원의 이미지를 부정적으로 만들게 되므로 특별히 신경을 써야 한다.

임플란트 식립 후 임시틀니를 하는 환자였는데 기공소에서 인공치아를 작은 것으로 넣어 임시틀니를 제작해 왔다. 환자의 구강에 넣어 보니 편안히 있는 상태에서도 이보다 잇몸이 많이 보여 환자의 얼굴이 우스꽝스러워 보였다. 조금 이상하다고 이야기하고 넘어갔지만 환자의 부인이 보더니 이걸 끼고 다니라고 만들어준 거냐며 노발대발하였다. "내일 오시면 마음에 들도록 잘 만들어드리겠다."고 마음을 풀어드렸다. 우리 눈에는 이상하게 보여도 환자는 만족하는 경우도 있고 정석대로 만들어드려도 환자의 눈에는 이상해 보이는 경우도 있다.

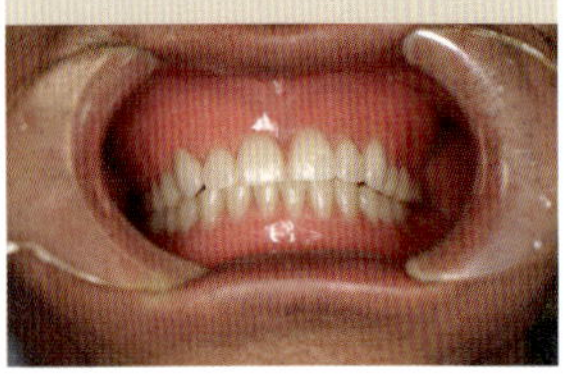

## 6. Temporary Denture & Temporary Crown 임시틀니 & 임시보철

### Complain 102

임시틀니 한 사실을 주변에 알리고 싶지 않아요.

스태프 : (2차 수술 후) 힐링의 높이가 높아서 임시틀니를 끼울 수 없으니 그대로 가셔야 할 것 같아요.

환자 : 내가 앞니가 없어서 끼고 다니는 것을 지금까지 아무도 모르고 있는데 어떻게 그냥 가요?

스태프 : 임시틀니를 끼워드린다 해도 구멍을 뚫어야 해서 밖으로 보이기 때문에 미관상 더 보기 싫을 겁니다. 다시 만들어드리든지 아니면 임시 앞치아를 빨리 만들어드리겠습니다.

### Solution

환자의 덴탈 아이큐를 진료실에서 못 따라가는 경우가 있다. 조금만 신경쓰고 배려해주면 문제없을 일을 귀찮다고 일을 하지 않는 경우 병원의 존재 이유가 없어진다.

30대 여성으로 상악 전치부인데 어떻게 그냥 갈 수 있을까? 왜 사전에 말하지 않고 진행 후 통보했는지? 환자의 입장을 고려하지 않았다. 사전 설명 후 tpd를 사용할 수 있도록 배려해야 한다. 본원에서 CAD/CAM으로 당일 제작해주거나 힐링으로 높이가 안맞을 경우는 tpd를 끼울 수 있는 힐링으로 교체해서 수정해주면 된다. 환자의 입장을 고려하지 않고 앞으로 일어날 일을 전혀 생각하지 않은 채 진료를 진행한 것이다. 병원의 존재 이유에 대하여 진료실 의사와 스태프들은 한번 생각해봐야 한다.

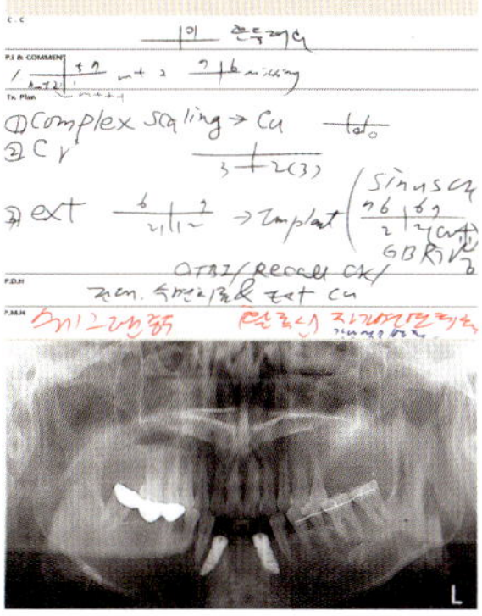

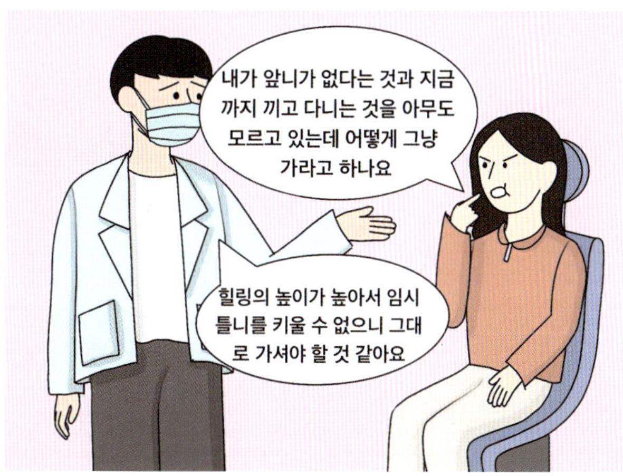

## 6. Temporary Denture & Temporary Crown 임시틀니 & 임시보철

**Complain 103**

●●●

합죽이가 됐어요.

환자 : (거울을 보며) 입이 왜 이렇게 들어가 있어요?

의사 : 000님은 예전에 치아가 앞으로 조금 튀어나온 형태였어요. 이게 자연스러운 모습이랍니다.

환자 : 합죽이처럼 보여요. (울면서) 그럼 나중에 완전히 들어가는 이도 이렇게 나와요? 예전 얼굴이랑 너무 달라 보이잖아요.

의사 : 원래 자연치아 있을 때처럼 똑같이 기대하시면 안 됩니다.

### Solution

치료 전후의 모습이 다르다고 컴플레인 하는 경우가 있다. 따라서 환자의 심미적 기준에 맞춰 주는 것이 중요하다. 추후 보철 시 환자가 원하는 방향으로 진행을 약속하였다. 보철은 의사의 의학적 지식에 따르는 것보다 환자 본인이 원하는 대로 진행하는 것이 환자의 만족도를 높일 수 있다. 구강이 돌출되어 있던 환자인데 전치부 탈락(missing)으로 임플란트를 식립한 후에 임시틀니를 장착했다. 임시틀니 장착 후 거울을 보던 환자가 입이 너무 들어가 속상하다고 컴플레인 하자, 자연치아의 모습을 기대하면 안 된다고 하니 눈물을 흘리기 시작하였다.

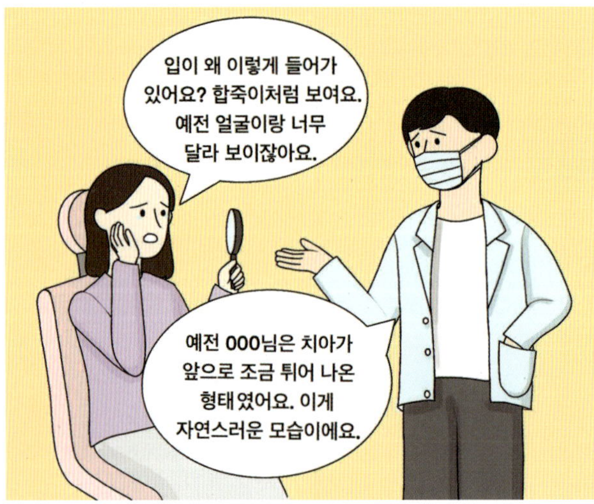

Complain 104

임시치아가 왜 자꾸 빠져요?

환자 : 이번이 몇 번째예요? 임시치아가 자꾸 빠지잖아요.

스태프 : 죄송합니다. 이번에는 더 단단하게 붙여드릴게요.

환자 : 지난번에 본뜨면서 입 주변에 인상재를 잔뜩 묻혀 놓고는 왜 말도 안 해줬어요? 그러고 돌아다녔으니 얼마나 창피했는지 알아요? 스태프가 불친절하니 말도 안 해줬죠.

스태프 : 그런 일이 있으셨어요? 죄송합니다. 저희가 조금 더 신경썼어야 했는데 주의하겠습니다.

## Solution

임시치아와 관련된 컴플레인들이 많이 생긴다. 그중에서 자주 발생하는 것이 임시치아가 빠지는 경우다. 신경치료가 되지 않은 치아나 전치부는 심미적인 이유로 임시치아를 만드는데 임시치아가 빠지면 환자의 입장에서는 당황스럽다. 임시치아가 빠질 수 있음을 고지하지만 한 번이 아니라 여러 번 빠진다면 환자의 참을성은 한계를 드러낸다. 높이가 높다거나 임시치아를 만들 때 내면이 잘 맞지 않으면 임시치아의 탈락률이 높아지므로 임시치아의 교합을 낮추어 만들어야 한다. 임시치아가 탈락해서 오면 탈락의 원인을 찾아 재탈락이 안 되도록 해야 한다. 반복된 탈락은 병원에 대한 신뢰를 떨어뜨리고 컴플레인을 야기한다.

임시치아가 자주 탈락할 경우에, 탈락하지 못하게 하는 한 가지 방법이 있는데 최종 시멘트(final cement) 재료와 임시 시멘트(temporary cement) 재료를 반반 섞어서 임시치아의 마진(margin 경계 부분) 부위에만 약간 덧붙이는 것이다.

Complain 105

임시로 붙였다고요? 그럼 알려 줬어야죠.

환자 : 임플란트 한 지 한 달밖에 안 됐는데 흔들려요.
건드리면 흔들흔들해요. 이거 문제 있는 것 아니에요?

스태프 : (차트를 확인하며) 임시부착 상태이셨네요.
단단한 시멘트로 바꿔서 붙여드릴게요.

환자 : 임시부착이란 설명 못 들었어요. 그러면 병원에서 단단히 붙인다고
연락해야 하는 것 아니에요? 내가 모르고 삼키기라도 했으면
어떻게 할 뻔했어요?

스태프 : 예약이 누락되었나 봐요. 죄송합니다.

## Solution

서비스 직종의 종사자들은 환자와의 대화에서 주의사항이나 기타 설명을 명확하게 해야 한다. 마치 임시로 붙이는 것이 잘못된 진료라는 인식을 주어서는 안 된다. 임플란트는 어떤 경우에는 평생 임시로 붙이는 경우가 많기 때문이다.

임플란트는 임시 시멘트로 하는 경우가 많이 있다. 임시부착 상태임을 충분히 설명하고 사용 도중 흔들리는 느낌이 들거나 불편감이 있으면 바로 내원해서 f/s 해야 한다고 설명해야 한다. 임플란트에 문제가 있는 건 아니지만 예약이 누락되어 받아야 할 진료를 못 받은 사실은 환자를 화나게 만든다. 다음 번 내원 시 누락이 없도록 한다는 말에 화를 풀었지만 환자의 병원에 대한 신뢰에는 금이 갔다. 환자는 본인의 진료과정을 정확히 안내받을 권리가 있다.

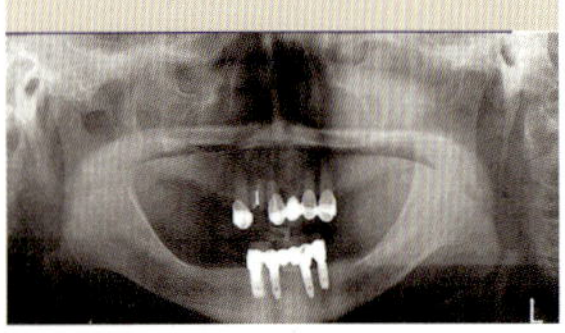

## Complain 106

떨어뜨린 임시틀니를 그냥 끼워준다고요?

환자 : 담당 선생님이 임시틀니를 땅에 떨어뜨렸는데 그냥 끼워주려고 하다니요. 담당 의사도 올 때마다 변경되는데 명함은 왜 주는데요? 소개받고 왔는데 임플란트도 오래 걸리고 정말 화가 나요.

### Solution

기본이 안 된 치과위생사의 행동이 병원의 격을 실추시켰다. 식당에서 숟가락이나 젓가락이 땅에 떨어졌을 때, 종업원이 그냥 주워서 준다면 어떻게 할 것인가? 화가 많이 날 만한 상황이다. 바닥으로 보철물이나 기구가 떨어질 때 나는 소리를 체어에 누워 있는 환자도 금방 알아차린다. 또한 기구나 보철물을 환자 몰래 주워서 테이블에 올리는 소리도 금방 알 수 있다.

팀장이 환자에게 죄송하다고 사과드리고 임시틀니를 소독해서 끼워 드렸다. 팀장이 tpd 통과 세정제 치약을 선물하면서 상냥하게 케어를 잘하자 환자는 화를 누그러뜨렸다.

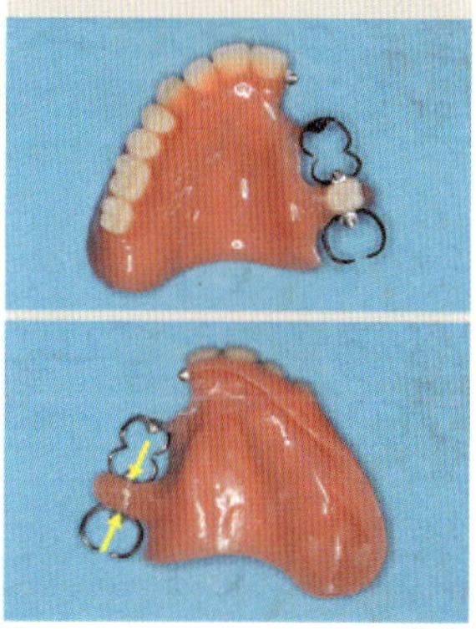

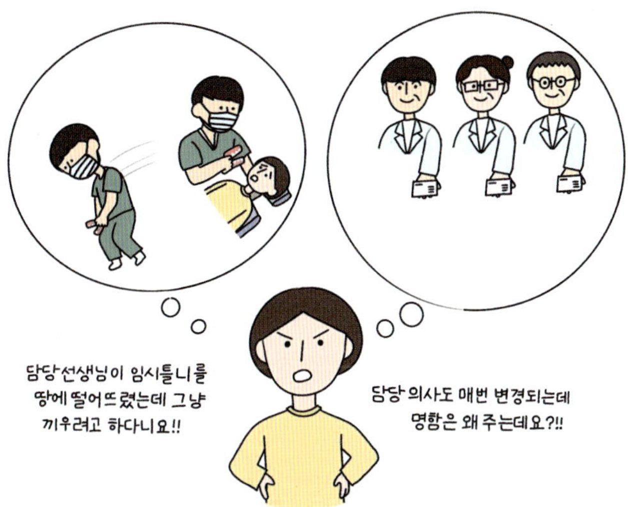

### Complain 107

Full denture delivery 후 치아가 다 빠졌어요.

의사 : (도치 배열 후) 잘 맞네요. 아주 좋습니다.

스태프 : 원장님께서 틀니는 잘 만들어졌다고 하십니다. 편안하시죠?

환자 : 아픈 곳도 없고 좋아요.

스태프 : 틀니 주의사항 이해하셨죠? 틀니는 보관함에 보관 잘하시고요.

환자 : (이튿날) 틀니를 여러 번 했지만 이런 틀니는 처음 봤네. 환불해주세요.

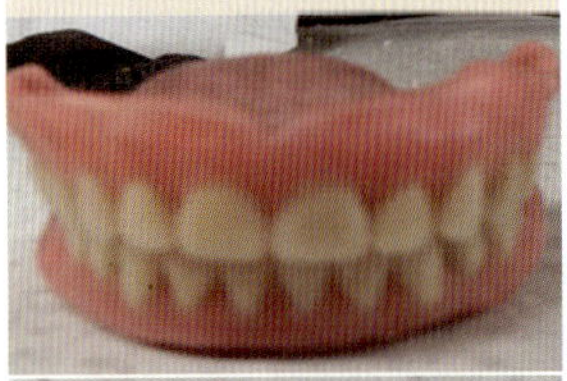

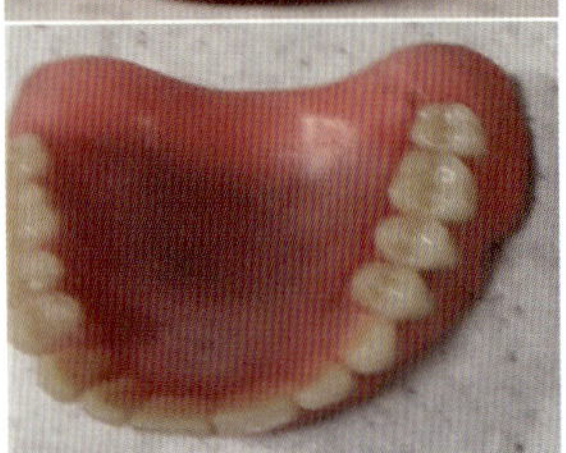

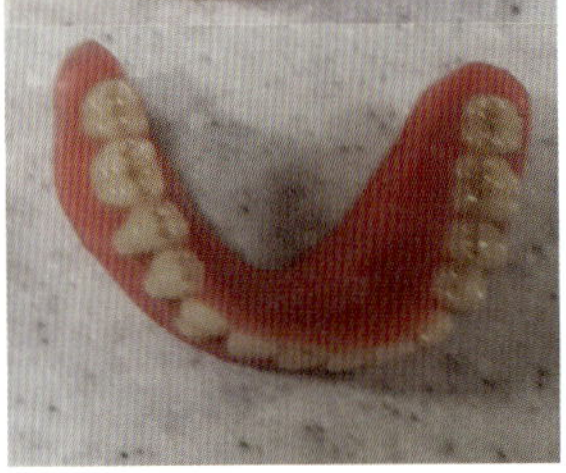

## Solution

Curing이 되지 않는 denture를 환자에게 준다는 것은 어떻게 설명할 것인가? 황당 사건 중에 이런 황당 사건이 없을 것이다.

차트와 기공장부를 확인하니 wax rim이고 다음에 완성 예정이었으나 담당 치과위생사가 틀니가 완성된 줄 알고 환자 구강 내에 장착 후 사용하도록 한 사건이다. 매니저가 '완성틀니가 아닌데 스태프가 모르고 OOO님께 사용하도록 한 것'이라고 사과하고 완성제품으로 교환하고 종결처리하였다. 스태프는 wax rim 시 wax가 절반은 레코딩 베이스로 제작되어서 착각하였다고 시인했다. 이 부분은 차트 확인과 기공물 확인 후 원장이 최종 확인을 해야 한다. 스태프가 조심성 없는 행동을 혼자 결정한 사항으로 중징계와 함께 denture에 대한 기공과정 교육을 진행하고 치과위생사로서의 업무를 정확히 교육했다.

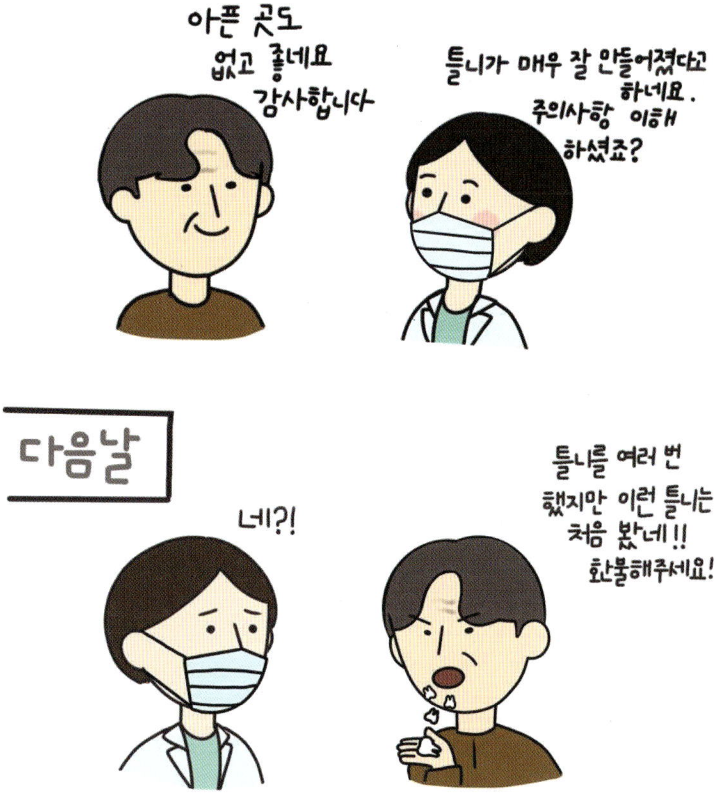

아픈 곳도 없고 좋네요 감사합니다
틀니가 매우 잘 만들어졌다고 하네요. 주의사항 이해 하셨죠?
다음날
틀니를 여러 번 했지만 이런 틀니는 처음 봤네!! 환불해주세요!
네?!

**Complain 108**

●●●

아래 틀니가 헐거워서 왔는데 5만 원을 내라고요?

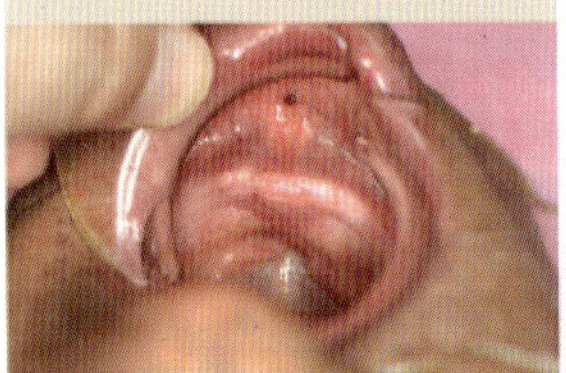

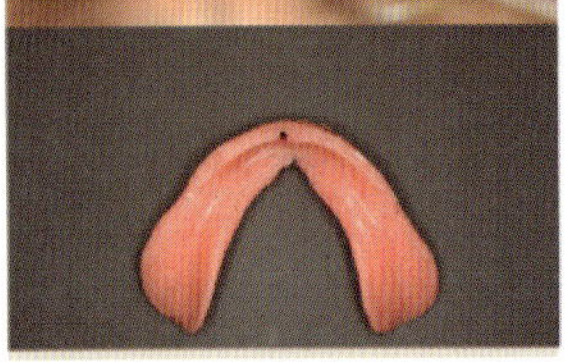

환자 : 아래 틀니가 헐거워서 식사를 못 해요.

스태프 : 아래에 잇몸이 없어서 그러신 거에요. 부드러운 재료로 깔아드리면 5만 원 정도 나와요.

환자 : 예전에 본뜬 게 안 맞아서 여러 번 떠서 안 맞은 건데 왜 돈을 내?

의사 : 아버님. 아래 잇몸이 처음 틀니 때보다 잇몸이 내려가서요, 재료를 조금 깔아야 해요.

환자 : 돈 받을 거면 다른 치과에 갈 거요.

## Solution

비용이 드는 문제는 사전에 이야기하는 것과 진료 후에 이야기하는 것의 차이가 크다. 단돈 몇백 원이나 몇천 원이라도 환자에게 미리 설명해야 한다.

본 병원에서 제작한 오래된 틀니의 경우나 타 병원에서 제작한 틀니 혹은 국비 틀니의 경우 모두 사전 비용이 든다는 것을 환자에게 이야기해서 환자가 치료를 받을지 말지를 결정하도록 해야 한다. 처음 틀니를 할 때 사전 동의서에 서명한 후 틀니 제작을 해야 한다.

Complain 109

임시치아를 꼭 4층에서 붙여야 합니까?

환자 : 임시치아가 떨어졌어요.

스태프 : 4층에서 진료 보셨네요. 4층으로 가시면 새로 붙여드릴 겁니다.

환자 : 여기서 붙여 주면 안 되나요? 이거 그냥 새로 붙이기만 하면 되는데 뭐가 어렵다고 불편하게 이리 가라 저리 가라 그래요?

스태프 : 죄송합니다. 진료 보신 선생님이 보셔야 해서요.

## Solution

환자의 동선은 간단하고 명확해야 한다. 치료계획 또한 환자나 의사, 스태프 모두가 쉽게 이해하고 명쾌하게 치료하도록 해야 한다. 특별한 치료, 전문적인 진료가 요구되지 않는 경우에는 모든 동선은 환자 중심으로 맞추어 짜야 한다. 특히 어르신의 경우 층을 오르락내리락하는 것에 부담을 느끼고, 또한 대기를 하는 상황에는 더욱 부담을 느끼게 된다.

임시치아가 탈락되어 온 경우 임시치아만 붙이지 말고 스케일링이나 그동안 하지 못했던 다른 진료도 함께 진행한다. 환자의 내원 횟수를 한 번이라도 줄여준다면 환자는 임시치아가 자꾸 빠져 괜한 발검음을 했다는 생각을 하지 않을 것이다. 임시치아가 탈락한 것도 기분이 나쁜데 스태프들이 책임을 회피하느라 환자의 불편을 키운다면 컴플레인은 계속 발생한다. 환자의 불편을 조금이라도 줄일 수 있는 방법을 찾아 서비스를 제공해야 한다.

### Complain 110

●●●

원래
아픈 거라니요?

환자 : 아파서 더이상 못하겠으니까 그만 하세요.

의사 : 000님, 아직 조금 더 조정하셔야 됩니다.

환자 : 임시틀니를 조정하는 데 20분이 넘게 뺐다 꼈다만 하고, 아파 죽겠는데 미안하다는 말도 없다니요. 어떤 부분 때문에 아프다는 설명도 못 해주나요?

의사 : 원래 임시치아 조정은 좀 아플 수 있습니다.

환자 : 원래 아프다니 너무 어이없네요. 내가 마루타에요? 내가 아픈 수술도 다 참았는데 오늘은 진료보다가 눈물이 날 것 같아서 더 못하겠어요.

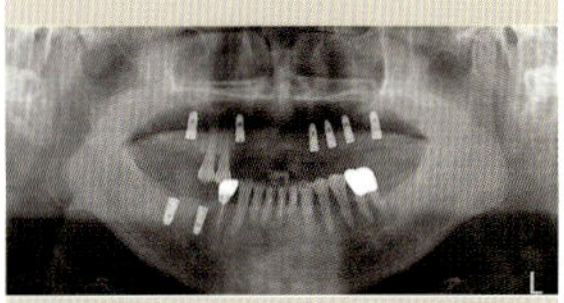

### Solution

원래 아픈 경우는 절대 없다. 원래 아픈 것이 아니라 아프게 했으니까 아픈 것이다. 어느 대학병원의 엘리베이터에 쓰여진 글이 생각난다. "저희 **대학병원은 설명을 잘 해주는 병원입니다."

치과 치료 도중에 설명을 잘해주는 것이 얼마나 중요한가? 의사는 적절한 타이밍에 설명을 해야 하고, 스태프들은 환자의 긴장을 없애주기 위해 의사 옆에서 보조 설명을 하면서 긴장감을 낮추어야 한다.

진료 중에 환자의 아픔을 공감해주는 한마디로도 컴플레인은 줄어들 수 있다. 말을 아끼지 마라. "잇몸이 부어 있어 딱딱한 임시치아가 들어가면 눌리는 부분이 생기면서 많이 불편하실 겁니다. 눌리는 부분 확인하여 미리 조정 좀 해드릴게요."라는 한마디와 임시틀니를 조정하는 중간중간 "끼웠다 뺐다 해서 불편하시죠? 빨리 조정해드리겠습니다."라는 한마디 만으로도 환자는 자신의 마음을 알아주는 의사에게 고마움을 느낄 수 있다. 환자의 불안한 심리를 잘 헤아려 치료하는 것이 훌륭한 의사일 것이다.

수술 후 잇몸이 부은 상태에서 딱딱한 임시틀니가 잇몸을 누르면 환자는 불편함과 통증을 호소할 거라는 사실은 경험을 통해 알 수 있다. 그러나 그 불편함이 어느 정도인지는 알 수 없다. 통증을 호소할 거란 사실을 예측할 수 있지만 얼마나 아픈지 환자만이 느낄 수 있는 부분이다. 만일 통증에 둔감한 사람이라면 부드럽게 넘어갈 수 있는 상황이라도 예민하거나 의심을 가진 환자라면 컴플레인 할 수 있다.

Complain 111

•••

임플란트는 크기가 다르다는 설명을 왜 안 해줬어요?

의사 : 앞니 임플란트 심으신 것 임시치아를 끼워드리겠습니다. OOO님, 거울 한번 보세요.

환자 : 임시치아라서 크기가 작은 거죠? 옆에 치아랑 차이가 많이 나 보이는데 이대로 써야 한다고요?

의사 : 보철이 들어가도 크기는 크게 차이 나지 않으실 텐데요. 임플란트는 자연치 2/3 크기로 제작해야 탈이 나지 않습니다.

환자 : 그럼 임플란트 상담을 할 때 말을 해줬어야죠. 처음에 옆 치아와 크기나 모양이 다를 수 있다는 얘기는 전혀 없었잖아요. 앞니가 이렇게 다르면 누가 임플란트를 심어요. 그냥 브릿지 했지요.

## Solution

전치부 보철의 경우 임플란트가 심미적일까, 아니면 브릿지가 심미적일까? 필자는 늘 고민이 된다. 전치부의 심미 임플란트의 경우에 연예인이 대상이라면 어떤 임플란트를 권유할까? 소실된 전치부의 보철 수복 시 반드시 전문가인 보철과 선생님과 상의 후 치료 여부를 결정해야 한다. 치료 시 문제될 사항이나 문제를 잘 따져 보고 치료 시 환자에게 문제점을 알려준 후 환자가 치료할지 안 할지를 결정하도록 해야 한다. 최상의 결정이 아닌 최선의 결정을 통해 환자가 치료의 결과를 수용하는 절차가 없으면, 모든 예후가 안 좋은 결과를 병원이 떠안아야 하기 때문이다.

전치부 21번 임플란트를 식립하고 임시치아를 만들어드렸는데 심미적인 부분으로 환자가 컴플레인 하였다. 21번 부분에 치조골이 많이 소실되어 임플란트도 깊이 식립이 되었고 11번과 비교하였을 때 21번이 밑으로 많이 들어가게 보철이 제작되었다. 보철의 길이를 맞추려면 21번 사이즈가 많이 커져 어떻게 제작을 하든 양쪽의 모양이 대칭을 이루긴 어려웠다. 임시치아를 본 환자가 처음에 그런 언급이 없었다며 화를 냈다.

Complain 112

●●●

이미 굳어 버린 경화제 때문에 사람 잡겠네.

환자 : 임플란트 틀니가 헐거워요. 나사가 빠진 것 같아요. 교체하려고요.

의사 : 틀니 안에 장치가 탈락되었네요. 새것으로 잘 해드리겠습니다. 농도 적당히 믹스해주세요. (Clip을 over denture 안에 넣고 구강 안에 장착 후) 조금만 기다려주세요.

스태프 : 원장님 레진이 굳어 가는데 제거할까요?

의사 : 아니요. 지금 제거하면 분리되니 조금만 더 있다가 해야 합니다.

스태프 : 다 굳었는데요. 어떻게 할까요? 제거할까요?

의사 : 조금만 기다려요. 내가 제거할게요.

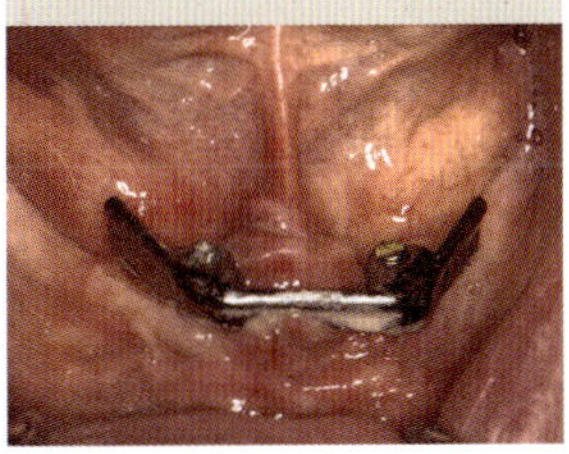

## Solution

Over denture가 clip과 레진이 경화되어 분리가 안 되어서 결국 핸드피스(handpiece)로 over denture를 커팅 후 제거하였다. 스태프의 역할이 중요하다. 현명한 스태프가 의사를 훌륭한 명의로 만들어 준다. Over denture clip 교체 시는 경화 타임을 신경써야 한다. 구강 내 온도가 높으므로 조금이라도 늦으면 문제가 커질 수 있고 지대 임플란트가 부실할 경우는 over denture 힘에 의해서 통으로 빠져나오는 사례도 발생할 수 있다. Over denture를 다시 제작하는 손실과 병원 이미지 실추라는 여러 가지 손실이 돌아왔다.

교과서의 내용과는 다르게 실제로 경험했던 사례를 소개하려고 한다. Rubber dam을 펀치로 뚫은 다음 구강 안에 임플란트 clip이 들어갈 위치에 정확하게 끼우고 rubber dam에 바세린을 바른 다음 clip 들어갈 자리에도 바세린을 바른다. Over denture에 레진을 넣어 구강 안에 장착한 후 밖에 있는 레진이 끈적거릴 때 제거하면 대부분 문제없이 제거된다. 만약에 조금 더 굳은 다음에 제거해도 rubber dam으로 인해 over denture를 커팅 하는 일은 없을 것이다.

Complain 113

•••

보철 붙일 때 그냥 붙이는 게 맞아요?

의사 : OOO님, 이제 크라운 붙이겠습니다.

(치과위생사를 향해) 믹싱해주세요. (크라운을 손에 들고) 아~ 크게 하세요. OOO님, 꽉 물고 계시고요. (치과위생사에게) 시멘트 제거하세요.

치과위생사 : OOO님, 입 헹구시고 씹어 보세요. 높거나 불편한 느낌 있으세요? 오늘은 너무 찐득하거나 딱딱한 건 안 드시는 게 좋으세요.

환자 : 보철 완전히 붙인 건가요? 지난번 선생님은 보철 붙일 때 바람도 불고 소독도 하고 붙였는데 이번 선생님은 바로 붙이네요. 선생님마다 이렇게 차이가 커도 되나요? 치료가 제대로 된 게 맞아요?

## Solution

치료과정에 의심을 하는 환자에게는 자세한 설명과 단호한 태도를 보이는 것이 좋다. 환자의 마지막 컴플레인에 어떻게 의사가 답변 했을까?

"아. 그렇게 느끼셨군요. 그런데 걱정하지 마세요. 모든 결과는 제가 책임지니까요."라며 치료과정을 한 번 더 설명하여 안심시키면 어떨까 싶다.

충분한 치료를 했다면 치료에 관해 환자에게 설명하는 것이 좋다. 신경치료가 된 치아는 시림 증상이 없어 바람을 불 수 있다. 신경치료가 안 된 치아라면 바람을 불면 치수가 바람에 의해 밀려나와 시림 증상을 유발할 수 있어 prep.된 치아는 바람을 부는 것보다는 거즈로 닦아내는 것이 좋다. 이러한 상황에 대한 충분한 설명이 있어야 환자는 납득하고 컴플레인 하지 않는다. 컴퓨터처럼 모든 진료 단계가 획일화되어 있지는 않다. 의사마다 자신만의 진료 스타일이 있다. 환자는 다른 의사와 비교했을 때 덜 꼼꼼하게 진료했다는 생각이 들어 컴플레인 했다.

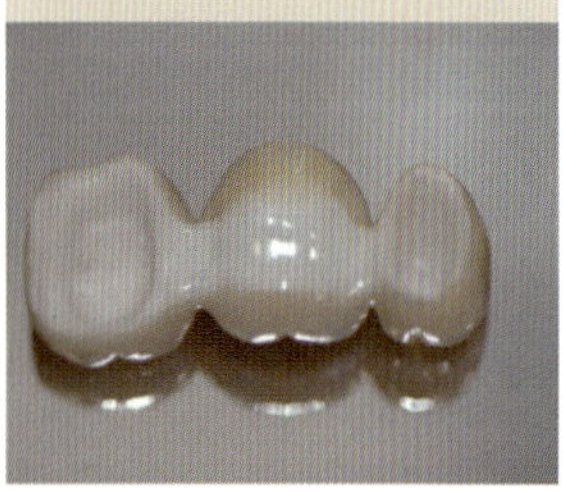

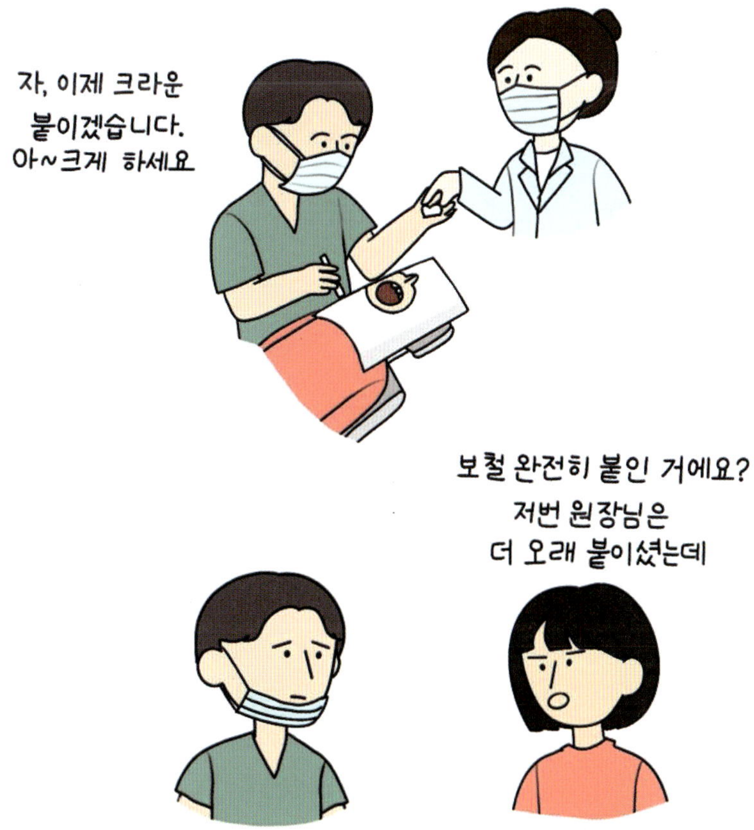
자, 이제 크라운
붙이겠습니다.
아~크게 하세요
보철 완전히 붙인 거에요?
저번 원장님은
더 오래 붙이셨는데

Complain 114

보철물이 왜 자꾸 빠져요?

환자 : (보철물을 던지면서) 너무 화나는데 왜 자꾸 떨어져요? 실력이 없으니까 이런 식으로 하는 것 아닌가요?

의사 : (보철물을 주워 안을 보며) 제가 보니까 임시접착제네요. 단단한 걸로 붙여드릴 테니 진정하시기 바랍니다.

환자 : 제발 안 떨어지게 해주세요. 자꾸 내원해야 되고 떨어지면 말도 못 하니까요.

## Solution

컴플레인 환자에 대한 1차 정답은 간단하다. 감정을 이해하는 것이고, 컴플레인을 막는 정답은 사전설명이다. 사전에 설명하는 것과 사후설명은 결과가 완전히 다르다. 사전에 임시접착제이며 떨어질 수 있음을 반드시 고지하는 것이 중요하다. 보철물이 한번 빠져서 내원하면 리메이크할지 영구부착할지 결정해야 한다. 빠져서 내원했는데 다시 임시로 붙이면 사용하다가 보철이 탈락하게 되면 환자의 컴플레인이 생길 수 있다. 임시로 사용하는 기간 전에 탈락하여 내원한다면 환자에게 설명해야 한다.

Complain 115

●●●

오른쪽이 아니라 왼쪽!!

환자 : 왼쪽 아래 어금니가 아파요.

의사 : 뽑으셔야겠네요. 마취 먼저 하겠습니다.

의사 : (10분 후) 오늘 오른쪽 빼면 되죠?

환자 : 왼쪽 마취하셨잖아요. 왼쪽 뽑아야지요!!

## Solution

진료실이 바쁘면서 혼동되는 상황에서는 더욱 그렇다. 좌측과 우측, 위와 아래를 혼동하는 경우가 많고, 치아 번호를 혼동하는 경우가 많다. 특히 과잉치 발거, 매복치 발치 시에는 부위를 정확하게 그림으로 그려서 설명하는 것이 좋다.

환자가 처음 팀에서 다른 팀으로 전과된 환자의 경우는 특히 서로의 소통에 주의해야 한다. 환자가 그 치아가 아니라고 알려주거나 혹은 진료 당시 가만히 있다가 왜 다른 쪽 치료를 한 건지 나중에 진료실을 나와 말하는 경우도 있다. 한 번의 치명적인 실수는 돌이킬 수 없는 신뢰성의 손상을 가져오는 경우가 있기 때문에 매우 조심해야 한다. 실수에 대한 사과는 확실히 해야 한다. 환자에게 '그럴 수도 있지'라는 태도는 컴플레인을 더 키우게 된다. 의사가 사과하고 진료했지만 한번 생긴 의심은 사라지게 하기가 힘들다.

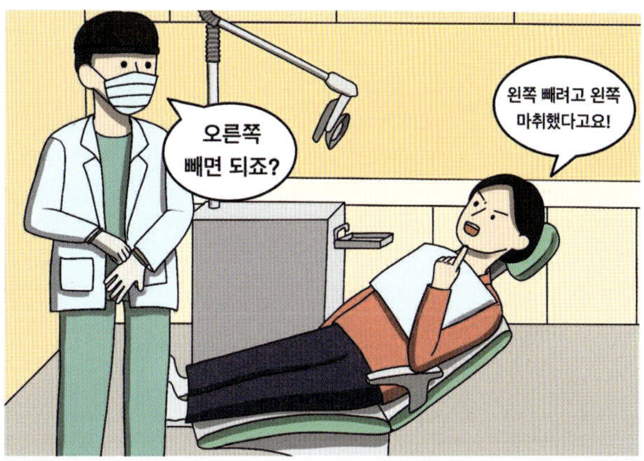

## Complain 116

여기서 계속 치료 했는데 결국 발치?

환자 : 왼쪽 아래 어금니가 아프고 냄새나는 것 같아요.

의사 : 덮어씌운 거 먼저 벗겨 보겠습니다.
신경치료하거나 발치하셔야 될 것 같네요.

환자 : 엄마한테 전화해서 물어볼게요.
(핸드폰을 내밀며) 엄마가 좀 바꿔 달래요.

의사 : 덮어씌운 치아가 안에서 많이 썩어서 살리기 힘들 것 같습니다.
발치하면 임플란트를 해야 할 것 같습니다.

보호자 : 거기서 치료받은 치아잖아요. 그때 치료를 어떻게 한 거예요?
우리 애가 교정하러 갈 때마다 치아가 불편하다고 말했는데
이제 와서 빼라는 소리 하면 어떻게 해요?

### Solution

발치할 것인가, 말 것인가? 치과의사는 항상 고민을 안고 결정한다. 어떤 의사가 환자와 상담 중 자기가 한 진료인지 잘 모르고 이전 치료했던 담당 의사를 약간의 디스를 하면서 발치를 해야 한다고 말했다. 그런데 환자 왈 "당신이 치료했잖아."

이 사례의 치명적인 두 가지 실수 중 첫 번째는 보호자 동의 없이 진료한 것이고, 두 번째 실수는 과거력을 확인하지 않은 것이다. 어느 치과에서 치료를 했는지 확인하여 보호자와 통화할 때 매끈하게 이어질 수 있어야 한다.

확인이 되지 않아 말할 수 없다면 "검진과 사진으로 봐서는 문제가 없으나 이런 경우 안쪽에서 충치가 생겨서 보철을 뜯어야 정확한 진단이 가능합니다."라고 이야기하라. 이야기한 상황을 차트에 기록해 두고 혹시 일어날지도 모르는 상황에 대비해라. 이야기를 들었던 상황과 전혀 듣지 못하고 일어나는 상황에서 환자의 반응은 달라진다.

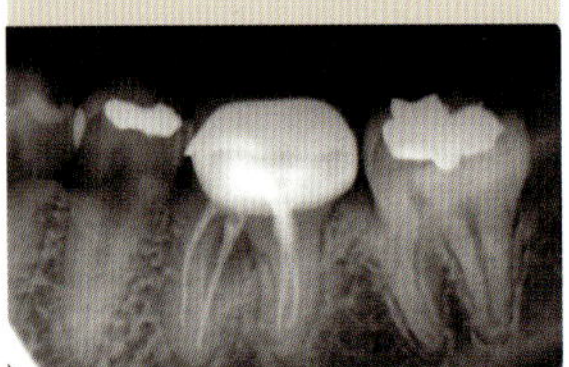

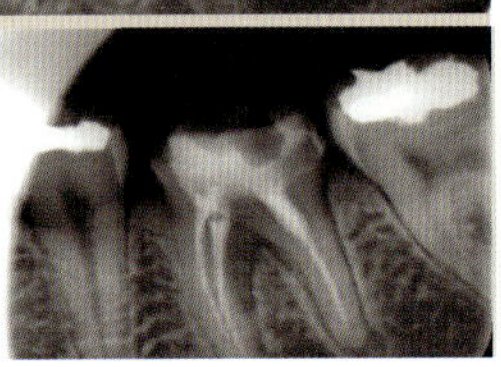

신경치료 후 크라운을 한 치아는 2차 우식 판별이 어렵다. 방사선사진으로는 치관부의 상태 확인도 잘 안 되고 통증도 못 느끼니 우식이 한참 진행되어 냄새가 나거나 치관이 다 썩어 크라운이 끄덕거리는 상황이 될 때 발견되는 경우가 많다. 환자는 불편하다고 계속 이야기하는데 육안으로는 이상이 없고 방사선사진 소견으로도 이상이 없어 괜찮다며 넘어갔다가는 나중에 돌팔이라는 소리를 들을 수도 있다.

## 7. Extraction 발치

**Complain 117**

**오늘 사랑니 발치해주세요.**

환자 : 사랑니 뽑으러 왔어요.
의사 : 사진으로 보니 사랑니가 누워서 신경을 지나고 있어요.
당일 발치는 어려울 것 같습니다.
환자 : 바빠서 다시 올 시간이 없으니 바로 뽑아주시면 안 되나요?
의사 : 사랑니 발치가 어려운 케이스라 이곳에서는 조금 힘들 것 같습니다.
대학병원으로 가서 발치하시는 게 좋겠습니다.
환자 : 왜 안 뽑아줘요? 오늘 겨우 시간 내서 왔는데.

### Solution

똑같이 환자를 거부해도 내가 귀찮아서 다른 곳으로 보낸다는 태도는 환자에게 거부감을 줄 수 있고, 설득력이 떨어질 수 있다. 환자에 대한 응대를 이렇게 바꾸어보면 어떨지?

환자 : 사랑니 뽑으러 왔어요.
의사 : 저런, 환자분 사랑니가 사진으로 보니 신경을 지나서 발치가 매우 어려울 수 있겠네요. 시간이 많이 필요한 진료라 오늘 발치하려면 대기시간이 꽤 걸릴 텐데, 그래도 괜찮으시면 구강외과 전문의 선생님께서 뽑으실 수 있도록 도와드릴게요.
환자 : 바빠서 다시 올 시간이 없으니 바로 뽑아주시면 안 되나요?
의사 : 환자분은 사랑니 발치가 어려운 케이스이지만, 최선을 다해 보지요. 혹시 대학병원을 원하시면 전원 의뢰서를 발부해드리고요.
환자 : 아니요, **치과병원이 발치 잘한다고 소문 듣고 와서 여기보다 더 잘 뽑아 주는 치과가 있을까요? 대기시간이 좀 들더라도 여기서 뽑고 갈게요.

환자의 감정과 의료적인 지식을 같이 이야기하며 환자와 대화하면 환자가 이해를 잘할 수 있다. 이것이 의료 기술이다. 의료는 하이 터치(high touch)로 환자의 감정을 터치하며 이야기해야 한다. 사랑니 발치는 어느 곳에서도 반가워하지 않는다. 하지만 명의로 소문나서 다른 진료가 늘기도 쉽고, 병원 성장이 잘되는 터닝 포인트가 될 수도 있다.

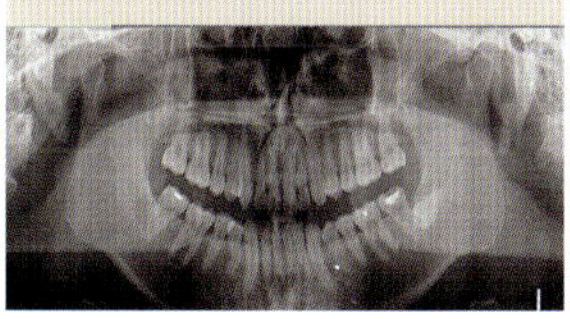

Complain 118

피가 안 멈춰서 업무에 지장이 많았어요.

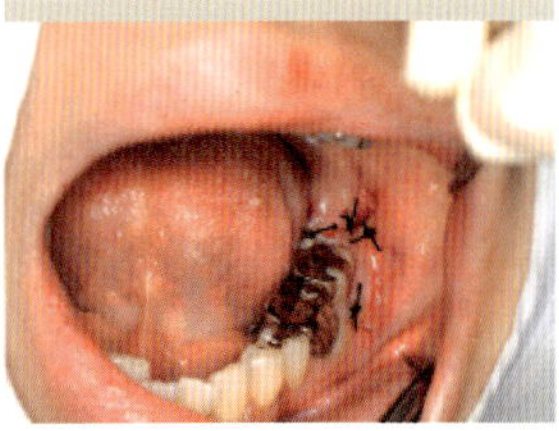

환자 : 다 아물었나요?

의사 : 네. 오늘 실밥 푸셔도 될 것 같습니다.

환자 : (이틀 후) 여기서 실밥 풀고 가서 지혈이 안 돼 얼마나 고생했는지 알아요? 출장 갔는데 계속 피가 나서 다른 병원에서 치료받고 왔으니 피해 보상해주세요.

## Solution

의사의 다음 답변에 따라 환자가 컴플레인을 하느냐 마느냐가 결정된다.

답변 ①

의사 : 허허, 엉뚱한 소리 하시네. 우리가 뭘 잘못했습니까?

답변 ②

의사 : 고생하셨네요. 응급상황이 발생했을 때 우리 병원에 바로 연락을 하셨으면 조치 사항을 안내받으셨을텐데 힘드셨다니 죄송합니다. 그런데 발치 자체의 문제가 아니라 환자분께서 거즈를 제대로 물지 않았거나 무리한 일을 하셔서 힘든 경우일 것 같네요.

환자 : 네. 제가 지혈이 잘 안 되는 성향이 조금 있긴 합니다.

의사 : 아무튼, 이번 기회에 앓던 이 빠져서 걱정하지 않으셔도 됩니다. 고생 많으셨어요.

진료에 문제가 없었음을 설명하고 별다른 보상 없이 넘어갔으나 이후 재내원은 안 하였다.

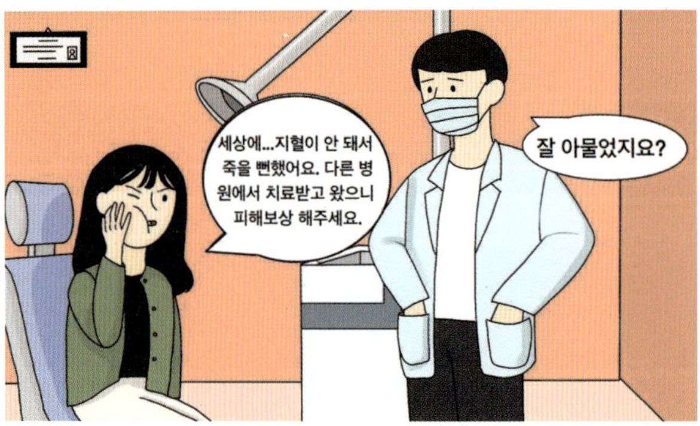
잘 아물었지요?
세상에...지혈이 안 돼서 죽을 뻔했어요. 다른 병원에서 치료받고 왔으니 피해보상 해주세요.

## 7. Extraction 발치

**Complain 119**

●●●

사랑니 발치하다가
담당 의사가
사라졌다고요?

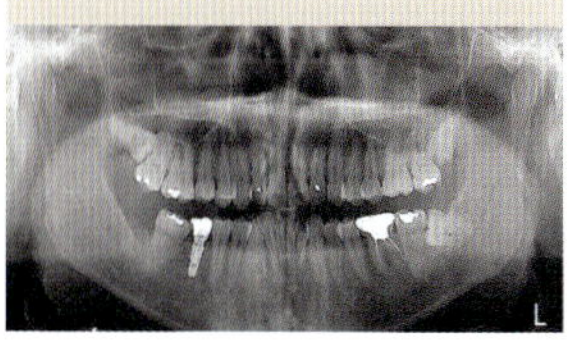

A 의사 : B 선생님. 환자 사랑니가 잘 안 빠지는데 대신 발치 부탁할게요.

환자 : 처음부터 자신 없으면 발치를 하지 말아야지 왜 발치한다고 고생만 시키고 말이야. 처음 의사는 어디 있나요?

스태프 : 약속이 있으셔서 퇴근했는데요.

환자 : 발치도 제대로 못 하면서 약속 있다고 그냥 퇴근했다고요?

### Solution

인성을 가지지 못한 의사는 의사로서의 자격이 없다. 상상도 못할 일이다. 치과의사로서 부끄럽지 않으려면 기본적인 인성을 갖추어야 한다. 의사의 윤리의식이 있어야 한다. 발치를 하다가 잘 안 되어 동료 의사에게 부탁했다면 옆에서 보조를 하거나 함께 있는 것이 예의일 것이다. 약속이 있는데 시간이 오래 걸릴 것 같으니 다른 의사에게 맡기고 퇴근한 것으로 추측된다.

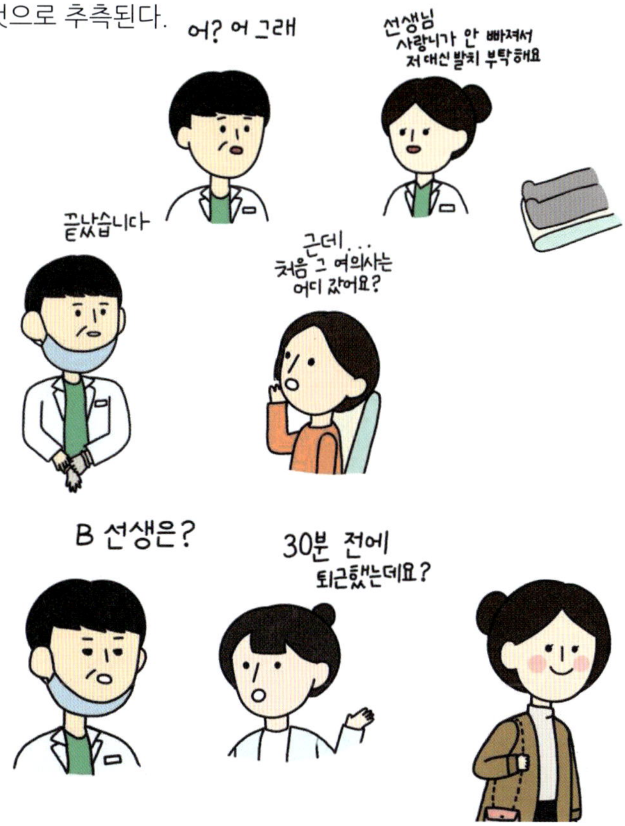

선생님
사랑니가 안 빠져서
저 대신 발치 부탁해요
어? 어 그래
끝났습니다
근데...
처음 그 여의사는
어디 갔어요?
B 선생은?
30분 전에
퇴근했는데요?

Complain 120

발치한 지 4시간이 지났는데도 지혈이 안 돼요.

진료실 팀장 : 2시간 동안 꼭 물고 계셔야 한다고 말씀드렸는데 물려드린 거즈는 언제 빼셨나요?

환자 : 그런 이야기 못 들었어요. 제 나름대로 한 시간 있다가 뺐어요.

진료실 팀장 : OOO님, 너무 죄송합니다. 여분의 거즈도 받으셨나요? 지금 바로 내원 가능하신지요?

의사 : 스태프가 실수해서 죄송합니다. 드레싱 후 지혈이 잘되는지 팀장님이 모니터링 잘해주시고 귀가하도록 해주세요.

## Solution

환자에게 주의사항을 줄 때의 요령은 다음과 같다.

① 환자가 이해하기 쉬운 언어로 할 것

② 어르신의 경우 정확하게 못 알아듣거나, 이해를 완전히 못 하는 경우가 많으니, 큰 소리로 설명하고 보호자에게 다시 설명할 것

③ 그림을 그려서 설명할 것

④ 동의서를 받아 둘 것

⑤ 진료 후 문자를 주거나 전화로 확인할 것

스태프는 환자에게 주의사항을 드렸으니 읽어 보면 알 수 있다고 쉽게 생각한다. 환자에게 주의사항에 관해 형광펜으로 밑줄을 치면서 설명하면 잊어버리지 않는다. 발치 전에 마취하고 대기하는 동안 스태프가 주의사항을 설명하고 발치 후에는 간단히 반복하면 된다. 한 번 더 설명할수록 환자의 감동은 깊어지며 컴플레인은 감소한다.

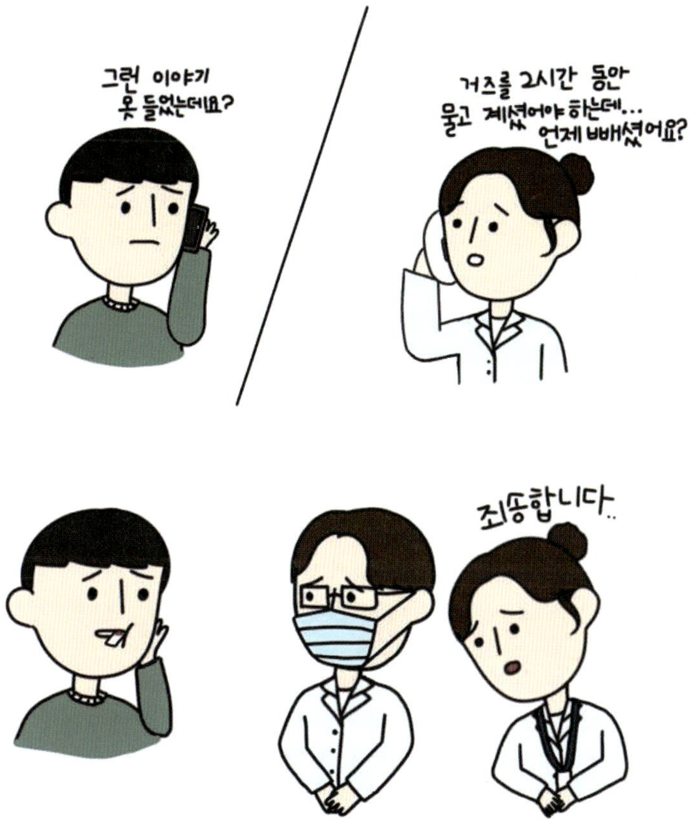
그런 이야기 못 들었는데요?
거즈를 2시간 동안 물고 계셨어야 하는데... 언제 빼셨어요?
죄송합니다..

**Complain 121**

코로나19 바이러스 뚫고 사랑니 발치하고 싶어요?

스태프 : 사랑니 발치 동의서에 서명 부탁드립니다.

담당 의사 : 마취되는 동안 잠시만 기다려주세요. OOO님, 아~ 크게 하세요.
사랑니가 누워서 나고 신경관에 중첩되어서 발치 후 감각이상이 올 수 있어요.
(발치 진행하면서) 요즘 같은 때에 코로나19 바이러스를 뚫고 사랑니 발치를 하고 싶은지 모르겠네요?

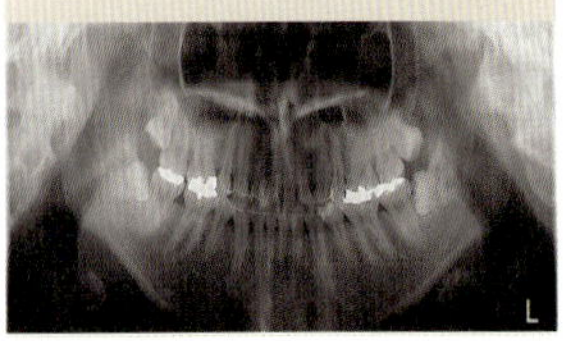

## Solution

치과의사가 발치하기 싫었던 것 같지만, 환자 듣는 앞에서 코로나19 바이러스가 유행하는 상황인데 사랑니 발치를 하고 싶냐는 황당한 이야기를 하면 환자는 누굴 의지하고 사랑니 발치를 할까?

배가 고파 중국집에 갔는데, 중국집 사장이 "짬뽕 먹으러 여기까지 왔냐? 이 추운 겨울에?" 이렇게 혼잣말을 했다면, 손님의 심정은 어땠을까?

의사는 겸손해야 함을 명심하자. 얼마나 많은 사람이 자신에게 의지하고 있는지 아는 것만으로는 충분하지 않다. 의사 자신이 환자들에게 얼마나 의지하고 있는지 깨닫는 것 또한 중요하다. 환자가 없으면 의사도 없다. 언제나 자신을 찾아온 환자를 섬기면서 진료해야 한다.

코로나19를 무찌르고 오셨군요. 제가 잘 발치해드리겠습니다. 허허허.

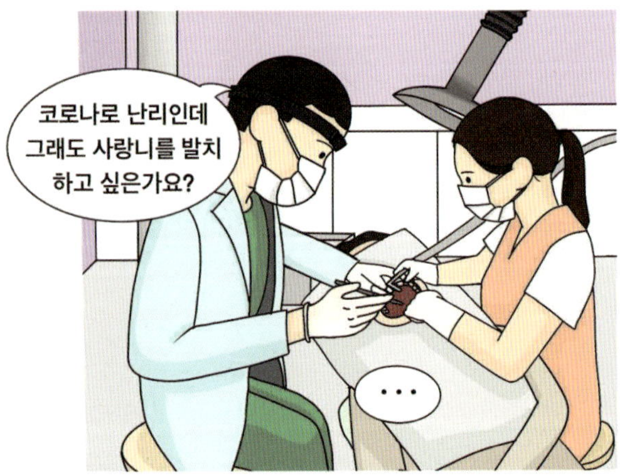

Complain 122

CT는 왜 찍어요?
이거 과잉진료
아니에요?

의사 : 치아뿌리 아래 염증이 크게 있네요. 낭종의 정확한 크기와 위치를 확인하기 위해서 CT를 찍어보셔야 될 것 같습니다.

의사 : (CT 확인하면서) 수술해서 낭종을 제거해야 할 것 같습니다. 오늘 염증만 빼면 다음 번에 낭종 제거 수술하고, 봉합할 때 문제가 생길 수 있으니 최대한 빨리 수술 잡아서 한 번에 제거할 예정입니다.

***

보호자 : (전화로) 아이 혼자 보냈다고 CT 찍었나요? 그냥 사진만 찍어도 볼 수 있는 걸 왜 비싼 CT를 찍어요? 돈 벌려고 찍은 거잖아요. 환불해주세요.

스태프 : 치아 밑에 염증이 커서 정확한 사이즈와 위치를 확인하기 위해서 찍었습니다. 환자에게 설명드리고 동의하에 찍었습니다.

## Solution

20세 미만의 청소년은 반드시 보호자의 동반하에 진료를 받아야 한다. CT를 찍었냐 아니냐가 중요한 것이 아니라, 보호자 없이 어린이가 혼자 왔을 때 왜 CT를 찍었냐가 컴플레인의 포인트다. 보호자 없이 내원한 어린이의 진료, 특히 비보험 진료비 부분은 반드시 전화로 보호자와 소통 후 진료해야 한다.

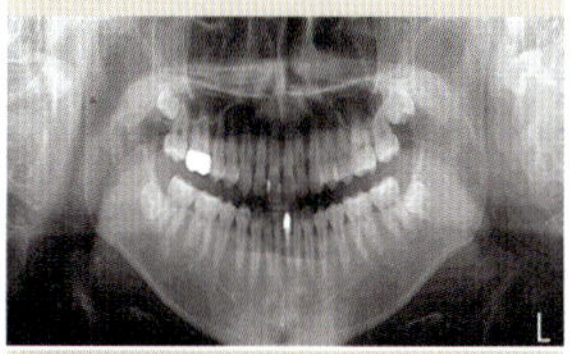


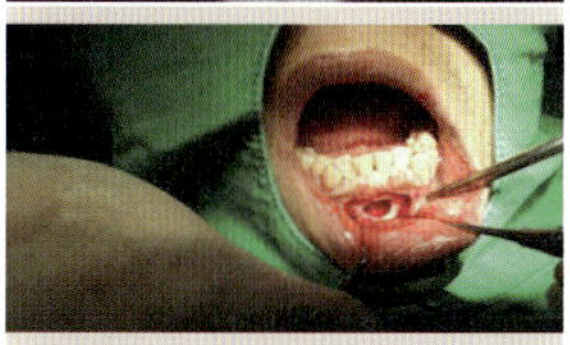

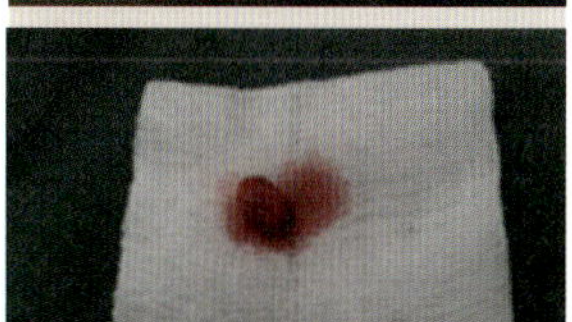

평면으로 나오는 파노라마는 병소의 위치나 치아의 위치를 파악하기 어려운 점과 정확한 진단과 치료계획을 세우는 데 한계가 있음을 먼저 설명한다. 입체적으로 나오는 CT는 그런 점들을 확인할 수 있다는 설명을 하고 촬영을 한다면 과잉진료라는 오해를 받지 않을 것이다. 보험 적용이 되는 경우 보험 적용의 가능성을 설명해준다면 환자는 투명한 병원이라 생각할 것이다.

이러한 이야기를 사전에 했느냐 후에 했느냐, 보호자에게 했느냐 어린이에게만 했느냐가 중요하다.

## 7. Extraction 발치

**Complain 123**

**•••**

아스피린 복용하면 왜 발치 못합니까?

환자 : 앞니가 많이 흔들려서 빼러 왔는데요. 오늘 빼주세요.

의사 : 전체검진 해드리겠습니다. 보철 새로 할 것도 있고 충치도 있으시네요. 치주염이 심해서 발치하셔야 될 것 같습니다. 지병이나 드시는 약 있으신가요?

환자 : 아스피린 먹는데요.

의사 : 그럼 아스피린 복용을 며칠 중단하고 오시면 발치하겠습니다.

환자 : 왜 오늘 발치 안 해줘요? 오늘 못 뽑을 거면서 40분 동안 사람을 기다리게 해요?

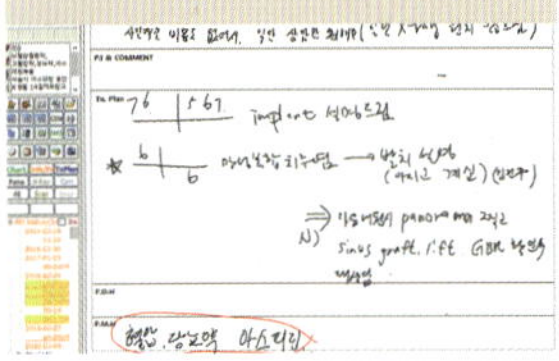

### Solution

발치의 적응증이 안 되는 환자가 발치를 원한다면 진료 후 일어날 수 있는 상황에 대해 환자의 책임이라는 동의서를 받고 진료를 해주는 것이 문제를 미연에 방지할 수 있다. 하지만 이에 따르는 법적인 책임은 병원에서도 일부 도의적인 책임이 함께 있을 수 있다.

가끔 당장 발치해 달라고 오는 경우가 있다. 젊은 사람들의 경우는 괜찮지만 지병이 있거나 약을 복용하고 있는 경우는 당일 발치가 어려운 경우가 있다. 환자에게 지혈이 안 될 수 있고 최대한 불편 없는 진료를 위해 발치를 미룬다는 설명은 기본이다. 환자 분석 기법을 보면 다양한 성향의 환자들이 있고 그 성향에 맞춰 서비스를 제공해야 한다. 본인의 고집과 생각대로 진료가 이루어져야 하는 사람들의 성향을 이해하고 맞춰주는 것이 컴플레인을 줄이고 환자의 만족도를 높이는 방법일 것이다.

Complain 124

처음부터 발치 했으면 됐잖아요.

환자 : 지난번 신경치료 받고 가서도 계속 아파요. 진통제도 효과가 없었어요.

의사 : 신경치료 중에는 아프실 수도 있습니다.

환자 : 지금 네 번이나 신경치료했잖아요. 계속 아프면 빼야 되나요?

의사 : 신경치료를 했는데도 계속 불편하시면 발치하셔야 할 것 같습니다.

환자 : 그럼 차라리 처음부터 뺄 것이지 시간을 끌어서 왜 힘들게 해요?

의사 : 최대한 살려 보려고 신경치료를 먼저 한 겁니다. 살릴 수 있으면 살려서 쓰는 게 좋습니다.

## Solution

치과의사란 직업은 쉽지 않다. 신경치료의 성공확률이 100% 되는 것도 아니다. 따라서 신경치료를 시작하기 전에 환자에게 발치 가능성에 대해 미리 설명해야 한다. 설명을 미리 하고 시작해도 통증이 계속되거나 발치에 대한 설명을 들으면 컴플레인 하는 상황이 많다. 최대한 부드럽게 설명하자. 시작 전에 발치 가능성에 대해 설명한 부분을 다시 확인시켜 드리고, 환자의 입장에서 발치보다는 살려서 쓰는 게 좋을 듯하여 신경치료를 먼저 진행한 것이라고 환자의 입장에서 말하자.

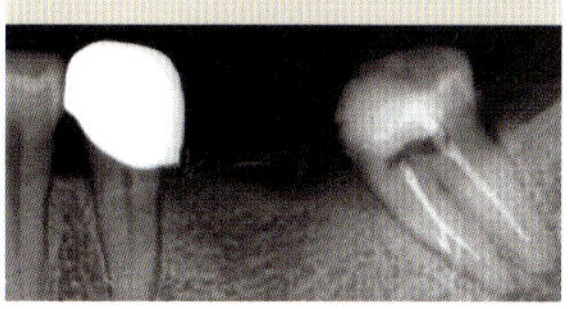

## 8. Moderate Sedation 수면마취

**Complain 125**

**이게 무슨 수면마취?**

상담코디 : (주의사항과 금기사항 설명 후) 본원은 프로포폴은 사용하지 않습니다. 미다컴을 사용하기 때문에 가수면 상태입니다. 오락가락한 상태이며 기구 소리 다 들립니다. 환자에 따라 개인 차이가 있어서 수면이 전혀 안 된 것 같다고 말씀하시는 분도 있습니다. 동의하십니까?

의사 : 수면해도 약간 몽롱한 상태입니다.
(마취 주사 후) OOO님, 수면 들어갑니다.

환자 : (발치하자마자) 수면이 다 깼잖아요. 이렇게 하는 줄 알았으면 수면 안 했을 건데요.

매니저 : 그래서 수면 시 비용도 추가되니 한번 생각 후 결정하라고 말씀드린 겁니다. 발치할 때 무슨 소리 했는지 말씀해보세요.

환자 : 그것까지 기억은 안 나요.

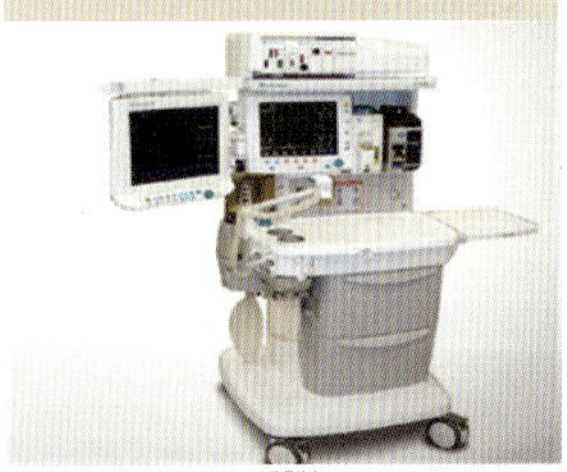

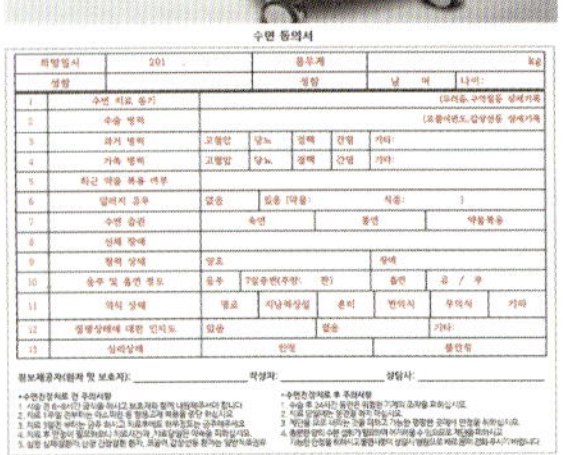
수면 동의서

### Solution

수면과 전신마취는 차이점이 있다. 수면 시에는 모든 소리는 듣는데 기억을 못한다는 것이므로, 엄밀하게 따지면 반수면이라는 표현이 더 옳다. 환자는 발치가 다 끝나고 바로 마취가 깼다고 수면 안 됐으니 수면 비용을 환불해 달라고 컴플레인 했다. 환자는 처음 동의서 내용을 기억하지 못한다. 그래서 동의서에 문제가 발생할 수 있는 소지는 전부 기록하고 밑줄까지 표기하면서 본인 자필 서명을 요청한다. 안전하게 진료받을 수 있는 여건이다. 모든 수면마취와 전신마취는 마취과 의사의 정확한 진단과 관리책임으로 진행한다.

## 8. Moderate Sedation 수면마취

Complain 126

우리 애 입술이
퉁퉁 부었어요.

보호자 : 치료를 어떻게 해서 애 입술이 이렇게 퉁퉁 부었어요?
아랫입술이 부어서 계속 울기만 하는데...

스태프 : 마취 때문에 어린이가 감각이 없어서 건드렸을 수도 있어요.
진정처치하고 나면 종일 자거나 짜증 내고 우는 어린이도 있고요.
입술 부은 건 자세히 알아보고 다시 연락을 드릴게요.

***

스태프 : 확인해 봤는데 수면마취 중에는 어린이가 갑자기 입을 다물면 위험해서 입 벌리는 기구를 끼우는 것 때문에 부을 수 있답니다.
걱정 안 하셔도 될 것 같아요.

보호자 : 그런 무책임한 말이 어디 있어요? 수면치료 하면 좋다는 점만 말하고 이런 상황은 말 안 했잖아요.

### Solution

컴플레인은 사전 설명만 있으면 줄어들거나 없어진다. 어린이나 미성년자는 보호자와 함께 사전설명을 해야 한다는 것을 잊지 말아야 한다. 치과에서는 별일 없었는데, 집에서 문제가 되는 상처도 사전설명이 미흡한 경우가 많고 국소마취 후 문제점 등을 설명했어야 한다.

어린이가 마취 후 진료를 보고 가면 가끔 부모님의 전화가 걸려오는 경우가 있다. 입술이 퉁퉁 부었는데 잘못 치료한 것 아니냐며 컴플레인 한다. 어린이의 입술이 부을 수 있음을 미리 설명해야 오해를 줄일 수 있다. 병원에 내원해 확인해 보면 마취된 부분에 감각이 없어 어린이가 볼을 씹었거나 만져서 상처가 나 있다. 사전에 이야기를 들은 바 없는 보호자는 치과의 잘못으로 컴플레인 한다.

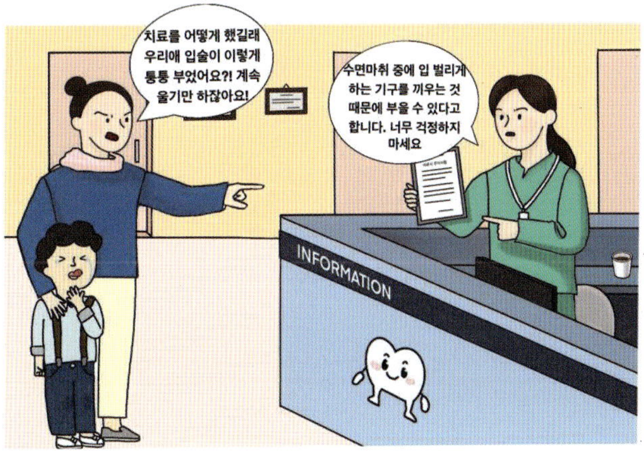
치료를 어떻게 했길래 우리애 입술이 이렇게 퉁퉁 부었어요?! 계속 울기만 하잖아요!
수면마취 중에 입 벌리게 하는 기구를 끼우는 것 때문에 부을 수 있다고 합니다. 너무 걱정하지 마세요
INFORMATION

**Complain 127**

**치료가 엉망이라고 막무가내로 폭언**

스태프 : 그런 언행은 처벌 대상이 됩니다. 폭언은 삼가해주시길 바랍니다. 의료인에게 폭언과 폭행은 5년 이하의 징역 또는 5천만 원 이하의 벌금으로 처벌받을 수 있습니다.

환자 : 그럼 어떻게 치료해줄 건데요?

스태프 : 46번 신경치료와 크라운 진행 설명하겠습니다. 46번은 진료를 안 하고, 47번 치료에 대해서만 다시 신경치료합니다. 계속해서 시리고 불편할 경우 46번 치료를 진행하면서 46번 치료비와 크라운 비용은 물론 47번 치료비와 크라운 비용 둘 다 지불하셔야 합니다. 다음 내원 시까지 결정하셔서 내원하시길 바랍니다.

## Solution

연관통에 대해 잘 알아봐야 한다. 팔이 없는 사람이 어떻게 팔이 아플까? 없는 치아가 아픈 경우는 있을까? 치과의사들도 본인 치아 중에 윗니가 아픈데, 아랫니가 아프다고 하며 치료하자고 말하는 경우도 꽤 있다. 그래서 객관적인 테스트를 해야 한다.

Percussion(타진법), mobility, cold test를 순서를 정해서 예상 가능한 치아부터 테스트를 하는 것은 옳지 않다. 무작위, 무순서로 치아 테스트를 시행해야 한다. 그렇게 했을 경우 환자는 보다 객관적으로 본인이 예상한 치아와 그렇지 못한 치아를 감별하여 테스트 결과를 이야기할 수 있을 것이다.

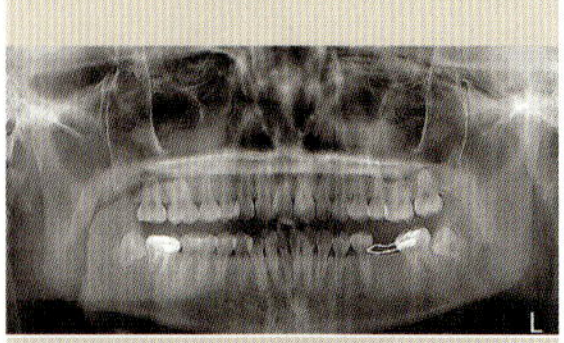

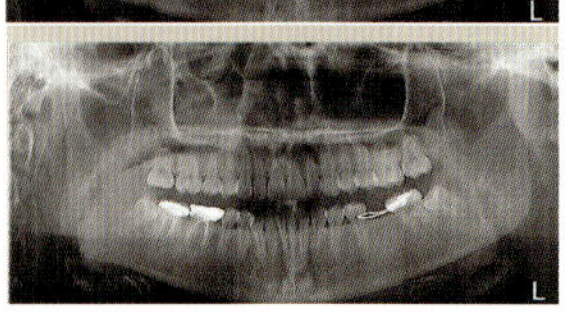

47번은 문제없지만 46번이 찬물에 시리고 불편하여 신경치료 후 크라운을 권유했으나, 47번 치료를 잘못해서 아프다고 폭언하면서 막무가내로 소동을 피운 환자이다. 연관통이 있는 환자라 할 수 있다. 치료했던 치아가 아픈지, 아니면 치료받지 않은 다른 치아가 아픈지는 객관적인 임상 테스트를 해 보아야 정확하게 알 수 있다.

46번 치아를 치료 결정할 경우 내원 보철 시 46번과 47번을 연결하여 음식물이 끼지 않게 보철을 마무리해드리겠다고 약속하였다. 환자는 일주일 후에 내원해서 재진단 테스트를 원하였다. 환자는 46번 신경 치료 후 증상이 없어져서 사과하였다. 인접치아라서 서로 연관통으로 착각할 수 있다고 설명드렸다. 서로 사과하고 분위기 개선해서 진료 마무리하였다.

Complain 128

●●●

주의사항
못 들었어요.

환자 : 마취가 5시간 후에 풀리고 원래 이렇게 오래 가나요? 신경치료 한 치아는 왜 이렇게 아파요? 솜도 빠졌는데 잇몸도 헐고 아파서 지금 물밖에 못 마셔요.

스태프 : 마취는 사람마다 지속시간이 각각 달라서 오래 가는 사람도 있고 빨리 풀리는 사람도 있습니다. 주의사항에 보면 첫날은 조금 아프실 수 있습니다. 임시로 넣은 약제라 빠질 수 있고요.

환자 : 주의사항 못 들었어요. 임시 약 빠진다는 얘기도 안 했어요. 주의사항 설명도 안 해주고 이렇게 불편하게 해도 되나요? 오늘 임플란트 수술하기로 한 것 취소해줘요.

스태프 : 설명 못 드린 부분은 죄송합니다. 병원 내원하시면 불편하신 부분 새로 봐 드릴게요. 통증은 신경치료를 몇 번 더 받으시면 없어질 거에요.

## Solution

환자가 주의사항을 들었는데 못 들었다고 하면 어떨까? 주의사항에 대한 설명은 치료 전과 후에 바로 시행하여야 한다. 환자가 주의사항을 못 들었다고 하는 경우가 매우 많기 때문에 법적인 서명 절차를 해야 한다.

환자가 통증을 많이 느끼거나 치료를 금방 끝내서 정신이 없을 때는 주의사항을 설명해도 건성으로 듣는 경우가 많다. 정신없는 환자 옆에서 빠르게 말을 하는 것보다 환자가 얼마나 알아듣게 설명하느냐가 중요하다. '주의사항을 설명해야 한다'고 하니 환자가 듣든지 말든지 기계적으로 설명만 하고 지나가서, 후에 불편함을 느낀 환자가 내원해 컴플레인을 하고 주의사항은 설명 못 들었다고 하는 경우도 있다.

주의사항을 설명할 때는 발치나 신경치료를 할 경우 마취를 하고 기다릴 때 주의사항을 설명해준다. 그때 설명을 놓쳤다면 진료가 바로 끝나고 정신없는 순간이 아니라 정리를 하고 나와서 환자가 이야기를 제대로 전달받을 수 있는 때에 설명한다. 설명이 너무 길어도 다 기억을 못하니 주의사항을 적어 놓은 프린트물이 있다면 꼭 지켜야 할 것들은 빨간색이나 형광펜 등으로 표시하여 환자가 귀가할 때 주는 것도 좋다. 퇴원한 후에는 문자나 카톡으로 주의사항이 자동적으로 전달되는 시스템을 이용한다.

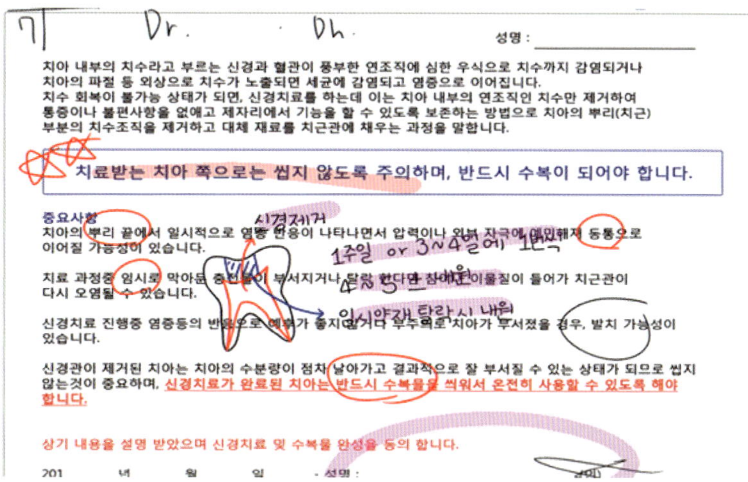

성명 :

치아 내부의 치수라고 부르는 신경과 혈관이 풍부한 연조직에 심한 우식으로 치수까지 감염되거나 치아의 파절 등 외상으로 치수가 노출되면 세균에 감염되고 염증으로 이어집니다.
치수 회복이 불가능 상태가 되면, 신경치료를 하는데 이는 치아 내부의 연조직인 치수만 제거하여 통증이나 불편사항을 없애고 제자리에서 기능을 할 수 있도록 보존하는 방법으로 치아의 뿌리(치근) 부분의 치수조직을 제거하고 대체 재료를 치근관에 채우는 과정을 말합니다.

**치료받는 치아 쪽으로는 씹지 않도록 주의하며, 반드시 수복이 되어야 합니다.**

**중요사항**

치아의 뿌리 끝에서 일시적으로 염증 반응이 나타나면서 압력이나 외부 자극에 예민해져 동통으로 이어질 가능성이 있습니다.

치료 과정중 임시로 막아둔 충전물이 부서지거나 탈락 된다면 침에 있는 이물질이 들어가 치근관이 다시 오염될 수 있습니다.

신경치료 진행중 염증등의 반응으로 예후가 좋지 않거나 부주의로 치아가 부서졌을 경우, 발치 가능성이 있습니다.

신경관이 제거된 치아는 치아의 수분량이 점차 낮아가고 결과적으로 잘 부서질 수 있는 상태가 되므로 씹지 않는것이 중요하며, <u>신경치료가 완료된 치아는 반드시 수복물을 씌워서 온전히 사용할 수 있도록 해야 합니다.</u>

상기 내용을 설명 받았으며 신경치료 및 수복물 완성을 동의 합니다.

201　　년　　월　　일　　- 성명 :　　(인)

Complain 129

이가 시리다고 계속해서 호소했어요.

환자 : (전화로) 얼마 전에 치료받고 간 사람인데요. 치아가 계속 시려요. 그날도 진료실에서 시리다고 말했는데 제대로 안 봐 줬잖아요.

스태프: 잠시만요. 담당 선생님에게 물어보고 말씀드릴게요.

환자 : 언제까지 기다려야 되나요? 진료실에서도 제대로 봐 주지도 않고 전화하니까 기다리라는 말만 하고요.

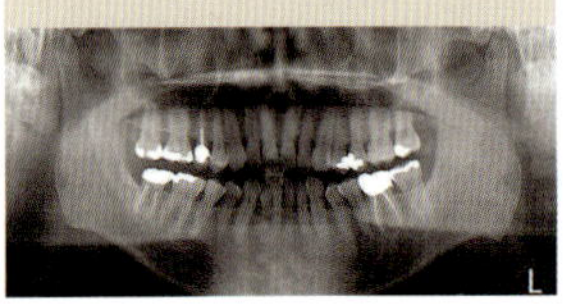

## Solution

이 환자의 경우 컴플레인 두 가지는 계속 시린 것과 전화해도 콜백하지 않았다는 것이다.
치아가 시린 것을 한 번에 치료할 수 있는 약이 있을까?
불소, 글루마(gluma) 같은 지각과민 처치제? 확실한 약은 없다. 찬물에 시린 것과 뜨거운 물에 시린 것은 치료법이 다르다. 찬물에 시리면 원인 치료가 필요하고 뜨거운 물에 시리면 근관 치료로 진행하는데, 한 번에 환자는 치료 효과가 없다는 것을 문제 삼았다. 이러한 종류의 항의 전화를 받을 때는 당당하고 확신을 담은 어조로 설명해야 한다. 치료 전에도 효과가 없을 수 있다는 점을 명확하게 설명해야 한다.

환자가 불편사항을 말할 때는 최대한 빨리 답변을 해야 한다. 진료에 대한 점이 불편하다고 하면 내원 후 봐 드린다고 내원을 권유한다. 환자가 같은 내용을 여러 번 말하지 않게 차트에 기록하여 다른 스태프가 불편사항을 공유할 수 있도록 해야 한다.

## Complain 130

•••

다른 병원은
살릴 수 있다는데
왜 빼라고 하죠?

환자 : 신경치료 해도 계속 아픈데 언제 끝나요?

의사 : 치료를 해도 계속 증상이 안 없어지면 발치하는 게 좋을 것 같습니다.

환자 : (놀라면서) 이를 빼자고요? 그럼 어떻게 해요?

의사 : 발치하시고 임플란트 하시는 게 좋을 것 같습니다.

환자 : (며칠 후) 내가 혹시나 해서 다른 치과에 갔더니 살릴 수 있다는데요. 여기 의사는 뽑아야 된다잖아. 이 병원 못 믿어요. 치료 안 받을 거니까 계약금 환불해줘요.

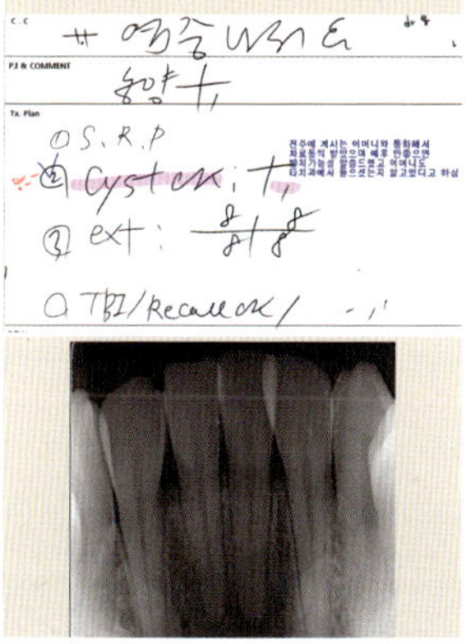

### Solution

진단은 여러 가지 형태가 있는데 우리는 임시진단이나 임상진단을 사용한다. 그런데 치료하면서 결정하는 치료 진단도 유용하게 사용할 수 있다. 단, 환자에게 처음부터 최종 진단이 아니라는 사실을 이야기해야 한다.

의사마다 진단이 다르다. 진료의 방식도 다르고 진단의 기준도 다르다. 진료에 정답은 없다. 환자는 최소한의 고통으로 최선의 진료를 받기를 원하고 자기가 원하는 대로 진료해주는 의사가 좋은 의사일 것이다. 의사와 환자 사이에 두터운 신뢰관계가 형성되었다면 환자는 의사의 진단을 믿겠지만 그렇지 않다면 환자는 의사를 의심하고 컴플레인 할 수 있다. 이것은 환자의 몫이다. 우리가 제대로 된 치료를 하였는데 확실한 신뢰를 못 얻는 부분까지 신경쓸 필요는 없다.

## Complain 131

때우기 전에는
시린 게 없었는데
때우고 났더니 시려요.

환자 : 지난번에 때운 이가 자꾸 시려요. 진료하면서 충치 있는지, 없는지 설명도 안 해줬어요. 상담할 때도 8만 원짜리 한다고 하더니 치료 안 했어요.

스태프: 차트 확인해 보고 다시 말씀드리겠습니다.

환자 : 나는 아래쪽 어금니 충치 치료하러 왔는데 엉뚱한 데 치료하더니 시리고 불편해서 집에 가서 기분이 너무 나빴어요.

스태프 : 죄송합니다.
상담할 때 저희가 설명을 못 드렸던 부분인 것 같습니다.

환자 : 치료하고 나서 이 시린 건 어떻게 할 거에요?

### Solution

레진을 하고 가면 시리다고 컴플레인 하는 환자가 많다. 레진을 권유할 때는 레진의 장·단점을 같이 설명해야 한다. 심미성도 좋고 단시간에 치료가 완료되는 장점이 있지만 조금 시릴 수 있음을 설명하고 시릴 경우 다른 재료로 변경을 하거나 신경치료의 가능성에 대해서도 설명한다. 시릴 가능성이 많이 보이는 치아의 경우 미리 치수 진정 처치를 시행하고 다음 번 내원 시 레진으로 충전하는 것도 하나의 방법이다. 치아는 예민하다. 치료를 시작하면 환자의 예민함도 높아지고 공기에 노출된 상아세관의 치수들이 민감하게 반응할 수도 있다. 이전에는 불편감이 없었는데 환자가 치료 후에 불편감을 호소한다면 이후 컴플레인 발생의 소지가 높아진다. 환자의 반응을 미리 예측해 본다면 컴플레인을 줄일 수 있을 것이다.
보존치료 후에 시린 것은 어떻게 처리할까?

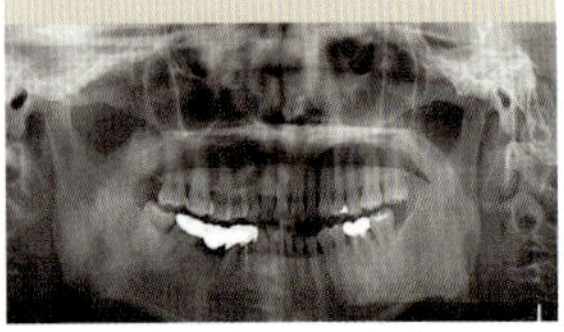

일단 지켜보는 것, 다시 치료하는 것, 신경치료 하는 것 중 어떤 방법을 취해야 할지?

치료 직후와 비교했을 때,

① 치료 부위가 계속 같은 강도로 시린 경우는 좀 더 지켜보자.

② 치료 부위가 덜 시린 경우도 좀 더 지켜보는 것으로 결정한다.

③ 그러나 치료 부위가 더 시린 경우는 신경치료가 들어갈 가능성이 높다.

이러한 사항들을 환자에게 상세하게 설명해서 오해 없이 마무리해야 한다.

담당 의사의 속이 편하려면 다시 치료 부위를 열어서 치료해 보는 것도 괜찮은 방법이다.

**Complain 132**

입술에 생긴 화상
어떻게 하실 겁니까?

의사 : (신경치료 후 stopping carrier를 입으로 가져간다.) 뜨겁습니다. 움직이지 마세요.

환자 : 앗! 뜨거워. 지금 입술 데인 거에요?

의사 : 죄송합니다. 치과위생사, 얼른 얼음팩 좀 가지고 와요. 화상연고 먼저 발라드릴게요.

환자 : 어이가 없네요. 얼른 피부과 가봐야겠어요.

의사 : 피부과 진료받으세요. 진료비는 병원에서 부담하겠습니다.

## Solution

의료진의 실수로 화상을 입거나 잘못을 했을 때는 어떻게 해야 할까? 진료 도중 입술이나 점막에 화상을 입는 경우가 발생한다. 레진 충전 직전에 에칭을 하다가 약제가 점막에 묻어 화상을 입거나 신경치료 중에 달궈진 stopping carrier나 stopper에 닿아 화상을 입는다. 기구 조작에 미숙하거나 중간에 실수를 하여 환자에게 화상을 입힌 경우 병원에서 잘못을 인정해야 한다. 사과의 말과 함께 보상을 제시하면 기분은 나쁘지만 환자의 화는 풀리게 된다. 명백히 보이는 실수에 대한 대처법도 이야기를 잘해서 해결하는 것이 좋다. 그러나 너무 빠른 보상을 이야기하는 것은 화를 키울 수 있으니 조심해야 한다.

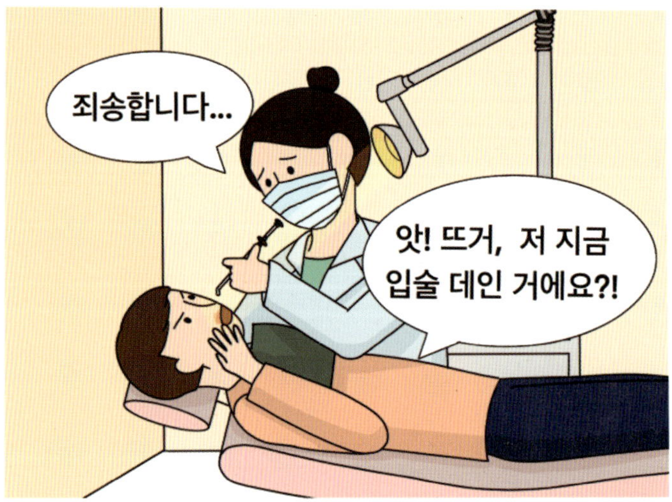

Complain 133

치아뿌리가 금이 가서 결국 빼야 한다고요?

환자 : 차라리 처음부터 발치하고 임플란트 했으면 이 고생을 안 했잖아요. 정말 짜증나요.

의사 : 병원에서는 무조건 발치를 권하지 않습니다. Crack line이 치근까지 갔을 경우 치아를 살리기 어려울 상황일 때 발치를 권유드립니다. 이해를 부탁드립니다.

환자 : 크라운했다가 사용을 못 하면 비용이 이중으로 들어가는 건 아닌가요?

매니저: 000님, 속상한 마음 충분히 이해는 됩니다. 신경치료 후 크라운으로 해서 치아를 사용할 수 있는데, 무조건 발치하라고 하는 의사는 없습니다. 000님을 생각해서 보존치료를 우선했으니 속상하시겠지만 이해하시기 바랍니다.

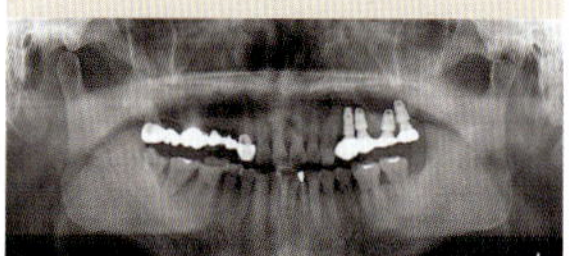

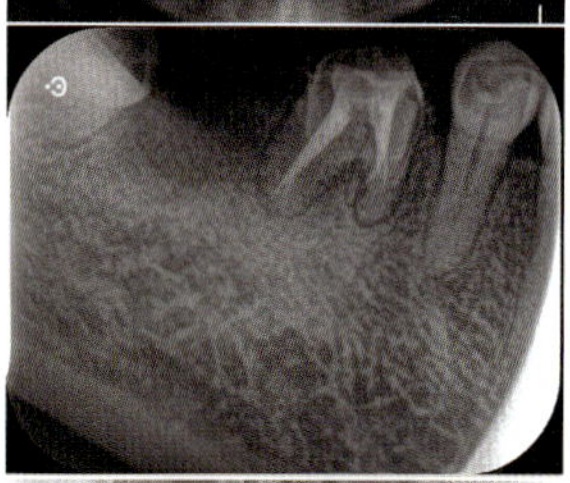

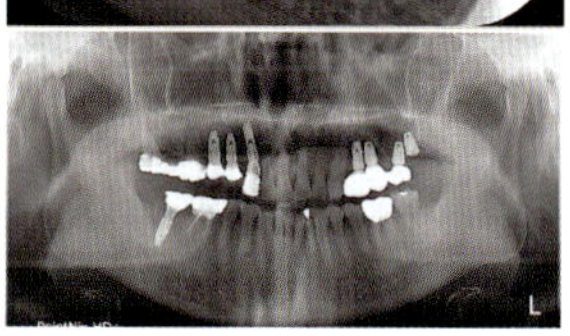

## Solution

초기 진단이 중요하다. 하지만 초기에 진단을 완벽하게 하지 못한 경우에는 치료 진단법을 사용하기도 한다. 그리고 신경치료의 예후가 좋지 못할 것이라고 예상될 경우에는 임시크라운(temporary crown)을 장착시켜서 1~2주 지켜보는 것도 좋은 방법이다. 만약 임시크라운 장착 이후에 아프면 발치를 고려할 수 있고 이에 대하여 환자도 수긍할 수도 있기 때문이다.

Crack line에 대해서 언급이 없다가 신경치료 완료 후 갑자기 뿌리 끝까지 진행된 crack line을 말하면 환자는 당황스럽다. 치료 후 증상이 나타나지 않은 경우는 크라운으로 진행해서 사용하는 경우도 있는데 무조건 발치하라고 하면 환자 입장에서는 안 해도 될 치아를 발치했다고 후회할 수도 있다. 환자 입장에서 화가 나는 것은 당연하다.

Complain 134

어제 레진 했는데
오늘 바로 깨졌어요.

의사 : 벌어진 앞니는 레진으로 때우거나 보철로 하는 방법이 있습니다. 레진은 한 치아에 15만 원, 크라운은 재료에 따라 40~50만 원입니다. 레진은 바로 해드릴 수 있고 덮어씌우는 건 오늘 치아 prep. 해서 본뜨고 일주일 뒤에 완성됩니다.

환자 : 어제 레진 하고 가서 하루 만에 바로 깨졌잖아요. 치아색이랑 똑같다고 그랬는데 색도 얼룩덜룩하고 치료하고 나서 이도 시려요. 어떻게 하실 건데요?

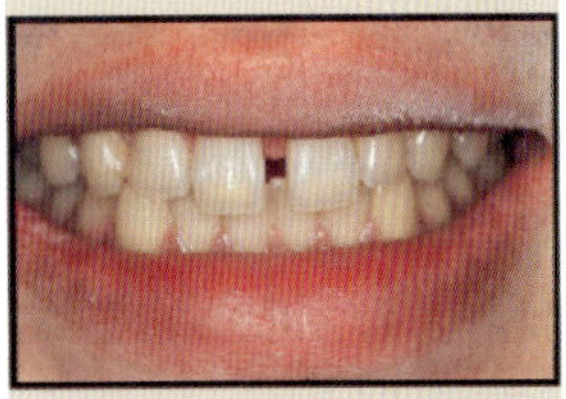

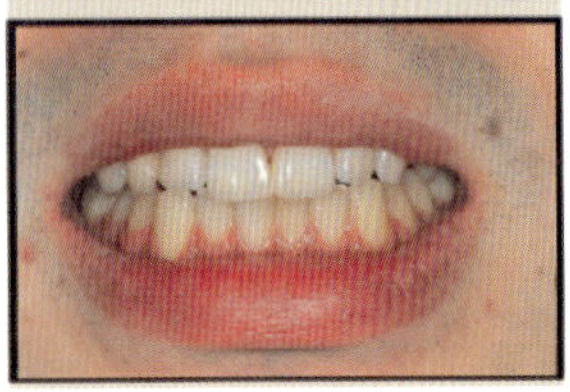

## Solution

처음부터 diastema(벌어진 앞니)를 레진으로 하지 말아야 할 케이스가 있다. 예를 들어, edge to edge bite의 경우나, space의 폭이 넓은 경우, 치료 후 비대칭이 유발될 수 있는 경우도 그렇다.
Diastema 치료 후 주의사항은 무엇일까?
앞니로 씹지 말아야 한다. Diastema의 경우 a/s 원칙을 정확하게 기재하여 설명하는 것도 중요한 방법이다. 가령 충전 후 6개월 이내, 1년 이내, 2년 이내 탈락 시에 어떤 a/s를 해야 할지 한번 고민해 봐야 한다.

Diastema를 할 때 레진과 보철의 장·단점을 충분히 설명해야 한다. Space의 사이즈가 2mm 이상 넘어갈 때는 레진이나 보철을 했을 때 주변 치아와의 대칭에도 문제가 생길 수 있음을 고지해야 치료 후 환자가 심미적인 점을 문제로 컴플레인 하지 않는다.

## Complain 135

신경치료 기구가 부러졌다고요?

의사 : 아~ 크게 하세요. (파일링 도중 파일이 부러짐) 입 다물지 말고 그대로 계세요. (당황해서) 신경치료 도중에 기구가 부러져서 제거가 힘들 것 같습니다.

환자 : 아니 뭐라고요? 그게 무슨 말이에요?

의사 : 바늘 같은 기구가 안에서 부러졌는데 꺼내기가 힘들어서...

환자 : 이거 의료사고 아닌가요? 멀쩡한 치아 수명을 단축시켰으니 보상해주세요.

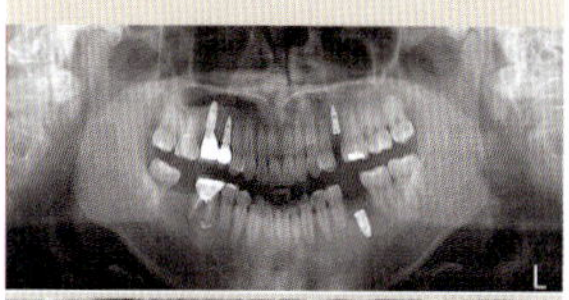

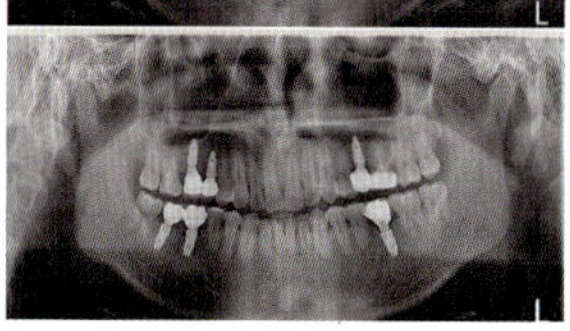

### Solution

신경치료 기구가 부러졌는데 H-File일 경우 우리는 어떻게 해야 할지? 파일이 부러지지 않게 하기 위해서는 정기적으로 파일을 교체하여 관리하며 너무 구부려서 사용하지 말아야 한다.

환자에게 상황을 정확히 설명하고 의료사고 보상보험으로 보상했다. 이후 환자가 병원에서 책임감 있게 처리를 해줘서 남은 치료도 받겠다고 해서 좋게 마무리지을 수 있었다.

Complain 136

•••

마취된 거 맞아요?

의사 : (익스플로러로 치은을 찌르며) OOO님, 아프세요? 발치하겠습니다.

환자 : 아! 아! 아파요.

의사 : 마취 좀 더 하겠습니다. (환자가 끄덕이자 발치겸자로)
다시 발치하겠습니다. 발치 다 됐습니다.

환자 : 마취 제대로 된 거 맞아요? 왜 이렇게 아파요?

의사 : 마취 확인할 때는 아무런 반응이 없으셔서 발치했습니다.
발치되면서 뿌리 부분이 뼈에서 분리될 때 통증이 좀 있을 수 있습니다.

## Solution

염증이 있는 상태에서는 발치 시에 마취가 잘되지 않거나 아플 수 있다. 치과의사의 비애라고 할 수 있다. 마취도 못하는 치과의사로 비난받을 수 있으나, 이것도 어떻게 이야기하느냐에 따라 처음부터 컴플레인으로 인식되느냐 아니면 환자가 치료 후 인사를 꾸벅 하고 가느냐의 차이로 귀결된다.

아무리 기다려도 마취가 잘되지 않는다면 환자가 결정하도록 한다. 마취를 충분히 했으니 더 기다려서 발치할지, 통증을 조금 참고 발치할지, 환자에게 선택권을 주고 환자의 뜻에 따라 진행하는 것으로 컴플레인을 줄일 수 있다.

**Complain 137**

●●●

**얼굴에 멍이 들었어요**

환자 : 어제 여기서 잇몸 치료하고 얼굴에 멍들었어요.
여기 파랗게 멍든 거 보이죠?

의사 : 마취한 자리에 멍이 들 수도 있습니다.

환자 : 다른 병원에서 잇몸치료 해 봤지만 이렇게 무식하게 하는 병원은 처음이에요. 마취도 너무 세고 얼굴에 멍도 들었어요. 동네에 안 좋다고 소문낼 거라고요.

## Solution

먼저 환자의 불편에 적극 공감해야 한다. 모든 치료에는 여러 가지 현상이 나타날 수 있다고 설명한다. 예컨대 멍은 마취 중에 공기가 들어가서 생길 수 있기도 하다. 치과에서 흔한 일이 아니라고 안타까움을 표시하면서 치료가 잘못된 게 아니라 환자마다 개인차가 있다고 설명한다. "저도 치과 치료받는 중에 겪었는데 시간이 지나면 괜찮으니 안심하셔도 됩니다. 멍든 부분이 불편하시겠지만 빨리 회복되도록 약 처방해드리겠습니다."라고 말하며 병원에서 할 수 있는 부분은 해드리며 환자의 마음을 풀어드리고 관찰과 체크를 통해 세심하게 신경써 드리면 좋은 관계가 될 것이다.

컴플레인은 산불과 같다. 땅에 떨어진 작은 불씨를 초기에 발견하여 끈다면 큰불로 번지지 않을 것이다. 환자 얼굴의 멍이 땅에 떨어진 작은 불씨라면 환자의 아픔과 불편함을 공감하는 것이 작은 불씨를 끌 수 있는 방법이다. 말 한마디가 천 냥 빚을 갚는다. "아프고 멍이 들어 외출도 힘드시죠? 멍은 2~3일 정도 지나면 조금씩 옅어지고 일주일 정도면 없어질 겁니다."라며 환자를 안심시키는 것이 진화의 첫 번째 단계이다. 환자는 멍든 부위를 가릴 수 있는 마스크를 챙겨주는 등의 작은 서비스에 감동받는다.

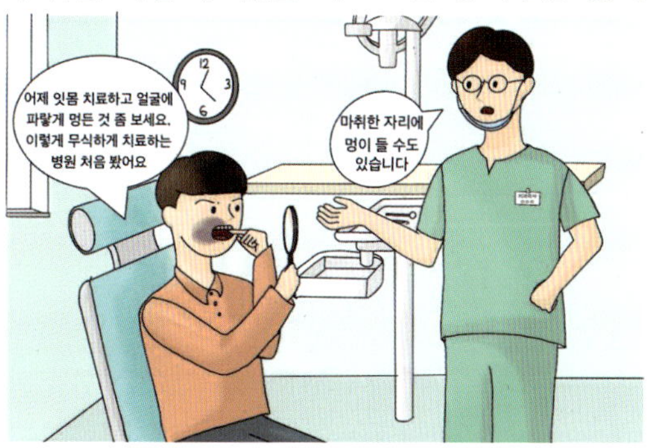

Complain 138

마취를 또 하다니요?
한 번도 겨우 했어요.

의사 : 마취하겠습니다. 조금 따끔하실 거에요. 마취 충분히 되면 치료하겠습니다. 조금 기다리세요.

환자 : 마취가 풀리는 느낌이 드는데 언제 치료해요?

스태프 : 그러시면 다시 마취해드릴게요.

환자 : 아니 무슨 그런 말이 있어요? 내가 무슨 동물이에요?
마취가 얼마나 힘든데 그걸 또 맞으라고 해요?

스태프 : 아니, 마취가 풀린다고 하셔서요.

## Solution

진료실에서 시간 안에 빨리 봐야 할 환자와 그렇지 않아도 큰 문제가 되지 않는 환자를 구분하여야 한다. 마취 후 대기환자는 시간 안에 빨리 봐야 하는 환자로 시간이 지나면 약효가 떨어지는 환자들이다.

만약 담당 의사가 피치 못할 사정으로 술식을 할 수 없는 상황이 온다면 어떻게 해야 할까? 스태프의 역할이 중요하다. 담당 의사에게 시간이 되었음을 알려야 한다. 환자를 안심시키고 피치 못할 사정으로 조금 더 기다려야 함을 인지시킨다. 모든 진료가 빨리 진행되도록 도와주는 역할을 한다. 스태프는 dressing, check 등 간단한 처치의 환자는 체어를 정해놓고 빠르게 봐준다. 수술, 발치 등 오래 걸리는 치료의 환자는 스태프가 환자의 눈높이에 맞게 대화하면서 동영상 TV를 보며 간단한 plaque control, tbi 등 처치에 대해 설명하는 방법도 좋은 예이다. 환자 혼자 두면 결국 모든 환자는 화를 낸다.

Complain 139

●●●

그런 말 인권침해 아닙니까?

환자 : (전화로) 조금 전에 치료받고 온 사람인데요. 급히 오면 고춧가루가 낄 수 있는 거 아니에요? 의사가 대놓고 고춧가루 꼈다고 잘 닦고 쓰라는데 수치감이 들었어요. 그런 말은 인권침해 아닌가요?

스태프 : 그런 일이 있었나요? 담당 선생님이 말실수 한 것 같습니다. 죄송합니다.

환자 : 치료하는 사람은 얼마나 깨끗한지 모르겠지만 기본이 안 돼 있어요. 이제 **치과병원은 안 다닐 거예요.

## Solution

훈련을 잘 받지 못했거나 경험이 부족한 의사나 스태프들의 경우 환자의 신경을 건드는 말을 하곤 한다. 치과에서 근무하는 의료진은 무심코 한 말인데 환자는 그렇게 받아들이지 못한 것이다. "양치질 좀 잘하지 그러셨어요?", "치아 관리 좀 잘하세요.", "이건 좀 너무 더럽잖아요." 등의 자존심을 건드는 말은 해서는 안 되는 표현이다. 긍정적이고 희망적인 말을 해야 한다.
"치조골이 많이 소실되셨지만 걱정 마세요. 제가 깔끔하게 치료해드리겠습니다."라고 하면 환자와 의사 사이에 강한 라포가 생긴다. 한번 형성된 신뢰는 쉽사리 깨지지 않는다.

환자를 비난하는 말과 민망함을 주는 언행은 서비스에 대한 불만의 씨앗을 심는 일이다. 진료를 하다 보면 구강위생이 안 좋은 경우도 흔히 보인다. 그걸 해결하려고 치과에 내원한 것인데 무안하게 말하면 환자는 민망한 마음이 들고 다시는 병원에 오고 싶지 않다는 생각을 하게 된다. 좋게 다른 식으로 표현할 수 있다. "OOO님, 오늘 스케일링받고 가시면 개운하시겠네요."라며 좋게 돌려 말해도 환자는 알아듣고 다음번에 더 신경써서 양치질하고 내원한다.

**Complain 140**

스케일링하고 잇몸치료를 함께 진행해주세요.

의사 : 보철은 완전히 붙었어요. 다른 부위도 치석이 있으신데 스케일링도 받고 가시면 좋을 것 같네요.

환자 : 스케일링 하는 데 시간 얼마나 걸려요?

의사 : 한 30분 정도 걸릴 거에요. 스케일링하고 잇몸치료도 받으시면 좋을 것 같아요. 오늘 스케일링하고 다음에 잇몸치료할게요.

환자 : 오늘은 시간이 없어서 스케일링 못 받아요. 다음에 스케일링하고 잇몸치료 다 해주세요.

의사 : 스케일링은 한 번에 되는데 잇몸치료는 부위별로 몇 번 나눠서 해야 합니다.

## Solution

스케일링과 잇몸치료를 당일 함께 진행하지 못하는 것에 대한 근거를 정확하게 제시하지 못해서 발생한 컴플레인이다. 스케일링과 충치치료는 동시에 할 수 있지만 스케일링과 잇몸치료는 동시에 같은 날 하지 못한다. 스케일링과 잇몸치료는 의료보험 혜택을 보려면 치과에서 손해를 본다. 환자는 의료진이 귀찮아서 스케일링과 잇몸치료를 동시에 하지 않는다고 생각하는 경우가 있다. 스케일링은 치료가 아니라 단지 선택이라는 인식이 팽배해서 스케일링만 하는 경우가 많아 환자에게 스케일링도 치료의 일환이라는 이야기를 해주어야 한다.

잇몸치료를 받기 위해서는 스케일링이 필수적인데, 이것은 마치 가구가 들어가기 전에 집안을 먼저 청소해야 하는 것과 같다는 비유를 들며 환자를 납득시켜야 한다.

이러한 경우와 비슷한 컴플레인으로 교정진단을 받기 위해서 진단준비를 하는 과정 이후의 교정진단 절차를 환자의 다음 내원 이후에 하는 것인데, 환자가 당일 모든 치료를 해주지 않으면 안 된다고 한창 진료실이 바쁜 날 와서 주장하는 경우가 있다.
팀장급의 중간관리자들은 이러한 이야기에 논리정연하게 대응하는 것이 중요하고, 컴플레인을 막기 위해서는 팀장급 이상의 중간관리자들에 대한 교육이 필요하다.

보철물 세팅하는 날 보철하는 치아는 스케일링이 되어 있었으나 다른 부분은 치석도 많고 잇몸도 부어 있어 스케일링이 필요해 보였다. 스케일링과 잇몸치료를 하려면 몇 번 더 내원해야 한다고 말했더니 한 번에 다 끝내 달라며 화를 내기 시작했다.

Complain 141

치료 중에 떨어진 것이니 책임지세요.

환자 : (손을 들며 입을 오물거리며) 잠시만요. 여기 뭐가 떨어진 것 같은데...

치과위생사 : 양치 한 번 하세요.

환자 : 방금 전에 치료하다 입에서 뭐가 떨어진 것 같아요.

치과위생사 : 저희는 잇몸처치만 한 거에요. 그것 때문에 떨어진 건 아닐 거에요.

환자 : 진료하다가 떨어졌는데 떨어질 리 없다니요? 치료 중에 떨어진 것이니 책임지세요.

## Solution

환자가 느끼기에 무언가 떨어져 나왔으니 충전물이 탈락되었다고 느끼는 경우가 있는데, 실제로 떨어진 경우에 반드시 환자에게 보여주고 재충전을 해주어야 한다. 충전물이 떨어졌는데도 의료진이 변명을 하거나 재충전을 하지 않을 경우에는 계속되는 불신을 갖게 하기 때문에 문제가 될 수 있다.

스케일링을 하다 보면 치아가 자극받게 된다. 오래된 레진이나 GI 재료는 종종 스케일링 중에 탈락할 가능성이 있다. 그런 경우 환자에게 탈락 사실을 이야기하지 않거나 병원의 잘못을 회피하면 환자가 컴플레인 하게 된다. 탈락의 위험이 높아 보이는 부분은 환자에게 미리 탈락 가능성에 대해 고지하고 치료를 시작해야 한다. 탈락이 됐다면 솔직하게 사실을 말하고 새로 치료해주는 것이 컴플레인을 해소할 수 있는 방법이다.

물론 비용청구 없이 진행해야 환자는 수긍할 수 있다.

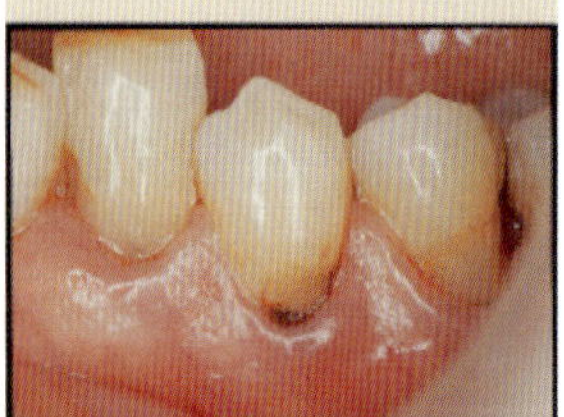

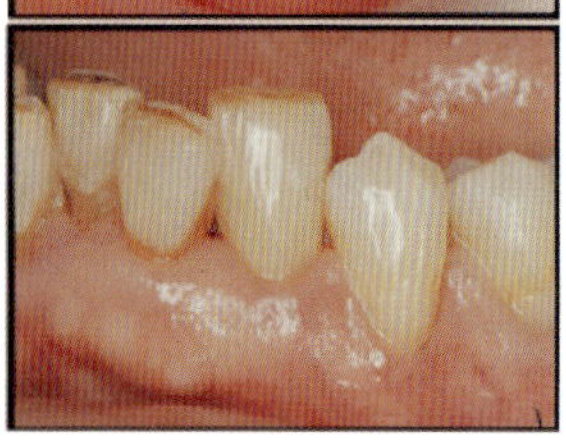

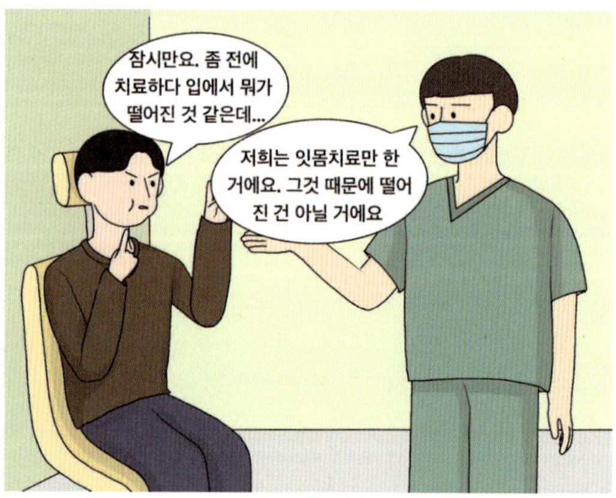

## 11. Tooth Scaling, Gum Treatment(Curettage, Flap) 스케일링, 잇몸치료

### Complain 142

•••

잇몸치료하고
잇몸에 구멍 났어요.

환자 : 지난번에 잇몸치료하고 가서 잇몸에 구멍 생겼어요. 시간 지나면 구멍이 메워지는 거 맞지요?

의사 : 잇몸이 부어 있다가 잇몸치료를 하고 나니 붓기가 빠져서 생긴 현상입니다. 치주염이 심해서 뼈가 많이 내려간 상태라 구멍이 메워지지는 않을 거에요.

환자 : 여기서 잇몸치료하고 생긴 구멍이니 다른 치과 가서 잇몸수술하고 이 병원에 치료비 청구할 거에요. 책임 안 지면 소송할 거에요.

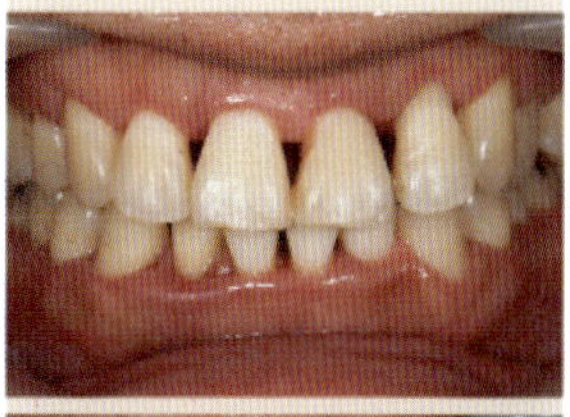

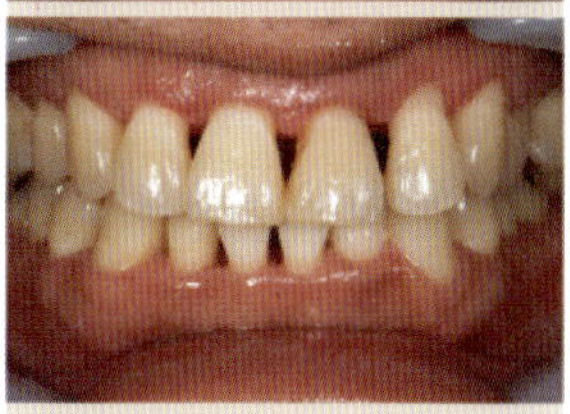

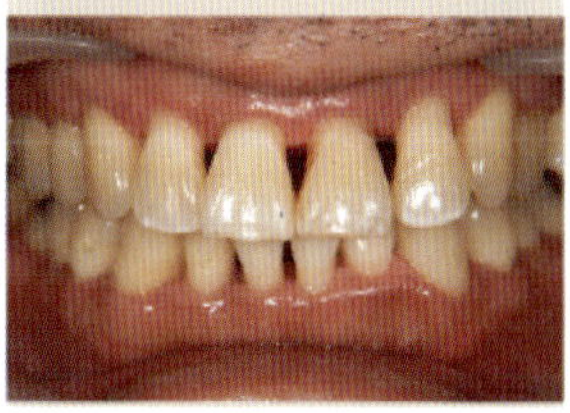

### Solution

치은 부종이 심한 환자가 치료 후에 붓기가 빠지고 치은이 퇴축되어 black triangle이 생겼다. 스케일링과 잇몸치료 전에 충분히 설명 후 동의서를 받았어야 했는데 아무런 설명 없이 치료한 것이 컴플레인을 만들었다. 치주염으로 인해 스케일링 하거나 curettage(치주 소파술)를 할 때는 미리 black triangle이 발생될 가능성을 설명해야 한다. 만약 사전에 이야기를 하지 못한 경우에는 반드시 준비된 그림으로 설명해야 환자가 납득한다.

## 11. Tooth Scaling, Gum Treatment(Curettage, Flap) 스케일링, 잇몸치료

**Complain 143**

5분 만에 스케일링이 끝났다면?

치과위생사 : 스케일링 시작합니다. 아~ 크게 하세요. 치석이 별로 없네요. 다 끝났습니다.

환자 : 뭐요? 5분 만에 끝나요? 다른 치과에서 할 때는 30분 걸려서 꼼꼼히 해주고 잇몸 마사지도 해주던데요. 큰 병원은 더 잘할 줄 알고 왔는데요.

치과위생사 : 잇몸 마사지는 잇몸치료를 할 때 해야 해요.

### Solution

스케일링의 경우 시간이 너무 짧다, 성의 없다, 양치 교육도 하지 않는다, 아프다 등등 여러 컴플레인이 발생하는 경우가 많이 있다. 스케일링에 대해 병원의 원칙을 세워야 한다. 스케일링 마무리는 꼼꼼한 퍼미싱과 함께 TBI를 해주는 것이 좋다. 기본 20분으로 타이머를 설정해 두고 스케일링을 하며, 시간이 남을 경우 잇몸을 마사지해주면 된다고 교육한다. 항상 원칙을 지키는 병원이 그렇지 않은 병원보다 지속 가능할 수 있다.

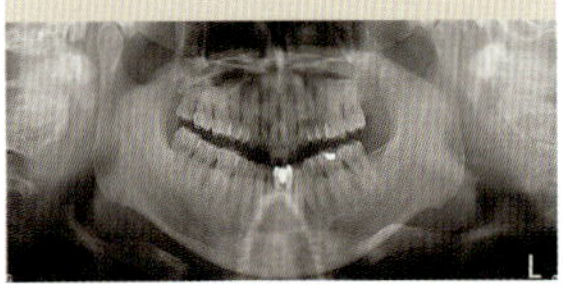

## 12. Delayed Treatment Plan 치료 지연

Complain 144

●●●

내가 물어봐야
진료를 해주네요.

스태프 : 지금 잇몸이 부어 있습니다. 시간 되시면 스케일링 먼저 받으시겠어요?

환자 : 그럼 스케일링 해주세요. 그런데 오른쪽 아래 아픈 쪽은 언제 봐 주시는 거예요?

스태프 : 아픈 치아 진료 보신 선생님이 지금 안 계세요. 예약 잡고 다시 오셔야겠어요.

환자 : 그럼, 그냥 가라고요? 계속 아픈데 약 처방도 안 해줘요? 환자가 물어볼 때까지 가만히 있으면 어떻게 병원을 믿고 다닐 수 있겠어요?

### Solution

대부분 큰 병원이나 팀별·과별로 나누어진 치과병원급에서 발생할 수 있는 컴플레인이다. 이러한 종류의 컴플레인은 환자의 병에 대한 인식과 의료진의 병에 대한 인식 차이에서 빚어진다. 환자가 치과병원에 온 목적은 아픈 곳을 케어받기 위해서이다. 하지만 병원에서는 아픈 곳보다 제대로 된 의료진과 과정을 중시하는 경우가 많다.

따라서 환자의 병에 대한 주소(chief complain)를 늘 인지하고 치료에 임해야 한다. 주소를 치료하지 않고 다른 부위를 치료하다가 주소는 잊고 치료를 못하는 경우가 많이 있다. 현대사회는 시간과의 전쟁이다. 환자는 항상 바쁘고 단순하다. 이러한 바쁘고 단순한 환자가 가진 문제를 의료진은 간과하지 말아야 한다.

아프다는 곳 먼저 봐 줘야 한다. 앞서 언급한 것처럼 환자는 스케일링은 옵션으로 여기는 경우가 많기 때문이다. 스케일링을 조금 더 미루더라도 환자가 요구하는 구강 내 문제점을 빨리 봐 주어야 한다.

환자가 많이 밀리다 보면 치과의사가 진료를 바로 봐 줄 수 없어 치과위생사가 스케일링만 하고 보내는 경우가 있다. 환자의 증상은 원장이 진단을 내려줘야 한다.

스케일링을 목적으로 온 환자라 하더라도 의사가 반드시 치료계획을 세우고 환자에게 문제점을 인지시키고 차팅을 하는 것이 중요하다. 간단하게라도 검진 후 치료할 시간이 없을 때 의사가 통증 경감을 위한 약 처방과 함께 설명만이라도 했다면 컴플레인은 없을 것이다.

## 12. Delayed Treatment Plan 치료 지연

**Complain 145**

임플란트 너무 오래 걸려서 여기서 못 하겠어요.

환자 : 임플란트는 도대체 언제 끝나요?

스태프 : 오늘 2차 수술하시고 2주 뒤에 오셔서 본뜨실 거에요.
본뜨고 나면 1~2주 안에 끝나실 거에요.

환자 : 처음에 3개월이면 다 끝난다고 안 했어요? 벌써 6개월 가까이 됐어요. 다른 데는 3개월 안 되어 끝났다던데 여기는 너무 오래 걸려서 다른 건 못하겠어요.

스태프 : 사람마다 아무는 속도가 조금씩 달라서요.

### Solution

처음의 치료계획과 다르게 치료기간이 길어진다면 환자에게 반드시 설명해야 한다. 그럼 누가 설명할까? 담당 의사 그리고 팀장이다. 만약에 설명 없이 지나친다면 환자에게 담당 의료진은 신뢰를 잃게 된다. 치료기간이 연장된 사유는 반드시 있다. 환자와 끊임없는 소통만이 치과병원이 살아남는 길이다.

혈압약과 아스피린을 복용하고 다른 지병도 있는 환자인데 임플란트 1차 수술은 4월에 하고 아무는 속도가 늦어 10월에 2차 수술을 하게 되었다. 처음 시작할 때는 3개월 정도면 끝난다는 설명을 듣고 시작했는데 6개월 정도 걸리자 환자가 너무 오래 걸린다며 컴플레인 했다.

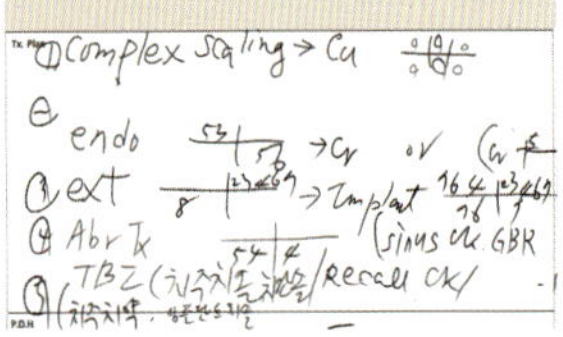

Complain 146

•••

왜 계획대로
치료 진행 안 합니까?

의사 : 마취 먼저 하겠습니다.

환자 : (어리둥절한 얼굴로) 오늘 시린 치아 때우는 날 아니에요?

의사 : 지난번에 스케일링 하셔서 오늘 잇몸치료 하고 다음 번에 때울게요.

환자 : 시린 이 때우러 왔는데 왜 자꾸 다른 치료만 해요? 지난번에 스케일링하고 다음 번에 때워 준다고 하더니 오늘 또 잇몸치료 한다고요? 계획대로 진행해야 되는 것 아니에요?

의사 : 잇몸치료 하고 나면 피가 나서 재료가 잘 안 붙어요.

## Solution

축구경기에서 축구선수와 심판이 잘한다고 축구경기가 원활히 진행되는 것은 아니다. 진행위원이 역할을 잘해야 한다. 볼보이, 기획 등 숨겨진 조연들이 수고할 때 축구경기는 빛나게 된다.

치과에서 진행위원은 누굴까? 바로 상담코디네이터, 팀장, 수납과 행정 팀 등 곳곳에 숨은 조연들이 많다. 앞과 같은 컴플레인의 원인은 진행하는 팀장이 진료실에 들어가기 전에 환자와 상담 진행을 하지 않았기 때문이다. 진행관리 스태프가 잘 진행하여야 치료가 차질없이 진행된다.

환자의 불편사항을 파악하고 제일 먼저 해소해주어야 한다. 치료 순서에 따라 치료가 진행되었는데, 계획 설명 후 변경 사항이 있을 때는 계획 변경을 미리 알리고 진행해야 환자의 불만이 생기지 않는다.

**Complain 147**

임플란트
네비게이션 식립

환자 : 임플란트를 가을쯤에 빨리 끝내고 싶어서 네비게이션으로 진행했어요. 그런데 수술 부위가 너무 아파요. 아무래도 잘못된 것 같아요. 빼고 싶은 지경입니다.

의사 : (자세히 살핀 후) 3개가 fail이 났으니 발거하겠습니다.

환자 : 내 말이 맞네요. 이제부터 바빠서 못 와요. 믿음이 안 가니 오른쪽 윗니의 수술은 보류해주세요. 빨리 끝내려고 네비게이션 했다가 더 늦어져서 손해가 이만저만 아니네요.

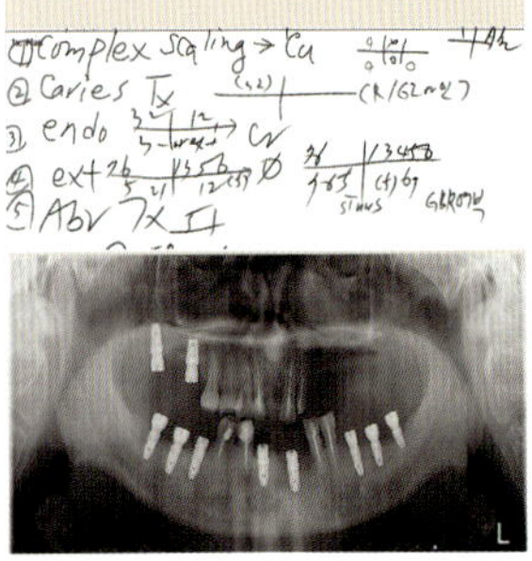

## Solution

네비게이션 임플란트의 성공률이 일반 임플란트의 성공률보다 좋을까? 아직 연구 중이므로 성공률이 높다고 단언하면 안 된다. 일부 매체나 디지털 임플란트 기획 팀에서는 성공률보다는 편안함을 무기로 네비게이션 임플란트를 선정한다. 환자는 미디어의 영향으로 네비게이션 임플란트의 신봉자가 되었다. 빨리 그리고 안전하고 편안하게 식립된다고 믿게 되었다.

하지만 디지털 임플란트가 모든 것을 보장하지 못한다는 사실은 모른다. 자동차용 네비게이션도 정확하게 작동을 하지 못하여 다른 길이나 늦게 가는 길로 안내하거나 막다른 길을 안내하여 운전자가 사망한 외국 사례들도 있는 것처럼, 디지털이 대세이지만 성공을 보장하지 않는다는 것을 인지하고 설명해야 한다.

시술 전 동의서를 받을 경우 반드시 무상 시술이나 환불 요건 등을 명기하는 것이 중요하다. 환불 시 분쟁의 원인을 없애기 위해 100% 환불이 아니라 조건에 따라 환불받을 수 있음을 명시하는 동의서를 작성하는 것이 좋다.

Complain 148

진료 중 치과위생사 폭행사건

환자 : (치과위생사를 세게 밀치며) 왜 진료를 빨리 안 해주는 거야?

***

치과위생사 : (못 이기는 척) 저를 밀치고 폭행한 거 인정하시죠?
가족들도 함께 오셔서 잘못을 용서해 달라고 하니 합의를 받아들이겠습니다.

## Solution

임플란트 보철과에서 진료를 받던 환자가 치과위생사를 밀치고 폭행하였다. 치과위생사는 병원에 입원해서 치료 중이다. 드문 경우지만 환자가 갑자기 욱하는 경우가 있다. 소위 갑질이다. 의료진을 폭행하는 경우는 상황이 매우 심각해질 수 있다.

이러한 상황이 발생하지 않도록 차분하게 어조를 낮춘다. 감정은 상대적이라 욱하고 성질을 부리던 환자는 머쓱해져서 차분해진다. 한번 실험해 보시길 바란다.
환자의 입장을 충분히 공감하고 이해하려고 노력해야 한다. 환자의 심기를 거슬리거나 억압적인 말과 무시하는 태도, 경멸을 담은 표정 등을 조심하며 다혈질인 환자들은 특별히 신경써서 응대해야 한다.

# PART 7
## Payment & Refund
## 수납 & 환불

대기시간이 길다고, 수면마취가 잘 안 됐다고, 예약 시간을 안 지켰다고, 보철물이 파절되거나 임플란트가 오래 걸린다고, 수술을 겹치기로 잡았다고, 보철 모양이 마음에 안 든다거나 교합조정하는 의사가 마음에 안 든다고, 틀니가 불편하다고.... 환자들은 여러 가지 이유로 환불을 요구한다. 환불은 신중하게 하되, 환불과정 중에서 환자의 마음을 상하지 않도록 진행한다. 서로가 말한 약속을 환자도 잘 잊고 의료진도 잊는 경우가 많지만 환자는 늘 본인이 잘 기억한다고 착각한다. 말로 표현한 것은 중요하지만 효력이 없다. 문서로 남기는 것이 효력이 있다. 또한 환자의 서명을 정확하게 받아라. 문서에 환자의 서명을 받지 않으면 아무리 이야기해도 법률적인 효력이 없다.

환불 협상에서는 무조건 안 된다고 거절하는 것보다 더 좋은 방법을 제시하며 환자와 소통을 하여야 한다. 환자와 마찬가지로 병원도 좋은 결과를 원한다는 점을 상기시키자. 협상을 통해 환자의 컴플레인이 해결되면 환자도 변화하고 병원도 발전하는 좋은 기회가 된다.

Complain 149

신경치료 비용 포함 아니었어요?

상담코디 : 크라운 2개 80만 원, 레진 3개 24만 원,
총 비용 104만 원 들겠습니다.

환자 : 네, 그럼 오늘부터 치료해줘요.

상담코디 : 오늘은 신경치료 먼저 들어갑니다.

***

스태프 : 오늘 진료비 7,200원 수납하시면 됩니다.

환자 : 무슨 소리예요? 100만 원에 진료비 포함된 금액 아니었어요?
당연히 신경치료비도 포함으로 알지 누가 따로 생각하나요?

## Solution

상담할 때 처음부터 환자에게 신경치료나 발치는 보험으로 비용을 따로 내야 함을 설명하거나 보철비용으로 포함해서 비용을 설명하면 문제가 생기지 않는다. 아무런 설명이 없다가 수납할 때가 되어서야, "보험비용을 별도로 내셔야 합니다."라고 설명하면 컴플레인이 발생한다. 전에는 보철치료를 하면 보험진료비는 당연하다는 듯이 받지 않았다. 보철비용에 보험진료 포함이라는 인식이 많았다. 법으로 보험진료비를 꼭 받도록 되어 있다고 설명하면 이해한다.

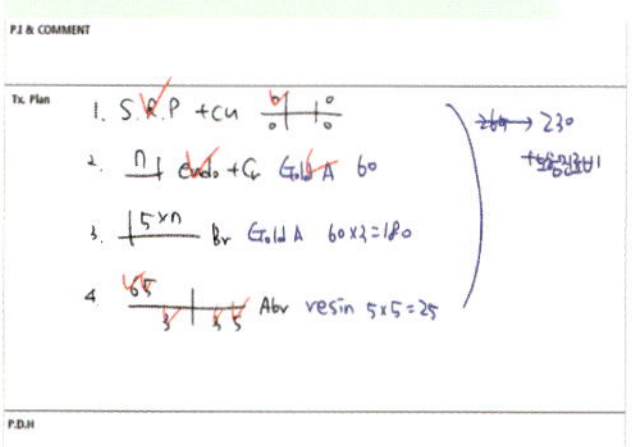

Complain 150

•••

이는 다 뽑아 놓고 수납만 재촉?

스태프 : 16일 2차 수술하실 예정입니다.
그때 남은 비용 준비해주시면 됩니다.

환자 : 이를 다 뽑아 놓고 완성은 안 하고 돈만 내라고 해요?

스태프 : 병원 방침상 수술 전 수납이 원칙이라서 그렇습니다.

환자 : 환자가 불편하지 않게 해줘야 하는 것 아닌가요?
양쪽 다 한 번에 뽑아서 밥도 못 먹게 하고 돈만 내라고 해요?

## Solution

수납에 대한 규정도 정확하게 확립해야 한다. 언제 수납을 얼마나 할지 수납 스케줄표를 상담할 때 하는 것이 중요하고 서명 또한 받아 둔다.

임플란트 식립 시에 100%를 받는 것이 좋은 방법이나 그렇지 못한 경우도 꽤 있으므로 이럴 때는 70% 이상을 먼저 수납하고 최종인상(final impression)채득 전에 완불받는 것이 중요하다. 어떤 경우 임플란트를 사용한 이후에 완불하겠다는 환자들도 나타난다. 하지만 이러한 모든 경우에 원칙을 세워 수납 규정을 언급하는 것이 좋다.

## Complain 151

●●●

교정진단비가 10만 원이나 해요?

환자 : 상담하려고 전화로 예약했는데요.

스태프 : 그러시면 사진 먼저 찍고 안으로 들어가실게요.

***

스태프 : 처음에 찍은 사진하고 교정진단은 보험 적용이 안 돼서 10만 원입니다.

환자 : 진단하는 데 돈이 들면 미리 얘기를 해줘야지. 비용 설명도 안 하고 사진을 찍어요? 그럼 교정하면 얼만데요?

### Solution

교정치료 상담만을 받으러 온 환자와 진단을 받으러 온 환자는 엄연히 다르다. 어떤 환자인지 소통하면서 진행하여야 하는데 진단은 받지 않고 상담만 받겠다는 환자를 억지로 진단까지 시키면 나중에 무리가 따른다. 중간관리자와 의료진의 소통이 문제가 된 케이스다.

전화로 예약하고 교정 상담하기 위해 내원한 환자이다. 예약부에 교정진단이라고 적혀 있으니 스태프가 별다른 설명 없이 사진 촬영을 진행했다. 진료실에서도 다른 설명 없이 교정에 관한 상담만 받고 나갔는데 진단에 대한 비용과 수납을 말하자 컴플레인이 터져 나왔다. 교정은 비보험으로 진행된다. 발치나 사진 촬영 비용에 대해 설명을 미리 해야 환자의 컴플레인을 줄일 수 있다.

## Complain 152

●●●

빨리 수납해줘요.

환자 : 치료 끝났어요. 빨리 수납해주세요.

스태프 : 잠시만 기다리시면 수납하고 예약 도와드릴게요.

환자 : 빨리 계산해주세요.

스태프 : 담당 선생님이 차팅이 아직 안 끝나서요. 보험청구를 해야 금액이 나오는데, 잠시만 기다리세요.

### Solution

우리나라 사람은 급하고, 현대인은 시간이 없다. 중식당에서 자장면을 주문했는데 음식이 바로 나오지 않는다면 즉시 컴플레인, 바로 계산을 해주지 않는다면 또 불평을 할 수 있다.

진료 전 대기시간에 대해 환자는 수납 대기시간보다 더 관대하다. 진료 후에 환자는 더 예민하다. 수납이 정체되면 진료실의 문제까지도 수납 시에 한꺼번에 컴플레인을 하는 경우가 많이 있다. 수납 대기시간이 5분 이상이 걸릴 때는 시스템에 문제가 있는지 체크해 봐야 한다. 만약 5분 이상의 수납 대기시간이 있을 경우에 반드시 매니저에게 이야기해서 수납 스태프를 더 늘려야 한다.

진료실에서는 차팅을 바로바로 해서 수납 대기시간을 줄일 수 있도록 협조해야 한다. 치과는 한 팀만 잘 운영된다고 환자에게 인정받지 못한다. 모든 팀이 서로 협업하면서 진행하여야 환자제일주의(patient friendly) 병원이라고 인정받게 됨을 상기하자.

Complain 153

다른 치과는 30만 원에 해준다고 했어요.

스태프 : pfm으로 덮어씌우시면 40만 원입니다.

환자 : 전화로 물었을 때는 가격조정이 된다고 그랬는데요.

스태프 : 멀리서 오셔서 특별히 30만 원까지 할인해드릴게요. 보철은 할인해드리지만 신경치료는 보험비용으로 내셔야 됩니다.

환자 : 더 할인 안 되나요? 금액이 같으면 굳이 멀리 여기까지 다닐 이유 없잖아요. 그럼 전화했을 때 그렇게 말해주면 됐잖아요.

스태프 : 진단하고 정확히 말씀드려야 해서요. 치료 결정은 집에 돌아가셔서 생각해보고 오시면 됩니다. 오늘은 기본 진료비 수납해주시면 됩니다.

## Solution

할인은 지극히 개인적이다. 병원이 클수록 유지비용이 많이 든다. 환자마다 비용을 저렴하게 해주면 나중에는 감당이 안 되거나 저렴한 치과라는 평판을 얻게 될 뿐이다. 치료비용보다 우선한 특별함, 질적인 서비스, 의료진의 경력, 전문성 등이 우수함을 스태프들이 환자에게 각인시키는 노력이 필요하다. 우리 병원의 특별함이 무엇이 있는지 모든 스태프가 같은 마인드로 공유하고 훈련받는 것이 중요하다.

대다수 환자들은 비용에 민감하다. 진료의 질은 생각하지 않고 금액으로만 비교하여 저렴하면 치료를 결정하는 환자들이 흔하다. 적정한 진료비를 받고 최상의 진료를 해주는 것이 우리 병원이 해야 할 일이다. 무작정 환자가 원하는 대로 돈을 맞춰주지는 않아야 한다. 돈으로 컴플레인 하는 환자에게 더 깎아주면 그 사실을 안 다른 환자들의 컴플레인을 받을 수 있다. 비용에 관한 원칙을 세우고 거기에 맞춰야 한다.

다른 곳에서도 치료비용을 알아보고 내원한 환자였다. 전화로 물었을 때 가격을 정확히 이야기해주지 왜 힘든 발걸음을 하게 만들었냐고 환자의 컴플레인이 늘어날 때, 정답은 "진단하고 정확히 말해야 하기 때문입니다. 치료 결정은 나중에 해도 됩니다."이다.

미국에서 잠깐 있었을 때 의사와 대면해서 물어보기만 해도 엄청난 진료비를 지불해야 했다. 그래도 의사를 탓하지 않는 이유는 의료보험 체계가 안정적이지 못한 원인도 있지만, 의대를 졸업하려면 엄청난 비용이 든다는 사회적 인식이 있기 때문이라고 들었다.

## Complain 154

상담 때는 27만 원,
수납은 왜 40만 원?

상담코디 : OOO님, 충치치료 재료 중 금이랑 치아색 나는 거 둘 중에 무엇으로 해드릴까요?

환자 : 치아색 나는 것으로 해주세요.

상담코디 : 치아색 나는 것으로 때우면 27만 원인데 오늘 치료해드릴까요?

스태프 : 오늘 크라운 본뜨셨네요. 40만 원 수납해주시면 됩니다.

환자 : 무슨 소리예요? 27만 원으로 들었는데...

스태프 : 치아색 나는 걸로 덮어씌운다고 정하신 거 아니셨어요? pfm 비용은 40만 원입니다.

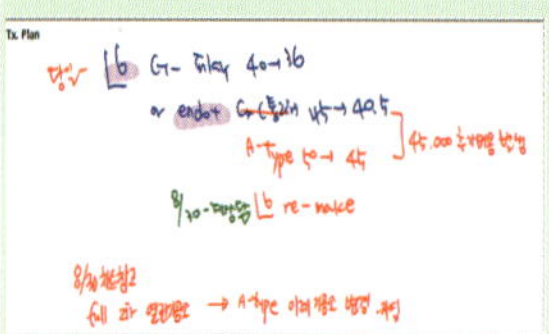

### Solution

상담할 때 반드시 플러스 알파를 설명해야 한다. 비용이 더 발생할 가능성을 환자도 인지하고 예상해야 한다. 충치 치료의 경우 신경치료가 들어갈 수도, 발치할 수도 있기 때문이다.
만약 교정치료를 하러 온 환자의 경우에 교정비용 이외에 매복치 발치 비용, 사랑니 발치 비용, CT 촬영 비용, 스케일링 비용 등 교정치료 비용 이외의 비용이 추가될 수 있음을 설명해야 한다.

임플란트 개수도 늘 수 있다. 수학적으로 예상할 수 없는 금액이 나올 경우도 있으니, 환자에게는 플러스 알파를 미리 알려야 하며 치료가 실패할 가능성도 이야기해야 한다. 상담의 스킬이지만, 케이스에 따라 상담을 할 때 큰 비용을 말하고 적은 금액을 수납 받으면 컴플레인이 덜 발생한다. 크라운 가능성을 설명하고 인레이나 레진으로 끝날 경우는 컴플레인이 없다. 진단이 애매한 경우 '크라운의 가능성이 보인다'고 미리 말해야 한다. "우선 충치를 제거해 보고 다시 말씀드리겠습니다." 또는 "인레이로 치료를 하시면 될 것 같지만 경우에 따라 깊이 썩어 있을 가능성도 있어 크라운을 해야 할 수도 있습니다."라고 말하고 고지한 부분에 대해서는 차트에 기록해야 한다.

환자의 우식이 있는 치아가 육안으로 확인해서는 충치가 깊지 않았는데 방사선사진으로 보니 깊어 보였다. 우선 인레이로 설명하고 우식을 제거해 보니 안으로 깊게 썩어 치관이 많이 삭제가 되었다. 크라운을 해야 하는 상황이라 크라운 임프레션을 떴다. 충치를 제거하기 전에는 크라운을 해야 할지, 인레이로 치료가 될지 구분이 안 되는 경우가 있다. 육안으로 볼 때보다 우식이 깊은 경우가 있어 처음에 인레이로만 설명을 하고 크라운으로 변경을 하면 환자의 컴플레인이 발생할 수 있다. 저렴한 비용을 말해서 환자가 치료를 받도록 유도하고 막상 진료를 하고 나서 비싼 비용을 수납한다고 오해받기 쉽다.

Complain 155

•••

끝나고 수납하면 되지요.

스태프 : 오늘 임플란트 식립하였고요. 지난번에 말씀드린 수납 부탁드립니다.

환자 : 돈 안 가져 왔는데요.

스태프 : 지난번 내원 시 수납 부분 말씀드렸는데요.

환자 : 임플란트 다 끝난 거 아니잖아요. 끝나고 수납하면 되잖아요.

스태프 : 임플란트 수술하신 비용은 수납하셔야 됩니다.

환자 : 심기만 했지 다 된 건 아니잖아요. 끝내지도 않고 돈 달래.
다음에 돈 주면 되잖아요.

## Solution

상담할 때 수납의 원칙에 대해 반드시 그리고 확실히 설명하라. 수납은 선금을 받는 게 좋고 진료 진행보다 수납금이 많아야 미수율이 낮아지고 예약을 펑크내는 일이 줄어든다. 치과병원의 수는 많고 환자의 선택권은 넓어졌다. 병원에서 신경치료만 하고 크라운은 비용이 더 저렴한 곳에서 하는 얌체족도 있고 수납 없이 임플란트만 심고 다른 곳에서 크라운을 하는 경우도 생긴다. 혹은 수납을 안 하고 보철을 본뜨고 간 후 내원하지 않아 보철물이 병원 서랍에 계속 보관되어 있는 경우도 있다.

환자 중에 수납에 대해 말하면 "끝나고 주겠다."라거나 "사용해 보고 문제 없으면 주겠다."라고 말하는 경우도 있다. 환자의 요구대로 수납을 받으면 미수금이 생긴다.
예외 없는 경우는 없다. 만약 진료가 이어지는 경우나 신뢰할 수 있는 환자, 약속을 지키는 환자에 대해서는 윗사람에게 보고하고 진료 먼저 보는 것을 고려해야 한다. 진료 후 수납하기 전까지는 미수임을 정확하게 기록하고 체크하는 것이 중요하다.

당일 미수 환자의 경우 계속 추적 관리해야 한다.

### Complain 156

•••

병원이라 진료비가 더 비싸다는 이야기 왜 안 했어요?

스태프 : 오늘 충치 치료는 보험재료로 15,000원입니다.

환자 : 무슨 소리예요? 동네에서 치료받을 때 똑같은 재료로 10,000원도 안 냈는데요.

스태프 : OOO님, 병원은 의원보다 진료비가 비싸요.

환자 : 처음 치료할 때 병원이라서 진료비가 더 비싸다고 설명을 했어야지요.

## Solution

의원, 병원, 대학병원으로 갈수록 진료비가 비싸진다. 나이드신 분들의 경우 같은 진료를 했는데 수납 때 진료비가 더 나오면, 의아하게 생각하고 지나가는 분들도 계시지만 컴플레인 하는 경우도 있다.

특히 보험진료비에 대한 컴플레인이 많다. 보험진료는 법적으로 정해진 진료비용이다. 우리가 싸게 해주고 싶어도 보험공단에서 받으라고 하는 돈이니 환자에게 인지시켜야 한다. 상담할 때 의원과 병원에 따라 보험진료 수가에 차이가 있음을 설명해야 수납 때 컴플레인 하는 경우가 적어진다.

## Complain 157

올 때마다 돈 이야기 해서 기분 나빠요.

스태프 : 000님, 오늘 본뜨셨고요. 크라운 비용 40만 원 중 20만 원 먼저 수납해주시면 됩니다.

환자 : 지난번에도 돈 냈잖아요. 아니, 올 때마다 돈 이야기에요?

스태프 : 지난번 수납은 신경치료비용이었고요. 오늘은 본뜬 비용을 수납해야 됩니다. 보험이랑 비보험 비용은 달라서요.

환자 : 한 번에 받든지.. 오늘 20만 원 내고 다음에 20만 원 또 내야 되잖아요.

### Solution

이런 유형의 컴플레인을 막기 위해서는 초반에 완불을 시키거나 수납 계획을 환자에게 인지시키고 동의서를 받는 것이 중요하다. 자녀나 며느리와 같이 상담받고 진료비를 미리 지불하고 추가되는 치료비용을 환자 본인에게 다시 청구하는 경우 이와 같은 컴플레인이 있을 수 있다.
이런 경우 비용을 누가 내는지를 차트에 기재하여 환자가 불평하지 않도록 하는 것이 좋다.

수납할 때는 치료계획에 따라 세 번이나 두 번에 나누어 수납함을 원칙으로 정하고 진료의 진행보다 수납금액은 조금 많거나 균등하게 나가는 것도 하나의 방법이다. 비보험진료비에 보험비용을 포함시킬지 이야기하고 수납을 받는 것이 좋다. 비보험진료에 보험진료비는 따로 받더라도 매번 내원마다 진료비를 수납하는 것보다 미리 비보험진료비를 받아 보험진료비를 차감한다. 그러고 나서 인상을 채득하는 날이나 보철물을 완성하는 날 나머지 금액을 수납하는 방식으로 환자의 컴플레인을 줄일 수 있다.

## Complain 158

•••

### 보험틀니를 수리했는데 왜 돈을 내요?

보호자 : 아까 진료 보고 간 000 보호자인데요.
아까 수납처리 하신 분 누구예요?

스태프 : 무슨 일 때문에 그러세요?

보호자 : 우리 엄마가 보험으로 틀니를 했는데 수리하는 데 왜 돈이 또 들어요?

스태프 : 보험틀니는 3개월까지만 무상 수리입니다. 3개월 지나면 본인 부담금이 발생합니다. 국비로 진행하는 틀니는 보험공단에서 3개월은 기본진료비 받고 이후는 수리비 받으라고 규정으로 정해 놨어요.

보호자 : 조치원에 어떤 치과는 보험으로 틀니 하면 1년 동안 추가 수납이 없다던데요. 내가 공단에 직접 전화해서 물어볼 거예요.
아니기만 해 봐요.

## Solution

보험틀니나 보험 임플란트에 관련된 사항도 서식으로 만들어 동의서를 받아 두는 게 좋다. 보험틀니의 경우 동의서에 a/s 기간을 명시하고 환자의 서명을 받아 문제가 생겼을 시 법적인 근거를 마련하는 것이 중요하다.

보험틀니를 한 지 6개월이 지나서 헐겁다고 내원해서 rebase 후에 본인부담금을 수납하고 돌아갔다. 보험진료가 늘어나면서 본인부담금에 대한 컴플레인이 늘어났다. 환자의 입장에서는 비보험으로 진료했을 경우 받지 않던 비용을 보험으로 싸게 했더니 보험진료비를 받는다고 받아들인다.

## Complain 159

**신경치료 했던 것 다시 하는데 또 돈을 내요?**

환자 : 신경치료 했던 치아인데 다시 염증이 생길 수 있어요?
의사 : 네, 치아뿌리 밑에 염증이 재발할 수 있습니다.
상담코디 : 000님, 새로 신경치료 하시면 비용이 발생합니다.
환자 : 아니, 예전에 했던 신경치료를 다시 하는데 돈을 또 내야 해요?
상담코디 : 예전에 치료하신 사진을 보시면 염증이 사라진 것 보이시죠?
새로 생긴 염증이라 치료비용을 내셔야 합니다.

### Solution

항암치료를 받고 암이 재발되면 치료비용을 공짜로 해야 할까? 아니다. 치료비용 청구를 계속해야 한다. 하지만 치과 치료에서는 계속 이어지는 진료에 대해서 치료비용을 지불하지 않을 것이라는 선입견이 많이 있다. 잘못된 생각이다. 치과 치료도 다시 해야 할 경우가 있고 정확하게 법적인 술식 안에서 환자에게 청구해야 한다. 이것 또한 신경치료 동의서에 기재해야 환자는 납득하게 되니 신경치료 동의서를 받는 것을 잊지 말아야 한다.

한번 치료를 하면 평생 보장이라는 생각을 하는 환자들이 있다. 보철을 하면서 보험비용을 수납하지 않고 진행했던 환자는 re-endo 시 비용에 관한 컴플레인을 할 수 있다. 보철과 신경치료를 할 때는 보험비용 할인이라고 말을 하지 않고 신경치료비용은 보험으로 청구하고 보철비용을 할인해준다고 설명해야 나중에 문제가 안 생긴다.

몇 년 전에 신경치료 후 보철을 한 치아였다. 아프다고 해서 치근단 촬영을 했더니 치근 밑에 염증이 생긴 상태였다. 환자는 병원에서 치료를 잘못해서 새로 생긴 거라고 억지를 부렸다. 보철을 뚫어 새로 신경치료를 하며 비용이 발생함을 설명했더니 화를 낸 경우이다.

## Complain 160

●●●

마취시켜 놓고
돈 더 달라니,
뭐가 급해서?

상담코디 : 000님, 어제 상담하실 때 저희가 비용을 잘못 설명드렸어요. 뼈이식 비용을 말씀 안 드려서 뼈이식 비용 30만 원이 추가될 예정입니다. 수술받고 나가실 때 수납해주세요.

환자 : (체어에서 벌떡 일어나며) 뭐요? 내가 여기 들어오기 전에 수술비 신용카드 긁을까 하다가 병원 생각해서 계좌이체 해주고 올라왔어요. 그런데 누워서 마취시켜 놓고 돈을 더 내라고요?

상담코디 : 죄송합니다. 수술 전에 말씀드리려다 보니, 추가 비용을 미리 말씀 못 드려서요.

환자 : 돈 떼먹을 사람도 아니고 아까 수납하고 들어왔잖아요. 그때 이야기를 했어야지, 마취해 놓고 돈 얘기가 뭡니까? 순서랑 절차가 틀렸잖아요!

### Solution

치료비 수납에도 타이밍이 있다. 환자가 수술 전 한껏 예민해져 있는 상황에서 비용 이야기를 하면 컴플레인 발생 가능성이 높아진다. 적정한 타이밍에 이야기를 하고 환자의 컴플레인이 야기될 사안에 관해서는 최대한 조심스럽게 할인을 조금 제시해서 환자의 기분을 풀어주는 것이 장기적인 불만환자로 변하지 않게 하는 방법이다. 처음 진료부터 기분 나쁘게 시작하면 진료가 끝날 때까지 환자는 예민하게 진료를 받고 작은 부분에도 컴플레인 할 가능성이 높아진다.

수납 내역을 기록할 때 뼈이식에 관한 비용이 안 들어갔음을 확인하고 급하게 진료실로 들어가 환자에게 추가 비용에 관해 설명했다. 환자는 마취를 하고 수술을 기다리다 화가 나서 컴플레인 하였다. 타이밍!!

Complain 161

•••

정기검진 했는데
왜 돈 내요?

스태프 : 오늘 정기검진 하셨네요. 기본진료비 수납하시면 됩니다.

환자 : 오늘 한 것도 없는데 왜요?

스태프 : 진료실에서 보면 비용이 발생합니다.

환자 : 왜 돈이 나왔는지 설명해줘야지요.

## Solution

정기검진을 받으러 내원하는 것도 기본진료비용이 발생할 수 있음을 인지시키고 문자나 아웃콜 할 때 이야기해야 한다. 또한 비용에 대한 의문을 갖는 환자에게는 내역을 정확하게 문서를 제시하면서 설명하는 것이 중요하다.

환자에게 비용에 관해 설명할 때는 명확한 단어와 표현을 사용해야 한다. 수납 항목을 조목조목 설명하는 것이 좋다. 정기검진 문자를 받고 검진을 받고 나가다 화가 난 상황이다. 기본검진에도 기본진료비가 발생된다고 설명을 미리 했어야 했다.

Complain 162

임시치아비용을 빼주세요.

환자 : 만들어 준 임시치아 불편해서 못 쓰겠어요. 이거 안 쓸 테니까 남은 돈에서 임시치아비용은 빼주세요. 내가 임플란트 120만 원씩 두 개 심고 임시치아 해서 240만 원이라고 들었어요.

상담코디 : 차트 확인해 보고 말씀드릴게요. 네, 원래 300만 원인데 240만 원으로 진행하는 것 맞습니다.

환자 : 임시치아가 30만 원이라고 들었는데 240만 원에서 30만 원 더 빼주세요.

상담코디 : OOO님, 임시치아는 원래 30만 원인데 저희가 비용 없이 해드린 거에요. 처음부터 비용에 포함 안 시켰습니다.

환자 : 말이 안 통하네.

## Solution

환자와 상담할 때 항목별로 할인하여 총액을 정했을 경우 생기는 오류이다. 총 금액에서 얼마의 할인을 적용해서 얼마의 금액으로 결정되었는지 설명하고 동의서를 받는 것이 중요하다.

만약 중간에 치료 진행을 원하지 않아서 환불을 요청할 경우 총 비용에 대한 할인금액이 아닌 개별 비용의 총계를 써 놓는다면 환불 액수가 많을 수밖에 없다. 환자의 서명이 포함된 총 비용과 결정 비용을 할인 금액과 함께 기재하여 환자의 서명을 받으면 환자는 동의할 수밖에 없다.

환자는 처음에 임플란트 비용에 대한 설명을 들었고 보철이 올라갈 때까지 보기 싫다며 임시치아를 원했다. 임시치아비용이 30만 원이지만 비용청구하지 않은 상태에서 무료로 임시치아를 사용해 보니 불편하다고 며칠 뒤에 방문했다. 임시치아를 안 낄 테니 임시치아비용만큼 전체 비용에서 빼달라고 우겼다. 결국 환자는 이해하였고 치료는 계속 진행되었다.

**Complain 163**

•••

카드 무이자할부 가능합니다.

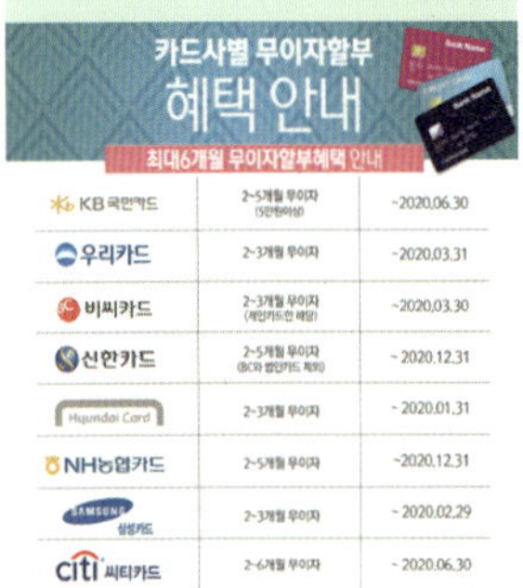


환자 : (전화로) 저 OOO인데요. 데스크에 현대카드 5개월 무이자 안내판 보고 현대카드로 결제했는데 수수료가 나갔어요. 무이자할부된다고 했는데 어떻게 된 건지요?

스태프 : 확인해 보겠습니다. 무이자할부는 5월 15일부터였는데 결제가 5월 2일이라 할부 수수료가 나간 것 같습니다. 취소하고 오늘 재결제 하시면 무이자 혜택 받으실 겁니다.

환자 : 이미 수수료 나간 건 어떻게 해요? 결제할 때 확실하게 말해줬어야지요.

## Solution

카드회사에서는 카드 사용을 늘리기 위해 병원이나 대형마트에서 무이자할부를 진행한다. 각 카드사마다 무이자할부 이벤트 기간이 다르게 진행되다 보니 일정 기간이 지나면 무이자 안내판을 바꿔 리스트를 정리해야 한다. 수납할 때 많은 금액이 부담되는 환자들을 위해 무이자할부 카드와 기간을 명시해주는 것이 좋다. 작은 부분에서 환자가 느끼는 서비스의 만족도가 달라진다.

회계 팀은 매달 달라지는 카드 무이자할부 시스템을 확인하여 수납 팀에 공지해야 한다.

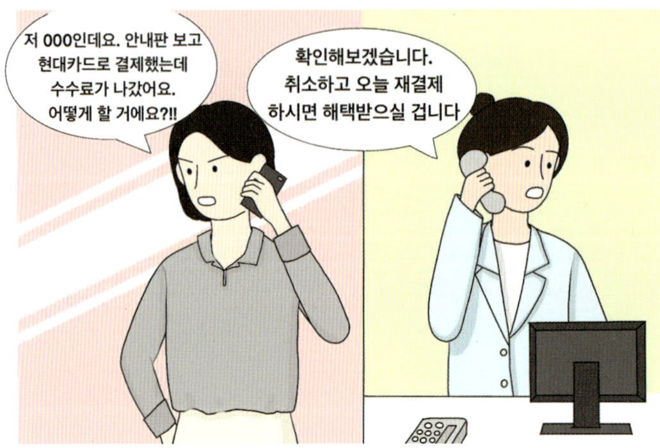

Complain 164

•••

선금 수납 환불해주세요.

보호자 : (전화로) 내일 예약되어 있는 000 엄마인데요. 예약 취소할테니 선금 환불해주세요.

스태프 : 확인하겠습니다. 진정치료 예약하시고 선금 5만 원 내셨네요. 어머니, 저희가 원장님 스케줄은 진정치료 시간으로 1시간 이상 비워 놨어요. 진료에 대해서 충분히 설명드리고 변심으로 취소하시면 환불이 어렵다고 말씀드렸습니다.

보호자 : 그건 애 아빠가 들은 얘기고 나는 들은 적 없으니 환불해주세요.

스태프 : 그날 아버님께서 설명 들으시고 환불 규정도 동의하셨습니다.

보호자 : 치료를 안 받았는데 왜 환불이 안 되나요? 환불 안 해주면 아는 엄마들한테 내가 소문낼 거에요.

## Solution

우리나라에 아직 부족한 인식이 노쇼(no show)이다. 노쇼 방지를 위한 특별한 법적 규정은 없으며, 항공사나 호텔 등에서는 선결제나 위약금 제도를 도입해 예약 부도율을 줄이고 있다. 노쇼 현상이 늘면서 공정거래위원회는 2016년 업무보고에서 3대 핵심과제의 하나인 '소비자와 사업자 간 서로 이익이 되는 건전한 거래환경 조성'을 통해 노쇼와 블랙컨슈머 근절을 위한 책임 있는 소비문화 확산 계획을 발표했다.

현대경제연구원에 따르면 2015년 기준, 5대 서비스업종의 노쇼 발생률은 15%에 이른다. 4~5%인 북미의 3배 수준이다. 노쇼로 인한 매출 손실은 연간 4조5천억 원, 고용 손실은 10만8천여 명으로 추정된다.

소아치과에서 수면치료할 때는 한 번에 많은 치아를 치료하기 때문에 시간을 길게 비워 둔다. 변심으로 취소하거나 예약을 변경하면 병원 입장에서 손해라서 보호자에게 진료에 대해 충분히 설명하고 예약을 원하면 선금 5만 원을 입금하라고 설명한다. 환불 규정에 대해 그리고 동의서에 서명했음을 설명하여야 한다.

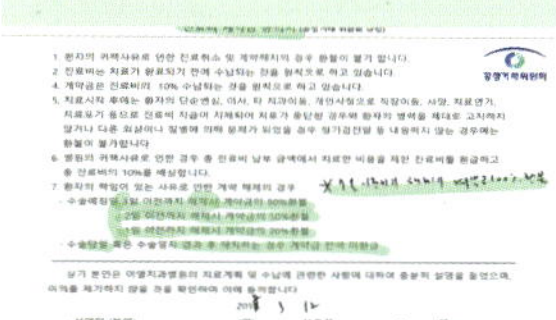

Complain 165

•••

돈 받고서 안 받았다고 하는 것 아니에요?

환자 : 임플란트 예약해주세요. 돈은 다음에 수술할 때 내면 되죠?

스태프 : 네. 그런데 000님, 지난번 치아색 나는 재료로 치료하신 비용이 수납이 안 돼 있습니다. 2017년도에 내원하셨을 때 치료비 90만 원이 미납되어 있습니다.

환자 : 몇 년이 지난 지금에 와서 수납하라는 게 말이 돼요? 스태프가 돈을 받고도 안 받았다고 하는지 어떻게 알아요?

스태프 : 진료비 확인서 보시면 일부는 수납하고 나머지는 미수로 남았습니다.

## Solution

수납은 진료 후 최대한 빠른 시간 내에 고지를 하고 완결해야 한다. 시간이 지나 수납을 말하면 환자의 입장에서는 안 내도 되는 돈을 내야 하는 기분이 들 것이다. 많이 청구된 수납의 경우도 환자가 먼저 이야기하기 전에 전화를 해 과수납을 설명해야 한다. 환자는 즉시 연락해서 실수를 바로잡는 병원이라는 인식을 하게 되지만 환자가 먼저 알게 돼서 이야기하면 불만으로 쌓인다. 보철치료를 하고 일부 수납을 했는데 마지막 setting 날 수납이 완료되지 않았다. 스태프도 미수가 남은 줄 모르고 환자가 다른 진료를 보기 위해 내원했을 때 발견이 된 것은 지나친 사례이다.

## Complain 166

●●●

스케일링 보험 안 되나요?

환자 : 스케일링이 보험인데 왜 32,100원이에요? 너무 비싼 거 아니에요?

스태프 : 000님, 잇몸에 치주염이 심하셔서 다음 번에 치주치료도 받으셔야 되는데 치주치료 전처치로 스케일링 하게 되면 비용이 더 나옵니다.

환자 : 그게 무슨 말이에요? 스케일링이면 다 같은 스케일링 아니에요?

스태프 : 치주치료 없이 한 번으로 스케일링이 끝나면 20,500원이고요. 치주치료가 필요한 전처치 스케일링은 32,100원입니다.

### Solution

치주치료 전처치 스케일링과 예방 스케일링의 비용이 달라지니 청구액에 따라 비용을 수납한다. 보험으로 하는 스케일링에도 예방 스케일링과 치주치료 전처치로 하는 스케일링이 다르고 치주 상태에 따라 진단을 하여 스케일링 하고 치주치료를 한다고 빠짐없이 설명해야 한다.

Complain 167

•••

다른 치과에서는 그냥 붙여주던데.

환자 : 임플란트가 떨어졌는데 다른 쪽 하면서 이것도 좀 붙여주세요.

스태프 : 죄송합니다. 임플란트는 저희 쪽에서 하신 게 아니라서 하신 곳으로 가셔야 됩니다.

환자 : 붙이기만 하면 되는 건데, 여기서 치료를 하니까 이것도 같이 좀 봐 주면 되잖아요.

스태프 : 저희 쪽에서 하시면 비용이 발생합니다. 하신 곳에 가시면 그냥 붙여드릴 거예요.

환자 : 다른 치과에서는 그냥 붙여주던데 여기서는 돈 내라는 말인가요?

## Solution

간혹 다른 치과에서 진료받은 것이 문제가 생겨서 오는 경우가 있다. 혹시나 하는 우려에 원래 치료받던 곳으로 가라는 대답이었지만, 우리 병원에서 다른 진료를 하기로 결정한 경우라면 서비스 차원에서 받아주는 것이 좋다. 충치로 크라운과 신경치료를 하려고 선불한 환자였다. 신경치료를 위해 내원해서 다른 치과에서 시술한 임플란트 크라운이 빠졌다고 붙여달라는 경우였다.

붙이는 것도 중요하지만 이미 변형된 임플란트를 붙인 경우에는 환자는 컴플레인을 더 많이 할 수 있다. 다시 떨어질 수 있기 때문이다.

다시 붙이게 되는 타 치과 보철물은 반드시 동의서를 받고 붙이는 것이 중요하다.

## Complain 168

여기서 때운 것 떨어져서 다시 하는데 돈을 또 내라고요?

환자 : 몇 달 전에 여기서 이 파인 데 때우고 갔는데 떨어졌어요. 새로 붙여주세요.

스태프 : 지난번에 보험재료로 때우고 가셨네요. 보험재료라 새로 하시면 비용이 발생합니다.

환자 : 다른 치과에서 때운 건 1년째 붙어 있는데, 엉망으로 때워 놨으면서 돈을 내라고요? 그때 6개월 무료로 a/s된다고 했는데 왜 말이 바뀌나요?

스태프 : 확인해서 지난번에 때우고 가신 게 맞으면 이번엔 그냥 해드릴게요.

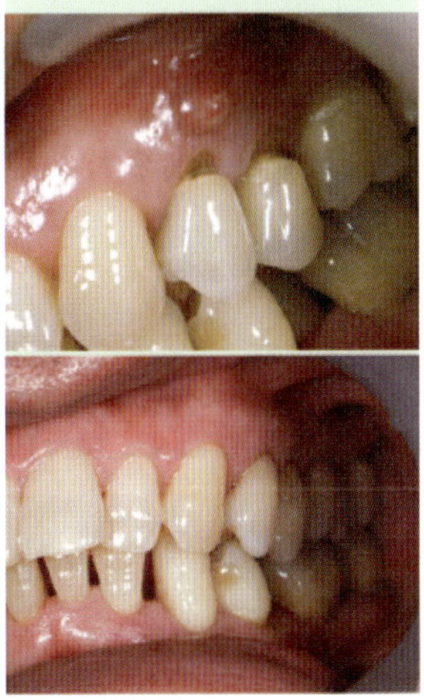

### Solution

치경부 마모증은 치료는 쉽지만, 유지관리가 어려운 치료 술식이다. 보험이 되는 G.I나 보험이 안 되는 레진의 경우 특히 그렇다.

환자에게 a/s 규정을 알리고 동의를 받는 것이 중요하다. 보험 G.I의 경우는 추가 비용이 들 수 있음을 설명하고 비보험의 경우 레진 비용을 환불할 수 없고, 무상으로 일정 기간 재시술받을 수 있음을 설명하는 것이 중요하다.

또한 환자에게 재탈락이 되지 않도록 하기 위해서 관리 요령을 숙지시키는 것도 중요하다. 치료하는 데 늘 시간이 부족해 치료만 하기 급급하다면 모든 치료에서 환자가 본인의 잘못을 진료실에 묻는 실력 없는 치과가 될 수 있다는 사실을 기억하자.

미리 설명하고 시작한 경우는 환자의 컴플레인도 적다. 설명을 듣지 못했다면 환자는 치료의 질을 의심하게 된다. 치과 입장에서 보험재료로 때우는 건 잘 떨어진다. 한 달이 지나서 떨어지면 다시 보험으로 진료받고 본인부담금을 내야 된다. 처음에 재료를 설명할 때 향후 경우의 수를 충분히 전달해야 컴플레인을 줄일 수 있다. 보험재료는 잘 떨어지고 색이 다를 수 있다. 충분히 안내하고 보름 안에 떨어지면 50%만 수납하지만 한 달이 지나서 떨어지면 비용을 다 내야 함을 설명해야 한다.

## Complain 169

### 뼈이식 150만 원이라고 상담했는데 왜 수납은 200만 원?

스태프 : 오늘 뼈이식하셨고요. 총 비용 400만 원 중에 절반 200만 원 먼저 수납해주시면 됩니다.

환자 : 네? 뼈이식 비용 150만 원 아니에요?

스태프 : 뼈이식 비용은 150만 원 맞는데요. 처음에 절반 내시고 나중에 임플란트 들어가면서 나머지 내실 거에요.

환자 : 치료받은 만큼만 내면 되지 왜 먼저 더 내라는 건가요?

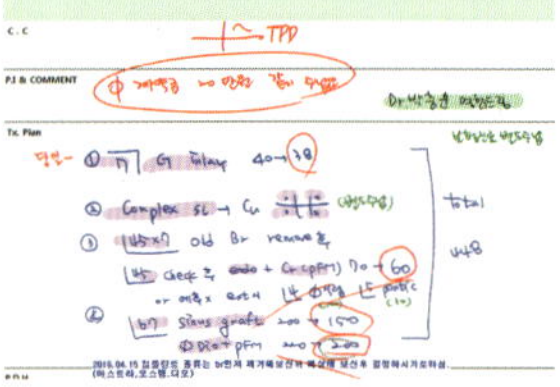

## Solution

환자와 감정 싸움은 피한다. 때론 한발 물러서서 환자의 뜻을 따라주는 것이 좋을 때도 있다. 상담할 때 수납 방식과 원칙에 대해 충분히 설명했어도 예외 사항이 발생한다. 대부분은 이해하고 병원의 원칙에 맞춰주지만, 치료받은 만큼만 비용을 수납하겠다는 환자도 더러 있다. 이런 경우 병원의 규정만 내세우면 감정싸움이 돼서 환자의 신뢰를 잃을 수도 있다.

## Complain 170

•••

아파서 왔는데
설명은 없고
금니 이야기만?

의사 : 오른쪽 아래가 붓고 아프시다고요? 이 치아는 신경치료해서 금으로 덮어씌우는 게 나을 것 같아요.

환자 : 다른 치료 방법은 없나요? 꼭 덮어씌워야 해요?

의사 : (별다른 설명 없이) 네. 덮어씌워야 할 것 같아요. 오늘은 약 처방 먼저 해드리고 예약 잡아드릴게요.

환자 : (전화로) 내일 예약되어 있는 사람인데요. 예약 취소해주세요. 다른 치과에서 치료했더니 붓기가 바로 가라앉았어요. 거기는 신경치료 해서 금니 씌우라는 소리만 하고 다른 설명도 없고 무성의해요.

### Solution

모든 인간관계는 소통이다. 환자와 의료진의 관계도 소통이다. 의료진은 설명할 의무가 있고 환자는 들을 권리가 있다. 무성의한 진료와 설명은 환자가 바로 알게 된다.

우리 병원에 신뢰를 가지고 돌아간 환자라면 다른 곳을 방문하지 않았을 것이다. 의사가 충분한 설명을 못했다면 스태프에게 전달하여 반복해서 설명을 하고 환자가 진료를 신뢰할 수 있도록 해야 한다.

**Complain 171**

병원에서 사기치는 거 아니에요?

환자 : 제가 중국 국적이라 한국보험이 없어요. 스케일링하고 잇몸치료는 한 번에 되나요? 진료비 얼마나 나올까요?

의사 : 스케일링은 비보험이면 5만 원인데 2만 원으로 할인해서 해드릴게요. 잇몸치료도 몇 만 원 나올 건데 정확한 건 데스크에서 알 수 있습니다.

스태프 : 000님, 오늘 수납 95,600원입니다.

환자 : 무슨 소리예요. 5만 원인데 2만 원에 해준다고 해서 치료했지 9만 원이면 안 했지요.

스태프 : 2만 원으로 설명드린 건 스케일링이고요. 나머지는 잇몸치료하신 비용입니다.

## Solution

컴플레인의 원인 중에 큰 비중을 차지하는 부분이 진료비용과 관련되어 있다. 사전에 정확한 안내와 환자의 동의가 반드시 필요한 항목이다. 다른 부분으로 발생한 불만도 비용을 할인해주면 해결되는 경우도 많다. 환자에게 비용을 설명드렸으나 환자는 적은 금액만 기억하고 있었다. 결국 환자에게 잇몸치료비용 청구 화면과 스케일링 금액표를 확인시킨 후 수납 완료하였지만 재내원은 하지 않았다.

## Complain 172

### 빨리 환불해주세요.

환자 : 여기서 진료 안 받을 거니까 계약금 환불해주세요.

스태프 : 확인 도와드리겠습니다. 지난번에 임플란트로 10만 원 선금 내고 가셨네요. 보험진료비용 제외하고 6만 원 환불 가능합니다. 회계 팀에서 확인해서 취소하는 데 시간이 좀 걸릴 것 같아요.

환자 : 결제는 빠르더니 취소는 왜 이렇게 오래 걸려요?

스태프 : 죄송합니다. 최대한 빨리 처리해드릴게요. 집에 가서 기다리시면 입금될 겁니다.

환자 : 3시까지 입금이 안 되면 병원 다 부셔 버릴 테니까 그런 줄 알아요.

### Solution

빠른 결제 처리와 함께 신속한 환불 진행이 중요하다.

환자는 빠른 환불을 요구했으나, 수납 팀과 회계 팀에서 결제가 누락되어 환불이 늦게 진행된 경우이다. 이해를 못한 환자는 계속 이의를 제기했고 결국 환불을 받아 갔다.

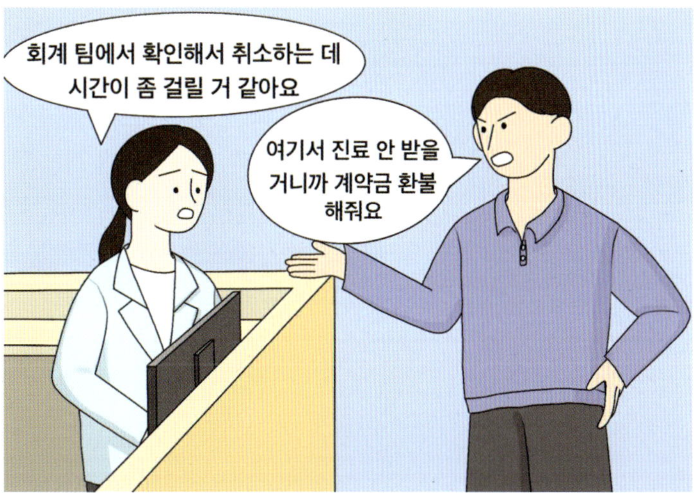

## Complain 173

치료한 게 거칠어서 22,000원 환불해줘요.

보호자 : 000원장님은 치료를 잘하는데 우리 아들 진료한 의사는 젊은 의사라서 실력이 없어요. 내 아들을 아프게 했으니 22,000원 환불해달라고요.

매니저 : 아드님이 치료도 잘 받고 갔습니다. 집에 가서 어머님께 응석부린 것 같아요.

보호자 : 22,000원 환불해주면 다른 치과로 가서 다시 치료하게요. 제일 높은 사람이랑 이야기하고 싶어요.

매니저 : 제가 제일 높은 사람이니 저한테 말씀하시면 해결해드리겠습니다. 치료한 부분에 대해서 정상적인 치료비용을 수납하신 겁니다. 다른 치과 가서 문제 있다는 진단서를 가지고 오시면 환불해드리겠습니다.

### Solution

의료 직종(medical industry)은 정보, 교육과 함께 4차 산업으로 분류되는 동시에 서비스 직종이다. 서비스 직종의 생명은 친절이다. 친절하지 못한 병원은 존재의 이유가 없다. 진료도 치료도 설명으로 시작해서 설명으로 끝나고 미소로 시작해서 주의사항으로 끝나야 한다. 차근차근 조곤조곤 설명하는 훈련을 받자. 이것이 방어 진료이고 신뢰를 형성하는 길이다.

환자는 30대이고 60대 어머니는 무조건 귀한 아들을 거론하며 흥분하였다. 결국 환자와 보호자가 함께 내원해서 초기 방사선사진을 보며 담당 의사에게 충치 상태를 설명 듣고 진정한 후에 귀가하였다. 환자의 유형은 다양해서 황당한 경우를 수시로 접할 수 있다. 불미스러운 일을 미연에 방지하려면 매사에 언행을 조심하며 정확한 설명과 안내가 기본이 되어야 한다.

## Complain 174

지갑을 차에 놓고 왔어요.

스태프 : 오늘 수술 전에 100만 원 수납해주세요.
환자 : 차에 지갑을 놓고 와서 가지고 올게요.
스태프 : 다음 분 수납 도와드릴게요.
환자 : (지갑 가지고 오더니) 기분 나빠서 수술 못 하겠어요.
계약금 환불해줘요. 스태프의 말투와 태도에 너무 기분 상했어요.
계약금 30만 원 환불해주세요.
스태프 : 환불받으시려면 환불 요청서를 작성해주셔야 합니다.

### Solution

수납할 때 수납 스태프의 목소리는 어느 정도일까? 더러 자존감이 낮고 자존심이 센 환자들이 있다. 오픈형 수납 데스크에서 환자에게 면박을 주거나, 인상을 쓰게 하는 수납 스태프는 재교육 대상자이다. 대기실에 다른 환자에게 이러한 개인적인 비용 이야기가 들리지 않도록 해야 한다. 친절하게 웃으면서 비용을 받을 수 있도록 프로페셔널해야 한다. 환자가 칭찬하며 비용을 수납할 수 있도록 해야 한다. 그렇지 못하면 환자는 돌아가서 병원을 더 이상 찾지 않을 것이다.

환자의 자존심을 건드리는 언어나 표정을 항상 주의해야 한다. 대기실에는 많은 환자들이 있는 곳이라 특별히 환자의 기분을 상하지 않게 조심해야 한다. 본원에서는 수납의 5대 원칙이 있다. ① 일어서서 두 손으로 응대, ② 스몰 토킹(small talking), ③ 미소, ④ 마무리 끝인사, ⑤ 작은 목소리라는 원칙을 지켜서 환자를 응대하고 있다. 그러나 스태프들은 바쁘다는 핑계로 큰소리로 말하고 무심코 쓰는 언어가 환자의 자존심을 건드린다. 사람들은 작은 언행에 감동받거나 불쾌해진다.

Complain 175

•••

외산 심기로 했는데
국산이 들어갔다니요?

스태프 : OOO님, 총 진료비 200만 원 중에 200만 원 먼저 수납해주세요.

환자 : 무슨 소리예요. 치료도 안 끝났는데 돈 먼저 내라니요.

스태프 : 차트에 수술은 외산으로 하신 걸로 나오는데요. 알아보고 말씀드릴게요.
잠시만 기다려 주세요.

환자 : 지난번에 상담할 때 외산으로 하기로 했어요. 확인해 보세요.

스태프 : 상담하신 선생님께 물어보니 외산 맞다고 하시네요.
전달이 잘못되어 국산으로 수술하신 것 같습니다.

## Solution

과하게 설명하면 사기죄가 될 수 있다. 외제 임플란트를 실수로 국산으로 심었는데 비용은 외제 비용을 내야 하는 황당한 경우이다. 진료실에서 수술 전 어떤 제품인지 잘 확인하지 않고 임플란트 식립을 한 경우이다. 시술 전 동의서를 받으면서 어떤 치료를 들어갈 것인지, 어떤 임플란트 타입이 들어갈 것인지 재차 확인 후 치료에 들어가야 한다.

차트를 정확히 확인 후 수술을 해야 하는데 차트 확인 없이 국산, 외산을 혼동한 스태프로 인해 병원의 매출 손해와 환자의 신뢰를 잃었다. 환자는 진료 때마다 병원에 대한 불신으로 힘든 진료를 하게 될 것이 뻔하다. 진료 전, 수술 전에 항상 본인 확인과 동의서를 받으면서 정확한 임플란트 종류를 기록해야 한다. 동의서를 받는 것도 교육을 통해서 개선할 수 있다.

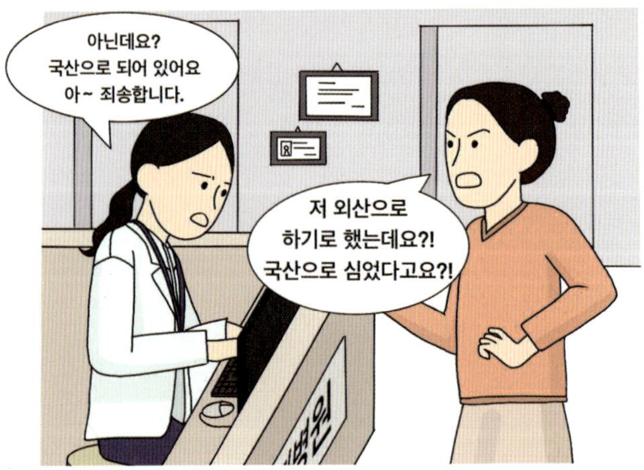
아닌데요?
국산으로 되어 있어요
아~ 죄송합니다.
저 외산으로
하기로 했는데요?!
국산으로 심었다고요?!

## Complain 176

### 왜 사람마다 말이 달라요?

스태프 : 오늘 100만 원 수납하시고 수술 들어가시면 됩니다.

환자 : 지난번에 50만 원만 준비해도 된다고 했는데?

스태프 : 죄송하지만 병원 규정상 100만 원 다 수납하셔야 됩니다.

환자 : 지난번에 상담한 사람은 된다고 그랬는데 왜 자꾸 안 된다고 그래요? 왜 스태프들마다 말이 달라요? 처음부터 안 된다고 했으면 나도 준비를 했을 것 아니에요. 상담할 때랑 말이 다르면 어떡해요? 지금 와서 돈 더 내놓으라니 뭐하는 거에요?

## Solution

수납 스케줄에 대한 상담 시 동의서와 수납 방법에 대한 수납 팀의 교육이 일치하지 않아 생기는 문제점이다. 특히 진료 팀이 여러 팀으로 나뉘어져 있을 때 생기는 문제점일 경우에 이런 종류의 컴플레인이 발생할 수 있다. 이런 일이 생기지 않으려면 반드시 훈련받고 연습해야 한다. 차트 리딩 연습, 병원 수납 규정 연습, 동의서 연습, 수납 스케줄 짜기 연습 등이 필요하다.

진료든 수납이든 환자에게는 동일한 답변을 해야 병원에 대한 신뢰가 쌓인다. 진료비용은 특히 예민한 내용이라 정확한 사전 안내가 반드시 필요하다.

Complain 177

•••

비용이랑
내원 횟수는
왜 말 안 해줘요?

환자 : 특별히 아프거나 한 곳은 없는데 보철한 데가 좀 찝찝하네요.

의사 : 왼쪽 아래 말씀이세요? 부러져서 새로 하셔야겠네요.

***

환자 : 설명도 없이 부러져서 다시 해야 한다고 이야기하면 끝이에요? 다시 하는 거면 비용이 얼마나 들지 집이 멀어서 몇 번이나 다녀야 될지 민감한데, 그런 말은 한마디도 없고 새로 해야 한다는 말만 하고 휙 나가면 어떻게 해요?

스태프 : 죄송합니다. 비용은 차트를 확인해 보니 a/s 기간이라 무상으로 해드릴 거에요. 진행 과정은 진료실에서 설명 듣을 수 있도록 담당 선생님께 전달하겠습니다.

## Solution

병원에서 했던 치료가 잘못된 경우가 있다. 특히 a/s 기간에 발생한 경우 더욱 자세하게 몸을 낮추어 이야기해야 한다. 이번 경우는 환자가 100% 맞는 말을 한 것이다. 왜 부러졌는지, 앞으로 어떤 치료와 비용이 들지, 몇 번이나 더 와야 하는지 등 환자가 납득하도록 설명해야 한다. 이러한 과정을 거치지 못한 경우에는 소통이 안 되는 불통 치과병원이라는 불명예 훈장을 단다는 사실을 꼭 알아야 한다.

## 1. Checkup & Guarantee 검진 & 보증

**Complain 178**

•••

임플란트 평생 쓸 수 있는 것 아닌가요?

환자 : 여기서 임플란트를 심었는데 많이 흔들려요.

의사 : (임플란트 한 치아를 핀셋으로 흔들어 본 후) 차트 보니 2014년도에 심으셨는데, 발치하셔야 할 것 같습니다.

환자 : 임플란트를 뺀다니 무슨 소리예요? 왜 6년밖에 못 써요? 어떻게 책임질 거예요?

의사 : 임플란트는 치아와 같아서, 사용하기에 따라 더 오래 쓰실 수도 있고 염증이 생기면 빠질 수 있습니다.

환자 : 난 그런 거 잘 모르니 책임지고 새로 해주세요.

의사 : OOO님, 자동차 사서 5년 잘 쓰고 새 차 달라는 것과 같은 주장입니다. 임플란트 비용의 50%로 새로 심어드리겠습니다.

### Solution

어떤 치료도 평생 보장이 되지 못한다는 것을 환자에게 인식시켜야 한다. 환자의 뼈 상태와 구강위생 관리 능력을 주기적 치과 내원으로 점검과 관리 받아야 한다. 그렇지 못할 경우에 임플란트를 오래 쓸 수 없다는 점을 교육해야 한다. 그래야 마지막 치료가 끝날 때 웃으면서 환자와 의사가 이야기할 수 있다. 보철과는 모든 치료의 마지막 단계로 컴플레인을 많이 받는 과이다. 마지막 치료한 보철과의 역할이 중요하다.

병원에서는 5년간 임플란트 보증제를 실시하는데 환자가 내원한 날은 6년째 되는 해였고 차트를 확인해 보니 임플란트 검진 안내 전화와 문자를 보냈지만 내원한 기록이 전혀 없었다. 환자에게 시술이 잘못되어 fail된 거라면 책임을 지겠지만 검진을 위한 전화와 문자기록을 보여주며 환자의 관리 소홀을 설명하니 수긍하였다.

Complain 179

●●●

임플란트 관리는 왜 안 해주나요?

환자 : 임플란트가 빠졌어요.

의사 : 정기검진 안 하셨어요?

환자 : 정기검진은 병원에서 연락을 줘야되는 것 아닌가요?
정기검진 받으라고 한번도 연락 없다가 임플란트 빠져서 오니
정기검진 안 와서 그렇다고 하면 어떻게 해요?

의사 : 죄송합니다. 스태프들이 연락을 못 드렸나봅니다.
앞으로는 연락 잘 드리겠습니다.

환자 : 정기검진은 돈내고 받아야 하는 거에요?

의사 : 임플란트는 5년 동안 무상 검진해드립니다.

## Solution

환자 예약 시스템과 아웃콜(out call)의 중요성이다. 아웃콜은 환자가 오지 않을 때 전화상담 코디네이터가 전화하여 내원을 권유하는 시스템이다. 6개월마다 검진에 관한 사항은 문자나 전화로 알리고 환자의 내원을 체크해야 한다. 병원에서 검진안내를 했음에도 환자가 내원을 안해서 임플란트나 보철에 문제가 생긴 경우는 병원의 귀책사유가 되지 않는다.

임플란트 완성 후 한 번도 내원이 없다가 임플란트가 빠져서 내원한 경우이다. 임플란트 주위 염증으로 fixture가 빠졌는데 조기에 발견이 됐으면 치료할 수 있었던 상황이다.

## 1. Checkup & Guarantee 검진 & 보증

Complain 180

아차, 예전 파노라마를 보다니.

스태프 : 정기검진으로 오셨군요?

환자 : 네. 잘 좀 봐 주세요.

의사 : (마우스로 가리키면서) 임플란트는 좋고요. 아주 잘 됐습니다.

스태프 : 원장님. 지난번에 찍은 엑스레이인데요 오늘은 안 찍었습니다.

환자 : 예전 것으로 설명하시면 어떻게 합니까?

의사 : OOO님, 죄송합니다. 예전 사진이라서요. 오늘 다시 찍고 오세요.

스태프 : (파노라마 찍으면서) 오늘 검진비용 있어요. 전체적인 검진 받으셨으니 기본진료비 수납 있어요.

### Solution

엑스레이를 찍지 않고 진료실에 들어왔다면 스태프는 포스트잇을 이용해서 담당 의사에게 예전 엑스레이임을 무언으로 보고해야 한다. 당연히 예전 사진이니까 문제가 없는 것으로 보인다. 오래전 사진을 보면 파노라마상의 임플란트에 문제가 전혀 없지만 5년이 지난 상태에서는 치조골이 조금씩 소실되는 경우가 있다.

엑스레이보다 실제로 구강 안에는 상황이 더 안 좋을 수 있다. 진단할 때 스태프는 엑스레이를 반드시 최근 것으로 띄워 놓고 의사가 진료를 볼 수 있도록 해야 한다. 내과는 의사와 대화만 해도 진찰료를 내는 것처럼 치과는 파노라마 찍고 설명하며 구강 안에 충치와 전체적인 검사를 하고 진찰료를 받는다고 설명한다. 스태프가 담당 의사와 무언의 소통을 잘해야 환자의 만족도를 높일 수 있다.

## Complain 181

인레이 5년에서 10년 쓴다고 했잖아요.

환자 : 6개월 전에 금으로 여기서 때우고 갔는데 떨어졌어요.

의사 : 찐득하거나 딱딱한 음식 드셨나요?

환자 : 안 먹었어요. 그냥 밥 먹다가 빠진 거예요.

의사 : 맞춰보니 잘 안 맞네요. 새로 하셔야 될 것 같습니다.

환자 : 처음에 상담할 때는 5년에서 10년은 사용한다고 말했잖아요. 6개월도 안 됐는데 떨어질 줄 알았으면 가까운 병원에서 치료했지, 여기까지 힘들게 왔겠어요?

### Solution

인레이가 탈락되어 오는 경우 구강 안에서 보철물을 씹어 보철이 안 맞는 경우가 생긴다. 본 병원에서 한 지 얼마 되지 않은 인레이는 무상으로 a/s 해준다. 그러나 a/s 해주는 것도 중요하지만, 확실한 원인을 이해하기 쉽게 설명해줘야 환자가 오해하지 않는다. 상황설명을 정확히 해서 환자를 이해시켜야 컴플레인을 줄일 수 있다.

인레이 부착 후 6개월 만에 탈락되어 다른 지방에서 내원한 경우인데 a/s 기간이라 비용수납 없이 새로 만들어 드리기로 하고 환자의 컴플레인을 멈출 수 있었다.

**진료 보증서**

본 보증제도란?
임플란트 시술동의서 표준약관 제정 보급 2013년 11월 14일 공정거래위원회 임플란트 시술 동의서 표준약관을 제정 보급
임플란트 시술보증기간 1년으로 규정 (환자 잘못으로 재시술 필요한 경우 제외)
(단, 이는 비보험, 보철진료, 임플란트에만 해당됩니다.)

1. 임플란트 픽스쳐 : 평생 동안 20% 보증감면 (최대 80% 수납)
   - 3년 무상
   - 3년~5년 50% 감면 (50% 수납)
   - 5년~8년 30% 감면 (70% 수납)
2. 임플란트 보철
   - 2년 무상
   - 3년~5년 50% 감면 (50% 수납)
3. 임플란트 홈 / 보철물 탈락 시 : 보험비용 발생
4. 일반보철 : 1년 무상 2년~3년 50% 감면 (50% 수납)
   3년 이상 ~ 5년 30% 감면 (70% 수납)
5. 레진 : 1년 무상
6. 틀니 : 무상 1년 (이후로부터는 수리비용 발생)
7. 본인 과실 : 사고, 구타 등으로 인한 문제 발생 시 100% 유상 본인부담으로 하며 본인 과실 유무를 구분할 수 없을 시에는 유상 또는 무상으로 적용합니다.
8. 추가 손상 : 보증 기간 내에 충치 등으로 인해 치아가 추가로 손상되거나 발치하게 되는 경우 치료 방법 변경이 필요하며, 새로운 치료의 진료비에서 감면액만큼 차감됩니다.
9. 예후 불량 : 치료 전 치아 상태가 나빴던 치아에 대해서는 진료보증이 적용되지 않습니다.

보험 임플란트, 보험틀니 : 1개월 무상, 그 이후 내원마다 비용 발생

## 2. Treatment without Parental Consent 부모 동의 없이 치료

**Complain 182**

●●●

보호자도 왔는데
환자한테만 설명하고
결정하다니요.

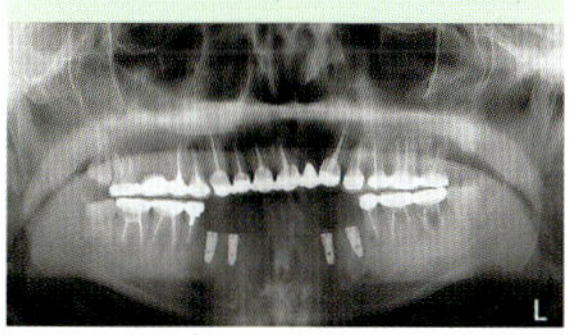

의사 : 이 부위는 임플란트 하시는 게 좋을 것 같습니다. 간단하게 심는 거라 지금 가능하십니다.

환자 : 바로 수술되면 오늘 온 김에 임플란트 심어주세요.

***

보호자 : 우리 애 왜 이렇게 안 나와요. 무슨 진료를 하는데요?

스태프 : 임플란트 수술 중이신데요.

보호자 : 돈은 내가 내는데 나랑 의논도 없이 임플란트를 심어요? 보호자랑 같이 왔으면 당연히 보호자도 불러서 상담할 때 들으라고 해야지요.

### Solution

임플란트는 비용이 크기 때문에 치료를 시행하기 전에 수납자가 누구인지 확인해야 한다. 환자와 수납하는 사람이 다를 경우 수납자와 함께 상담을 진행해야 컴플레인이 발생하지 않는다. 20대 환자라도 보호자와 함께 상담을 진행해야 한다. 상당 기간 애를 먹고 수납이 완료된 환자이다.

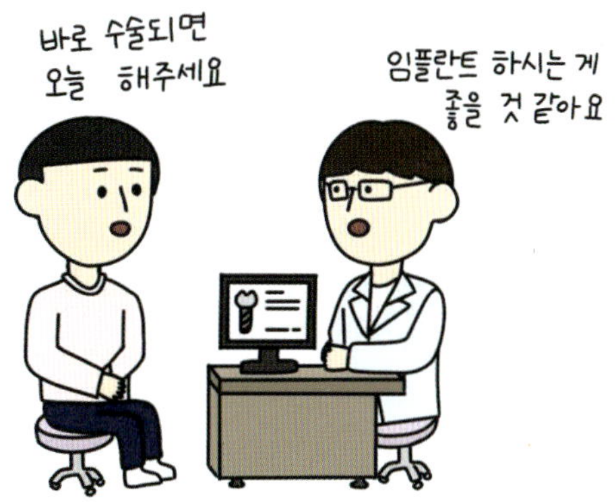
바로 수술되면
오늘 해주세요
임플란트 하시는 게
좋을 것 같아요

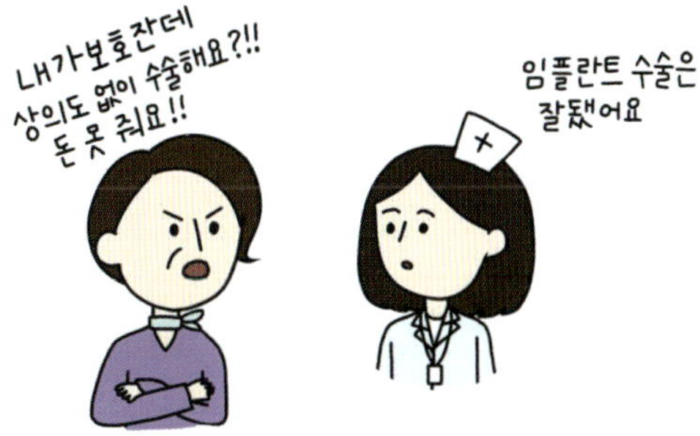
내가보호잔데
상의도 없이 수술해요?!!
돈 못 줘요!!
임플란트 수술은
잘됐어요

## 2. Treatment without Parental Consent 부모 동의 없이 치료

Complain 183

•••

왜 이렇게
비싼 재료로
치료했어요?

보호자 : (전화로) 오늘 진료받고 온 000 아버지인데요. 아니 충치 치료가 왜 이렇게 비싸요? 애 혼자 갔다고 비싼 치료한 것 아니에요?

스태프 : 아버님. 000님이 오늘 인레이 치료하셨어요. 인레이는 본을 떠서 기공소에서 만들어 와서 가격이 조금 비쌉니다. 000님께 비용 설명해드리고 동의하에 진행했습니다.

보호자 : 아니, 학생이 무슨 돈이 있어요?
20만 원 넘는 치료를 하면 보험되는 걸로 해요.

스태프 : 아버님. 이미 본뜬 것으로 제작이 들어갔는데요.

보호자 : 글쎄, 너무 비싸서 못하니까 보험이 되는 걸로 때워 줘요.

### Solution

가끔 학생들이나 젊은 환자가 오면 결제는 본인이 직접 하는지 물어봐야 한다. 부모님과 같이 오라고 이야기를 하거나 대학생들은 꼭 부모님과 상의한 후에 진료를 진행하는 것이 과잉진료라는 오해도 줄이고 컴플레인도 줄일 수 있다.

Complain 184

서류 발급이 왜 이렇게 오래 걸려요?

환자 : 지난번 보험청구 서류를 요청했는데 발치 내용이 빠져 있었어요. 발치 내용 넣어서 새로 발급해주세요.

스태프 : 그러셨어요? 서류는 발급하는 데 3일 정도 걸립니다.

환자 : 멀리서 왔는데 조금 빨리 떼 주면 안 되나요? 지난번에 잘 줬으면 새로 뗄 일도 없잖아요. 여기서 잘못한 건데 왜 그렇게 오래 걸려요?

스태프 : 죄송한데 최소한 3시간 정도 걸릴 것 같은데요.

## Solution

한창 바쁜 시간에 갑자기 와서 서류 발급을 요청하는 경우가 있다. 보험서류를 전담하는 스태프가 있거나 환자가 없는 경우 바로 발급할 수 있지만 그렇지 못한 경우에는 하루나 이틀 후 서류를 발급한다. 바로 서류 전송이 어려운 경우에 등기 발송을 고려해야 한다. 팩스로 발송하는 경우 잘못 발송되어 개인정보법에 위배되는 경우가 있으니 신중해야 한다.

다른 환자 응대로 서류를 바로 발급하기 어려운 것에 대해 양해를 구했으나 서류 발급에 시간이 오래 걸린다는 것을 컴플레인 하는 경우가 있다. 이때 환자에게 보험 담당자의 연락처를 받아 서류 전송은 병원에서 직접 하겠다고 이야기하면 환자의 컴플레인이 누그러지는 경우가 많다.

Complain 185

뼈이식
보험 청구하게
넣어주세요.

환자 : 지난번에 진료받은 뼈이식 서류 떼 주세요.

스태프 : 뼈이식은 안 하셨는데요?

환자 : 뭐라구요? 뼈이식이 왜 안 들어가요?
그때 상담할 때 무슨 가루 넣는다고 했어요.

스태프 : OOO님은 지난번에 치아뿌리를 자르고 약으로 채우는 수술을 받으셨어요.

환자 : 전 뼈이식한다고 들었어요. 뼈이식을 해야 보험 혜택을 받을 수 있는데 뼈이식 안 하면 내가 왜 치료했겠어요?

## Solution

다양한 사보험 중에 GBR이 들어가야만 보험금이 지급되는 보험이 있다. 이런 보험을 가입한 환자 중에 꼭 필요 없는 진료임에도 보험금 수령을 위해 뼈이식을 요청하기도 한다. 안 된다고 딱 잘라 말하면 환자의 기분을 상하게 할 수 있으니 허위 보험청구로 인한 사례를 설명하거나 기사를 프린트해 보여주며 정중히 거절하도록 하자.

## 3. Document of Medical Records 의료기록문서

**Complain 186**

●●●

보험서류 떼는 데 왜 이렇게 비싸요?

환자 : 치아보험 가입한 거 있어서 서류 좀 떼러 왔어요.

스태프 : 무슨 서류가 필요하세요? 보험마다 필요한 서류가 다릅니다.
서류 발급하는 데도 비용이 발생하니 필요한 서류만 말씀해주시면 됩니다.

환자 : 그것도 돈 받아요?

스태프 : 네, 여기 보시면 서류 발급 비용에 대해 나와 있습니다.

환자 : 서류 발급은 서비스로 해줘야 하는 것 아니에요?

### Solution

의료 서류는 법적인 효력이 있는 서류로 신중하고 정확하게 발급하도록 해야 한다. 서류 한 장이라도 환자에게 정확하게 비용을 받아야 한다. 환자 입장에서는 보험서류 한 장이지만 여러 환자들의 요구가 모이게 되면 일이 늘어나게 되고 업무의 효율성이 떨어진다. 상담할 때 환자가 보험청구를 할 것인지 묻고 그에 따른 필요 서류에 대해 이야기해주는 것이 좋다. 최근에는 치아보험이나 실손보험에 많이 가입한다. 그래서 그에 따른 서류 발급 업무도 늘어났다. 처음에는 비용 없이 보험서류를 발급했더니 서류 발급을 너무 쉽게 생각하며 내원할 때마다 재발급을 원하는 경우가 많았다.

**의료기관의 제증명수수료 항목 및 금액에 관한 기준(안)**

| 항 목 | 기 준 | 상한금액(원) |
|---|---|---|
| 일반진단서 | 의료법 시행규칙에 따라 의사가 진찰하거나 검사한 결과를 종합하여 작성한 진단서 | 10,000 |
| 상해진단서(3주미만) | 의료법 시행규칙에 따라 질병의 원인이 상해(傷害)일 경우 의사가 작성한 진단서<br>* 상해진단기간이 3주 미만일 때 | 50,000 |
| 영문 일반진단서 | 의료법 시행규칙에 따라 의사가 영문으로 작성한 '일반 진단서' | 20,000 |
| 진료확인서 | 성명, 주민등록번호, 성별 등 환자의 인적사항과 특정 진료내역이 기재되어 있는 확인서 (방사선 치료, 고가의 검사 및 의약품 등)<br>* 진단명 없음 | 1,000 |
| 향후진료비추정서(천만원미만) | 계속적인 진료가 요구되는 환자에게 향후 발생이 예상되는 치료비 예상액을 나타내는 증명서 * 진료비가 1천만원 미만일 경우 해당 | 50,000 |
| 향후진료비추정서(천만원이상) | 계속적인 진료가 요구되는 환자에게 향후 발생이 예상되는 치료비 예상액을 나타내는 증명서 * 진료비가 1천만원 이상일 경우 해당 | 100,000 |
| 진료기록사본 (1~5매) | 의료법 시행규칙 제15조제1항에 따른 진료기록부등의 사본 (1~5매까지, 1매당 금액) | 1,000 |
| 진료기록사본 (6매 이상) | 의료법 시행규칙 제15조제1항에 따른 진료기록부등의 사본 (6매부터, 1매당 금액) | 200 |
| 진료기록영상(필름) | 방사선단순영상, 방사선특수영상, 전산화단층영상(CT) 등 영상 자료 필름 | 5,000 |
| 진료기록영상(CD) | 영상진단, 내시경사진, 진료 중 촬영한 신체부위 등 영상 자료 CD | 10,000 |
| 진료기록영상(DVD) | 영상진단, 내시경사진, 진료 중 촬영한 신체부위 등 영상 자료 DVD | 20,000 |
| 제증명서 사본 | 제증명서 1통을 초과하여 발급받거나, 기존의 제증명서를 재발급 받는 경우 | 1,000 |

Complain 187

•••

다른 치과는 알아서 서류 해주는데 여기는 왜 안 되나요?

환자 : 치아보험 서류 해주세요.

스태프 : 어느 보험회사인가요? 보험회사마다 다르기 때문에 서류를 준비해 오거나 인터넷이나 팩스로 받아서 오면 바로 해드리겠습니다.

환자 : 다른 치과들은 다 알아서 해주는데 병원만 컸지 서비스는 별로네요.

스태프 : OOO님, 필요한 서류만 가지고 오시면 바로 해드린다고요.

환자 : 여기서 팩스를 받아서 해주면 되겠네요.

스태프 : 개인 용도로는 팩스를 해드릴 수 없어요.

## Solution

요즘은 사보험이 많아서 팩스를 요구하거나 병원에서 알아서 해달라는 환자들이 많아졌다. 모든 요구를 다 들어주다 보면 치과 본연의 업무는 마비가 된다. 갈수록 더 많은 것을 요구하기 때문에 의무기록지 발급이 힘들어지고 있다.

Complain 188

환자가 팩스
한번 쓰자는데
야박하네요.

환자 : 빨리 팩스 번호 좀 불러 주세요. 보험회사 팩스 좀 받으려고요.
스태프 : 개인적인 용도로는 사용이 어려우세요. 팩스가 전송되는 데 시간이 오래 걸려서 병원 업무를 볼 수가 없습니다.
환자 : 환자가 좀 쓰겠다는데 이렇게 불친절해도 됩니까?
팩스 하나 받아주는 게 뭐가 그리 어려워요.
병원에서 그렇게 가르쳤어요?

## Solution

내원한 고객이 진료 이외의 요구를 하는 경우가 있다. 팩스, 복사기 사용 같은 사무적인 것부터 마스크나 진료용 장갑을 달라든지 어린이를 봐주면 진료 볼 수 있다는 등 탁아소 역할까지 요구하는 경우도 있다. 진료 이외의 서비스라 딱 잘라 거절할 수 있다. 그러나 그들의 요구를 말도 안 되는 이야기라 생각하지 말고 만족도를 높인다고 생각한다면 못 해줄 것도 없다. 일에 크게 지장이 없는 한도에서는 얼마든지 들어줄 수 있다. 병원에서 환자가 요구하는 서비스가 말도 안 된다고 생각하는가? 못 해주는 것이 아니라 업무 이외의 일은 해주기 싫은 것이다. 일에 한정을 짓지 마라. '여기까지만 할 수 있다'가 아니라 병원을 내원한 고객을 최선을 다해 만족시키는 것이 우리의 일이다.

이렇게 응대하면 어떨까 싶다.

환자 : 빨리 팩스 번호 좀 불러 주세요. 보험회사 팩스 좀 받으려고요.
스태프 : 개인적인 용도로는 사용이 어려우세요. 하지만 제가 윗분에게 특별히 부탁해서 사용할 수 있도록 하겠습니다. 왜냐하면 선생님은 특별한 저희 환자 분이시잖아요. ㅎㅎ
환자 : 역시 여기 병원은 친절하기로 소문난 병원답게 정말 말도 이쁘게 잘하네. 며느리 삼고 싶네. **치과병원의 스태프는 꽃이여.
스태프 : 아닙니다. 환자 분이 있기에 저희가 있어요. 감사합니다.

**Complain 189**

•••

직접 못 가니까
팩스로 보내달라는데
안 된다고요?

환자 : 필요한 서류가 있어서 전화했어요. 지난번에 치료하고 서류를 받아 갔는데 보험회사에서 임플란트 발치하고 식립한 기록지가 빠졌다고 팩스로 보내달라고 하네요.

스태프 : 000님, 그때 차트 사본 신청 안 해주셨어요? 그리고 서류는 개인 정보보호법 때문에 직접 오셔서 가져가셔야 돼요.

환자 : 여기가 서울인데 못 가니까 팩스로 좀 보내주면 안 되나요? 팩스로 가능하니까 보험회사에서 팩스로 보내달라고 하는 건데요.

스태프 : 000님, 신분증 가지고 오셔서 병원에서 발급해 가시고 000님이 직접 팩스를 보내셔야 합니다.

환자 : 거기 책임자가 누구예요?

## Solution

사보험이 늘어나고 사보험으로 보장받는 진료를 진행하려는 환자가 늘어난다면 병원도 그에 맞춰 상담을 하고 서류 발급에 관한 사항을 미리 숙지하여 환자가 불편함을 느끼지 않도록 하는 것이 좋다. 서류 발급받는 데 어렵고 까다롭다면 병원에 대한 평판이 좋지 않을 것이다. 환자의 요청에 막힘없이 "네 가능합니다.", "가능한 방법을 찾아보겠습니다."라고 말하는 병원을 찾아갈 것이다. 환자의 요구가 바뀌면 병원도 요구에 맞춰 변화해야 한다. 전화를 받은 스태프가 잘 모르겠으면 "개인정보보호법이 시행되어 팩스로 전송을 해도 되는지 알아보고 연락드리겠습니다."라는 한마디만 했어도 환자가 화를 내는 일은 없었을 것이다.

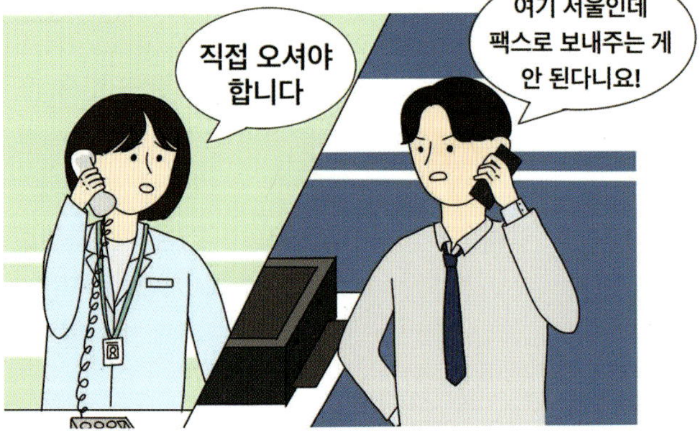
직접 오셔야
합니다
여기 서울인데
팩스로 보내주는 게
안 된다니요!

Complain 190

•••

가족관계증명서를 떼 오라고요? 수납할 때는 아무 말 없더니.

보호자 : 우리 아이 의무기록지 서류 발급해주세요.

스태프 : 가족관계증명서와 보호자 신분증이 필요합니다.

보호자 : 교정 시작하고 돈 낼 때는 확인 안 하더니 이건 왜 확인해요?

스태프 : 개인정보보호법이 강화돼서 서류가 있어야 발급됩니다.

## Solution

만약 의료서류에 대해 미리 전화로 문의사항이 있다면 가족관계증명서를 반드시 요청해야 한다. 개인정보보호법의 강화로 서류 발급 시 확인해야 하는 사항이 늘어났다. 대리인의 경우 환자와의 관계를 확인할 수 있는 서류와 위임장 등을 요구하는데 미성년의 경우 보호자의 컴플레인을 들을 수 있다. 초진 당시 미성년의 경우 보호자의 동의서를 함께 작성하여 이후 보호자가 자녀의 서류 발급을 요청할 때 보호자의 신분증만 확인하고 발급하는 서류의 간소화가 필요하다. "규정상 어쩔 수 없지만 불편하시죠?"라고 공감하는 말 한마디를 건넸다면 환자도 이해했을 것이다.

Complain 191

본뜨는 재료 삼켰어요.

치과위생사 : 아~ 하고 크게 하세요. 코로 숨 쉬세요.
OOO님, 조금만 참아보세요.

환자 : 본뜨는 재료 삼킨 것 같아요. 숨도 답답하고 가슴 통증도 있어요.

치과위생사 : OOO님, 인상재 목으로 안 넘어갔어요.

환자 : 아니, 내가 넘어간 것 같아서 넘어갔다고 말하는데 아니라니요. 넘어갔는지 안 넘어갔는지 가슴 엑스레이 찍어봐야 될 것 같으니까 비용은 병원에서 주세요.

치과위생사 : (인상을 보여주며) 인상재가 넘어갔으면 이 부분이 나올 수가 없어요. 사진은 찍어도 되는데 비용은 직접 부담하셔야 됩니다.

환자 : 엑스레이 확인해서 문제 생기면 가만 안 있을 거예요.

## Solution

종종 환자에게 발생하는 의료사고 중 진료 기구나 재료를 삼키는 경우가 있다. 목으로 넘어가서 식도나 기도로 넘어가는 사고가 발생할 경우의 대처법을 미리 숙지하고 대처해야 한다.
종종 인상재가 목으로 넘어가는 일이 생긴다. 인상을 뜰 때 환자의 고개를 옆으로 숙이게 하여 목으로 넘어가는 것을 방지해야 한다. 만약 구토 반응을 보이는 환자에게는 옆에서 금방 제거한다며 환자를 안심시켜야 한다.

인상을 뜨다가 환자가 구토 반응을 보였다. 그러나 인상재가 굳지 않은 상황에서 제거하면 입안에 남게 돼서 굳을 때까지 기다렸다가 제거하자 환자가 컴플레인 했다. 의료사고가 확실해지면 병원에 책임을 묻겠다며 돌아갔지만 이후 별다른 이야기가 없었다.

컴플레인이 발생하면 은근슬쩍 넘어가지 말고 일정 시간이 지난 후에 반드시 환자에게 전화하는 것이 좋다. 이후에 치과용 선물세트를 건넨다면 환자는 화가 풀려 내원할 가능성이 높아진다. 환자를 잃지 말고 신뢰를 잃지 말자.

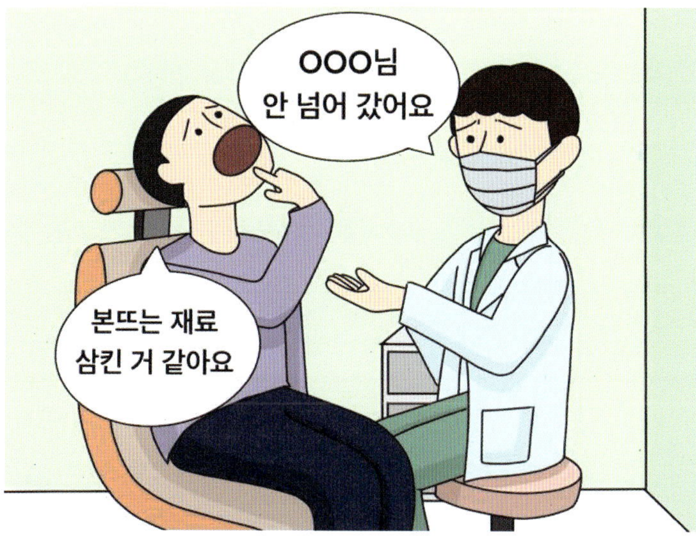

### Complain 192

•••

새로 본떠야
된다고요?

치과위생사 : 죄송합니다. 보철물이 잘 안 맞아서 새로 본뜨셔야 될 것 같아요.
환자 : 무슨 말이에요?
치과위생사: 기공소에서 만들다가 변형된 것 같아요. 새로 본떠서 만들어드릴게요.
환자 : 그럼 오늘 안 끝나요? 병원 또 나와야 된다는 소리예요?
그럼 내원하는 비용이랑 시간이 또 들잖아요.
치과위생사 : 죄송합니다. 새로 잘 만들어드릴게요. 진료비 내실 건 없고
다음에 내원하시면 완성시켜드릴게요.
환자 : 진료비 안 내는 건 당연한 거 아니에요?

### Solution

리메이크 보철에 대한 통계를 잘 분석해 보아야 한다. 리메이크 원인이 진료실에 있는지, 기공소에 있는지, 또 특정 팀에 많은지 등 기공소별 리메이크 비율을 잘 계산해서 리메이크가 많은 기공소엔 원인을 파악시키고 작업량을 줄이도록 해야 한다. 그렇게 수치적으로 관리해야 기공소도 노력한다. 기공소 한곳만 집중적으로 거래하지 말아야 한다. 여러 전문적인 기공소를 거래해야 최고 퀄리티가 구현될 수 있다.

리메이크가 나오면 비상이다. 첫 번째 리메이크는 그래도 환자가 이해한다. 하지만 두 번째의 리메이크부터는 진료실에 큰소리가 날 가능성이 많다. 만약 리메이크가 나온다면 환자에게 조근조근 차근차근 이야기하고 다른 치료를 하나라도 더 해드려서 환자가 손해 보지 않았음을 알도록 해야 한다.

환자는 오늘 대기하며 간신히 치료를 받는 이 병원에서 진료를 손해 없이 볼 수 있는지를 늘 계산하며 진료를 받는다. 환자의 손익계산에서 치과가 열심히 했다는 것을 아는 순간 환자는 신뢰를 갖게 된다.

환자의 입장에서 재내원은 귀찮고 싫은 일이다. 시간과 비용을 들여야 하니 불편할 수밖에 없다. 환자의 반응을 살펴 응대하는 것도 하나의 방법이다. 환자가 불편할 수 있는 상황을 설명할 때는 병원의 이익 때문이 아니라 환자에게 도움이 되는 방법이라 양해를 구한다고 설명하는 것이 좋다. "앞으로 오래 쓰실 테니 조금 더 잘 만들기 위해 새로 인상을 뜬다."라고 말하면 대부분 다시 인상 뜨기를 원한다.

### Complain 193

**사진만 찍고 가라니요?**

환자 : 오늘 원장님 보시고 다음 번에 임플란트 수술하는 거죠?

스태프 : 오늘은 담당 선생님께서 안 계셔서 사진 먼저 찍고 가시면 전화로 예약 잡을게요.

환자 : 오늘 진료 안 한다는 소리예요? 예약하고 왔는데 의사는 만나지도 못하고 사진만 달랑 찍고 가라니 말이 되나요? 임플란트 언제 심을 수 있는지 보러 온 건데 이럴 거면 처음부터 사진만 찍고 갈 거라고 이야기를 할 것이지 왜 거짓말을 해요?

스태프 : 죄송합니다. 괜찮으시면 다른 원장님께서 진료 봐 드릴게요.

### Solution

제일 좋은 방법은 담당 의사가 자세히 봐 주는 거지만, 담당 의사가 없다면 다른 의사가 대신 체크하여 수술 시기를 결정해주어야 한다. 담당 의사가 부재라면 접수할 때에 반드시 환자에게 알리고 실력이 못지않은 다른 의사가 봐 준다고 멘트를 달아주는 것이 어떨까? 다른 의사가 자세한 설명과 함께 이야기를 한다면 환자는 수긍하고 담당 의사가 봐 주지 못했음에도 만족할 것이다.

환자가 생각하는 손익계산에서 환자가 손해 보지 않도록 해야 한다. 환자는 병원에 힘든 발걸음으로 왔다. 병원이라는 곳이 자주 다니고 싶은 장소는 아니다. 한 번에 할 수 있는 한 많은 진료를 하여 내원 횟수를 줄이고 싶어 한다. 치과 진료는 여러 번 내원해야 증상이 없어지거나 확인하는 시간이 필요한 경우도 많다. 그럴 때 환자의 기대가 충족되지 않으면 환자의 불만이 쌓이고 컴플레인이 터져 나온다. 예약을 잡을 때나 내원 당시 환자에게 진료에 대해 미리 설명한다면 컴플레인을 줄일 수 있다. “다음 번에 내원하시면 뼈가 얼마나 아물었는지 확인하고 수술 날짜 잡겠습니다. 다음 번엔 확인만 하시면 되셔서 시간은 오래 걸리지 않으실 거에요.”라고 설명했다면 환자는 수긍하고 이해했을 것이다.

## 4. Impression, Dental Hygienist 인상, 치과위생사

**Complain 194**

•••

본뜨다가 입이 찢어졌어요.

치과위생사 : 본뜨겠습니다. 아~ 크게 하시고요. 조금 불편하실 수 있어요. 굳을 때까지는 빼시면 안 돼요. 조금만 참으세요.

환자 : (인상 트레이 제거 후) 본뜨다가 입 찢어질 뻔했잖아요.

치과위생사 : 죄송합니다. OOO님, 입이 작으셔서요.

환자 : 이 큰 병원에서 환자 입 크기에 맞는 틀이 없다는 게 말이 돼요?

치과위생사 : 죄송합니다. 그게 제일 작은 트레이라서요.

### Solution

본뜰 때 의사나 환자 모두 고역일 때가 많다. 특히 구역질을 많이하는 환자나 비위가 좋지 못한 환자에서는 더욱 그러하다. 어린이 환자는 상악과 하악 중 하악 먼저, 형과 동생 중 잘하는 형부터 시행하는 것은 모델화를 환자에게 보여주기 위함이다.

위의 컴플레인 예시에서는 본뜨는 자체가 컴플레인의 중심이 아니다. 본을 뜨다가 입이 찢어진 것과 크기가 맞는 트레이가 없다는 것이 환자를 화나게 했다. 본을 뜨다가 입이 찢어진 것도 억울한데, 내가 선택한 치과에 트레이가 없다니 후회스럽고 말이 안 되는 일이라는 환자의 느낌이 있을 것이다. 또한 본을 뜨는 과정에서 스태프의 자세는 더욱 중요하다.

인상재가 들어가면 최소 2분 이상 기다려야 하는데 트레이가 맞지 않아 잇몸의 한 부분이 눌리는 아픔을 참고 기다려야 하는 환자는 짜증이 난다. 인상재가 목으로 들어갈 것 같은 느낌을 받으면 구역질과 함께 환자는 숨쉬기도 어려워지고 짜증 지수는 올라간다. 본을 뜨는 도중 환자에게 "많이 힘드시죠. 본이 잘 나와야 보철이 정밀하게 잘 나와서요. 조금만 참아 주세요."라고 따뜻한 말 한마디만 건네도 환자의 컴플레인을 줄일 수 있다.

설령 사이즈가 맞는 트레이가 없더라도 트레이가 없다는 변명은 환자의 화를 더욱 일으킬 뿐이다.

## 4. Impression, Dental Hygienist 인상, 치과위생사

### Complain 195

●●●

다른 치과에서 한 것 여기서 해주면 안 되나요?

환자 : 교정 중인데 바로 본뜰 수 있어요?

스태프 : 교정 와이어는 제거하고 오셔야 본을 뜨실 수 있습니다.

환자 : 여기서 해주면 안 되나요?

스태프 : 죄송합니다. 저희 쪽에서는 해드릴 수가 없어요.

환자 : 왜 안 돼요? 여기도 치과인데 해주면 되지요?

스태프 : 죄송합니다. 저희가 함부로 할 수 없는 부분이라 처음 하셨던 치과로 가셔야 합니다.

### Solution

와이어 제거한다고 큰 문제가 생길까? 너무 방어적인 태도는 신뢰를 잃어버리는 빌미가 될 수도 있다. 와이어를 제거하고 본뜨고 다시 풀었던 와이어 결찰한다는 절차가 복잡하지도 않을 터인데 말이다. 문제가 생겼을 경우 진료의 책임 소재가 모호해질 수는 있다. 하지만 이러한 모든 것을 알고도 진료를 진행시킨다면 환자는 더욱 이 병원을 신뢰할 것이다.

이러한 와이어 제거와 결찰의 문제는 교정을 했던 병원에 연락하지 않아도 충분히 치료할 수 있는 부분이라 본 병원에서 모두 진행하는 것이 좋다. 어떤 진료를 진행하느냐 마느냐 판단이 서지 않는다면 담당 의사나 팀장 이상 급 스태프에 문의하는 것이 좋은 방법이다.

**Complain 196**

의사가 보기도 전에 왜 사진부터 찍어요?

치과위생사 : OOO님, 사진 먼저 찍고 기다려주세요.

환자 : 사진을 왜 찍어요? 전 충치 확인하러 왔는데요?

치과위생사 : 얼마나 썩었는지 확인하려면 사진을 찍어보셔야 해요.

환자 : 의사가 보지도 않고 사진부터 찍는 게 어딨어요? 사진 안 찍고 진료만 볼게요.

## Solution

엑스레이 촬영에 대해 환자가 거부의사를 비치는 것은 과잉진료나 많은 치료비용 산정 우려 때문이다. 엑스레이 촬영을 먼저 하는 것은 좋지 못한 시스템이다. 치과의사-스태프-방사선사-치과의사 순서의 동선이 좋다.

사진 촬영의 필요성에 대해 설명했으나 환자가 원하지 않을 때는 억지로 진행할 필요는 없다. 의사의 진단 없이 치과위생사가 단독으로 사진 촬영을 한 경우라면 의료법 위반이 될 수 있다. 의사의 진단하에 촬영했음을 환자에게 인지시켜야 한다.

엑스레이 촬영에 거부감을 드러내는 환자들이 가끔 있다. 별난 환자 취급하며 "꼭 찍어야 되는 거에요."라고 말하면 환자의 기분이 상하고 불만을 키울 수 있다. 엑스레이 촬영에 대한 다른 컴플레인은 납복 착용 여부나 파노라마 촬영 시 비위생적인 면 등이 뽑혔다.

Complain 197

●●●

3년 전 미백 2회
남은 것 서비스
안 된다고요?

환자 : 3년 전에 미백을 하다가 못 받았는데 몇 회나 남아 있나요?

스태프 : 이미 3년이나 지났고 미백을 받는 기간은 지나서 적용이 안 되네요. 미백 시작하기 전에 남은 2회는 2주 이내에 하셔야 된다는 동의서를 작성하셨어요. 유효기간은 2년인데 약제도 유효기간이 지나서 서비스 적용은 불가합니다.

환자 : 돈을 다 지불했는데 왜 안 되나요?
남은 2회 안 해주면 가만히 안 있을 거에요.

스태프 : 미백 리터치 기간이 돼도 안 오셔서 내원 요청했으나 OOO님이 교정과 예약 때 내원하겠다고 말씀하시고 안 오셨어요.
미백 예약도 원하지 않으셔서 진행 안 해드린 점 이해해주세요.
죄송하지만 다시 하려면 비용을 지불하셔야 됩니다.

## Solution

미백에 대한 컴플레인은 미백효과가 없다는 것이고, 미백 후에 과민반응(hypersensitive) 또한 컴플레인으로 작용한다. 모든 계약은 계약서에 준하여 서로 체결하는 것이 방법이고, 소비자보호원도 개별 계약서를 더 중시한다. 환자는 4회의 미백을 받아야 하지만 약제는 2년의 유통기간이 있기 때문에 원한다고 아무 때나 받을 수 있는 것이 아니다.

미백치료에 대해서 OOO님이 소비자원에 고발했지만 소비자원에서 고발 사유가 안 된다는 결정을 OOO님께 전달하고 마무리되었다.

# PART 8
# Medical Accidents
# 의료사고

불가항력적으로 어쩔 수 없는 의료사고를 포함해서, 의료사고가 나면 초기대응을 어떻게 하는지에 따라서 환자의 마음을 잡을 수도 있고 원만히 해결할 수도 있다. 병원, 의사와의 신뢰감 회복이다. 사고 초기 의사의 인간적인 접근, 사고 내용 설명 등의 부재, 신뢰감의 결여 등은 의료분쟁으로 발전하는 경우가 대부분이다. 진료 중 의료사고가 발생하였다면 의사의 과실 여부를 떠나 치명적으로 마음의 상처를 받는 쪽은 의료사고 피해 당사자나 가족이다. 이를 이해하고 위로할 수 있는 자리를 만들거나 여건을 조성하여 상호 신뢰감을 회복할 수 있도록 하여야 한다. 의료사고 분쟁 시 의료인과 피해자 측이 서로 불신하고 벽을 쌓게 되면 극단적인 감정 대립으로 발전하기 쉽다. 병원과 의사협회를 통하여 합의나 소송 판정 후에도 이와 같은 여건이 조성되어야 한다.

의료분쟁 시 환자는 예상치 못한 결과로 인한 상처와 개인정보 보호에 대한 우려를 가지고 있다. 병원은 적극적인 대책과 함께 도의적·윤리적으로 환자를 보호해야 하는 입장이 양립한다. 민감한 주제이나 의료현장에서는 필연적으로 발생할 소지가 있다. 자세한 분쟁과 해결 가이드라인은 실제 수업에서 강의할 예정이다.

## Complain 198

●●●

신경치료 잘못으로 인해 발치한 사건

환자 : 46번 멀쩡한 치아를 신경치료를 잘못해서 발치했다고요?

의사 : 46번 치아는 신경치료를 한 번 했는데 통증으로 재신경치료 했습니다.

환자 : 저번 000선생님이 신경치료를 잘못해서 2년 동안 고생했다고요.
두 번째 원장님이 신경치료 도중에 파일이 부러져서 뿌리에 염증이 생겼고 멀쩡한 치아를 결국 발치하게 되었다고 하던데 사실인가요?

매니저 : 이렇게 된 부분에 대해서는 안타깝게 생각합니다.
앞으로 **치과병원에서는 의사책임보험으로 처리해드리고 최대한 보상받을 수있도록 최선을 다하겠습니다.

환자 : 매니저께서 그렇게 말씀해주시니 감사하네요. 보상처리라도 잘해준다면 저도 나머지 보철치료와 임플란트를 여기서 잘 마무리할게요.

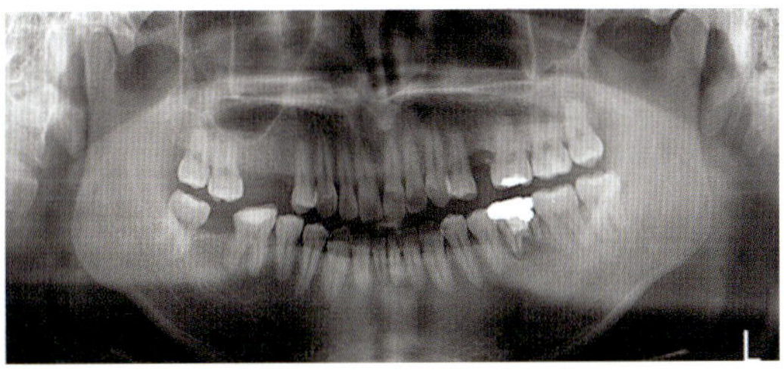

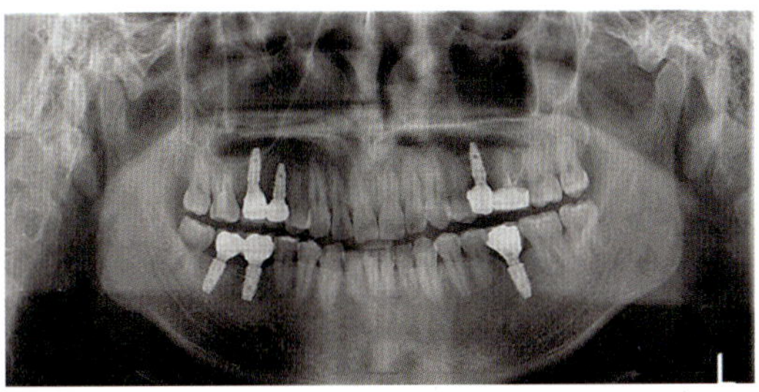

Complain 199

생치아 7개를 갈아서 교합이 안 맞는다고 소송한 사건

환자 : 여기에서 생치아 7개를 갈아서 교합이 안 맞는다고요.

의사 : 환자 분은 임플란트를 제외한 모든 치아 치료를 이전 다른 치과의원에서 받은 후에 본원으로 오셨지요? 신경치료도 3~4년 전 다른 치과에서 받았으며 앞니 4개도 이미 삭제된 상태로 내원하셨습니다. 본원에서 진행한 크라운의 과도한 삭제로 인한 파절이 아니라는 것은 명백합니다.

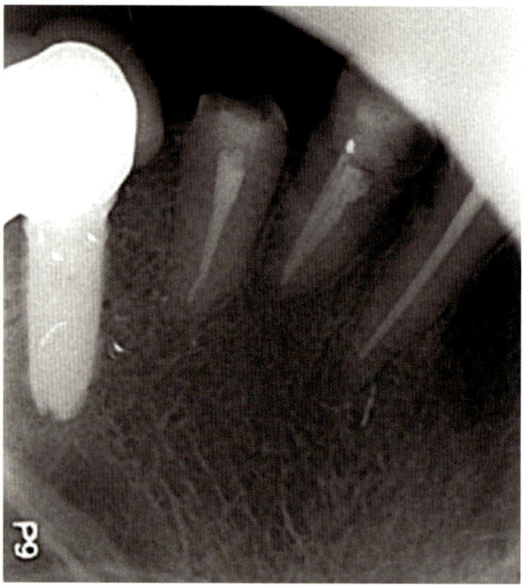

**Complain 200**

**38번 발치로 설신경 마비돼 맛을 못 느낀다고요?**

스태프 : 발치동의서를 받겠습니다. 어제 술 드셨나요?

환자 : 소주 2병이요.

스태프 : (38번 사랑니 위치를 설명하면서) 설신경 내에 위치하고 있어서 발치 후 감각 저하가 일어날 수 있으며 발치 과정에서 뿌리를 남겨 놓은 상태로 추후 문제될 수 있습니다.

환자 : 네. 잘 알겠습니다. 발치해주세요.

스태프 : (CT를 찍은 후에) 원장님께서 마취 후 발치하겠습니다.

의사 : (파노라마와 CT를 설명하면서) 조금 전에 동의서 받으면서 설명을 들으셨겠지만 사랑니 위치가 설신경 내에 있어요. 발치 후 여러 문제가 발생할 수 있으며 감각이상으로 맛을 못 느낄 수도 있습니다. 000님이 원하셔서 발치 진행합니다.

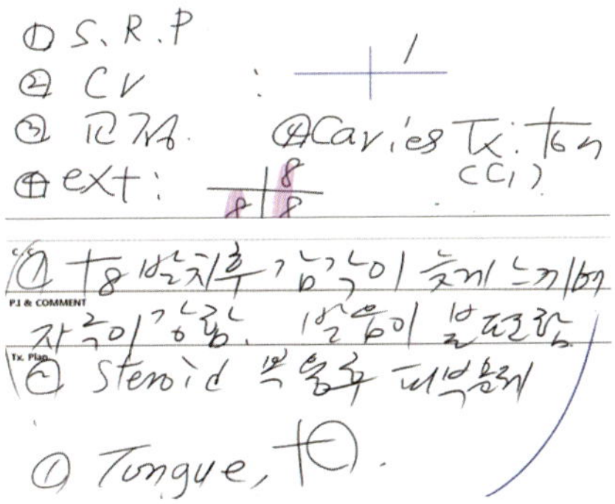


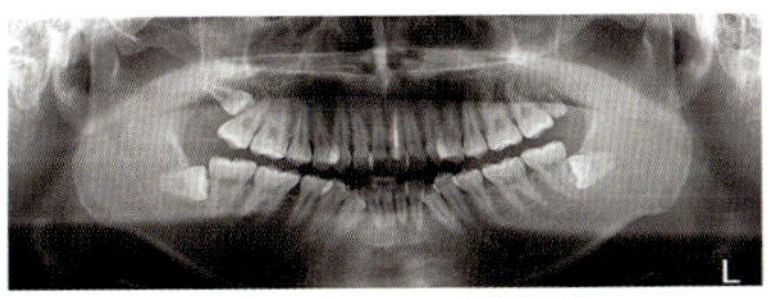


**발치 동의서**

환자는 발치전 다음 사항에 동의합니다.

사랑니 및 구치발치는 다른 외과적인 수술과 마찬가지로 부작용과 합병증이 생길 수 있습니다.
환자께서 발치에 동의 하기전 아래와 같은 사항들에 대한 이해가 필요 합니다.

1. 국소마취 후 부작용이 발생할 수 있습니다.
   현기증, 오한, 호흡곤란 등이 발생하면 미리 말씀해 주십시오.

2. 지치(사랑니)의 발치가 어려워 수술로 발치를 시행한 경우 발치 후 여러가지 합병증이 발생될 수 있으나 그중에서 특히 수술후 출혈이나 멍, 안면종창(얼굴이 부음), 통증, 저작곤란 그리고 입술이나 혀의 감각마비 가능성이 있습니다. 불편감이 지속 될 경우 내원 하시기 바랍니다.

3. 수술발치 후 하루 정도는 피가 납니다. 피가 침에 섞여 나오는 것은 별 문제가 아니지만 피가 금방 가득 고이고, 어지러우며 현기증이 나는 증상이 생기면 내원 하셔야 합니다.

4. 발치시 장시간 입을 벌리고 있을 경우, 발치 후 턱관절에 통증이 있을 수 있습니다.

5. 위턱에 위치한 치아를 뽑을 경우, 상악동이나 비강 내에 감염이 되는 경우가 있을 수 있습니다.

본인은 치료와 관련된 주의 사항 및 합병증에 대하여 충분한 설명을 들었으며 발치에 동의합니다.

20　　년　　월　　일　　- 성명 :

## Complain 201

2차 수술 중 임플란트가 빠졌다고요?

원장 : 오늘 2차 수술 하는데 잇몸 속을 열어야 해서 마취를 안 하면 아파서 안 됩니다. (2차 수술 후) 힐링 체결 시 임플란트도 함께 빠졌네요.

환자 : 3개월씩이나 고생시키고 임플란트가 빠졌다고요? 어떻게 임플란트가 빠질 수 있어요?

원장 : 임플란트 식립 전에 인접치아 치주상태 불량으로 41, 42, 32, 31번 발거 후 2개 임플란트 식립 또는 브릿지를 권유했지만 실패 가능성을 듣고도 000님이 선택하신 것 맞죠? 인접치아의 염증으로 임플란트가 골유착이 안 되고 실패했습니다.

환자 : 그래도 그렇지, 한 번 사용도 못하고 말이 된다고 생각해요? 130만 원 임플란트 비용 환불해주세요. 나는 고소할테니 130만 원 환불 안 해주고 못 배길 걸요.

매니저 : (수술 전 수술동의서를 보여주면서) 실패 가능성을 설명드렸고 000님이 원해서 수술한다고 동의서에 서명하셨죠? 임플란트를 재식립하든지 혹은 인접치아 발치를 원하지 않으면 브릿지로 연결하든지 둘 중 하나를 선택하시면 다시 해드리겠습니다.

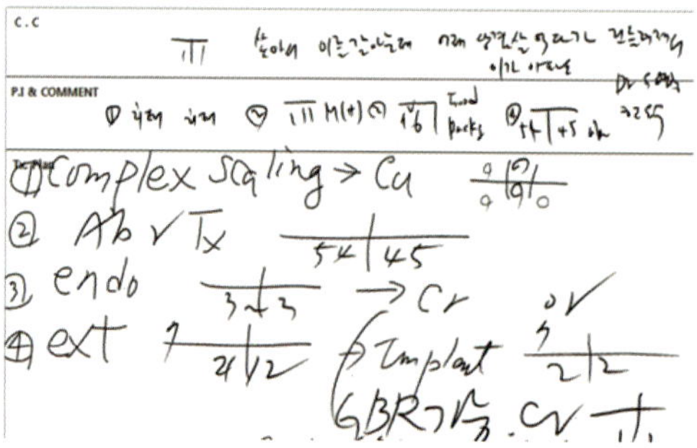


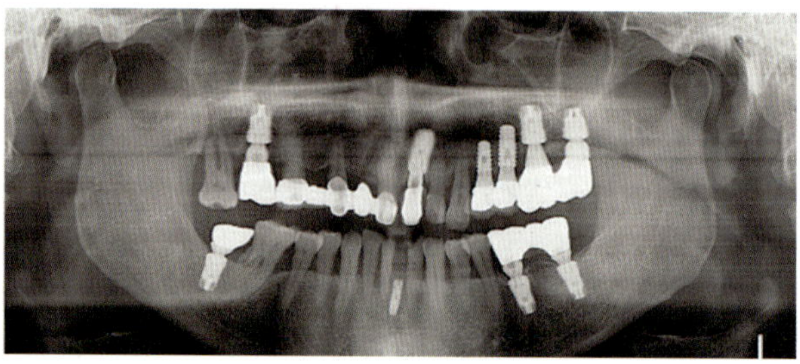

## Complain 202

**보험접수 하려니 원장님 보험은 이미 해약상태!**

사건 : - 2011년 12월 17일 46, 47번 식립
- 2014년 8월 19일 46, 47번 흔들려서 제거함
- 2014년 9월 18일 재식립
- 2014년 9월 19일 감각 둔하다고 했으나 담당 의사는 괜찮다고 유지
- 2014년 10월에 환자는 서울대병원에서 감각이상 진단서 받아서 제출
- 계속 서울대병원에서 치료받았으나 호전되지 않아 본원에 내원함
- 2014년 11월 3일 본원에서 발거함
- 2014년 11월 11일 보상 요구함
- 환자의 아드님도 본원에서 임플란트 진행 중인데 2차 수술 시 구강암 소견이 발견되자 병을 키웠다고 컴플레인 하면서 1억 원 요구함

병원은 보험접수 하여 보험처리 하기로 결정함

행정원장 : 접수하려고 보니 원장님 보험이 해약되어서 보험처리가 안 돼요.

병원장 : 뭐라고요? ㅠㅠㅠ

행정원장 : 보험이 만기가 되더라도 15일 이내는 접수가 가능하나 그 기간도 지나서 보험처리는 불가능합니다. 죄송합니다.

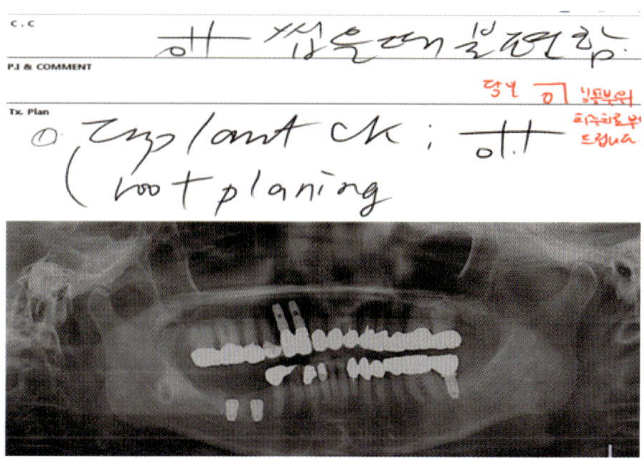

## Complain 203

### 전치부 보철물 철거하다가 치아가 빠졌다고요?

환자 : 여기서 상악 전치부 보철물을 했는데 너무 길어 보이고 맘에 안 들어요. 다시 해주세요. 2층에서 보철물을 했는데 맘에 안 들어요.

의사 : 4층 임플란트 보철물 센터에서 다시 하기로 하고 제거하겠습니다.

환자 : 예쁘게, 길어 보이지 않게, 색상도 밝게 해주세요.

의사 : 예쁘게, 마음에 들게 해드릴게요. 걱정하지 않으셔도 됩니다. 제거 후 리젝터로 치는 과정에서 12번 치아가 완전탈구되었네요. (바로 정복술 시행 후 처방전 해드리고 사과드렸다.)

환자 : (추후 12번 통증으로 내원하여 난리 치며) 발치된 치아가 정복술 한다고 되나요? 12번 임플란트 식립하고 보상해주세요.

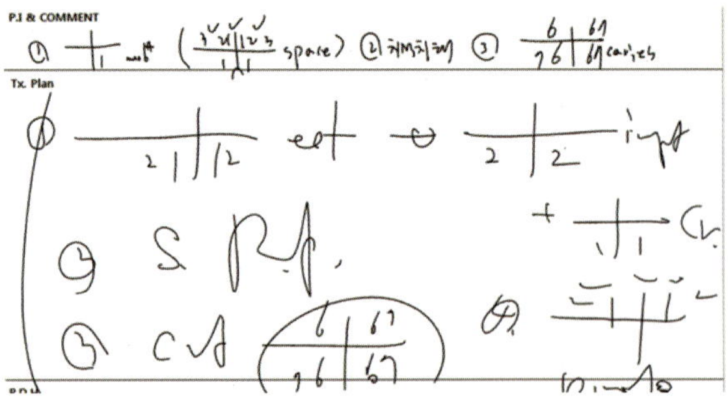


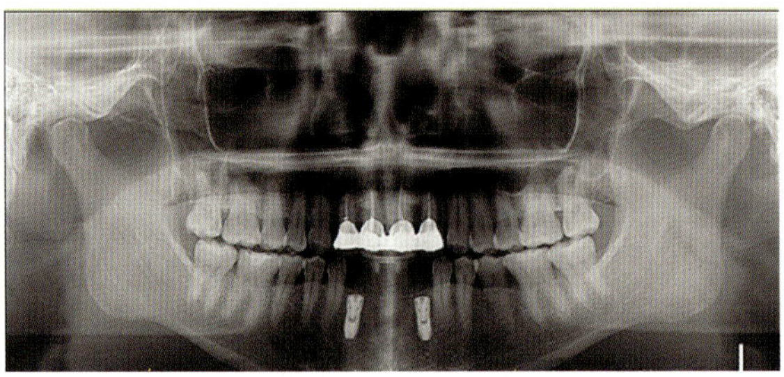

Complain 204

36번 신경치료
도중 발치하라고요?

원장 : (계속적인 통증을 호소해서) 발치 후 임플란트 하는 게 좋을 듯합니다.

환자 : 뭐라고요? 발치하라고요? (며칠 후) 다른 치과에서는 신경치료 한 번 했더니 괜찮아졌는데 왜 이 병원은 발치하라고 하는지 보상하세요.

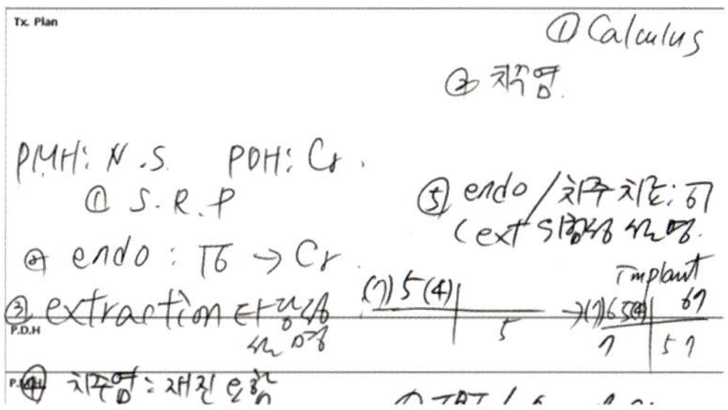

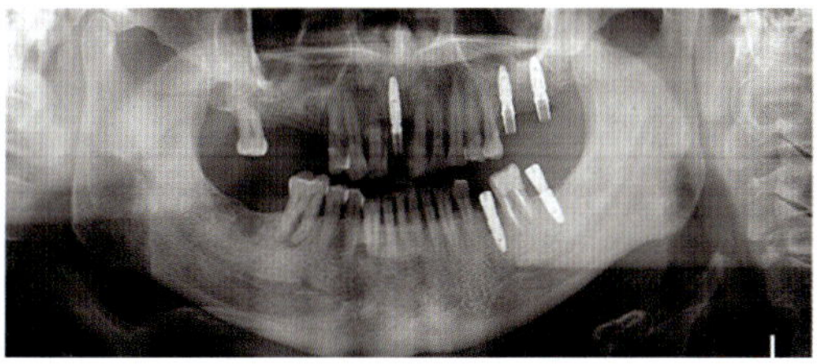

Complain 205

사랑니 발치 후 감각이상이 왔다고요?

스태프 : 48번, 18번 발치하실 건데요. (Panoroma 사진과 그림을 그리면서 설명 후) 48번 사랑니 발치하기 전에 신경관 내에 위치하여 있으므로 동의서에 서명해주세요.

원장 : (고지하면서) 마취를 하겠습니다. 사랑니 발치는 잘 나왔습니다.

스태프 : (주의사항을 설명하고) 수납 완료 후 귀가하시면 됩니다.

환자 : 5-0 시 발치 후 감각이 이상해요. 마취가 덜 풀린 것 같아요.

원장 : (소론도 처방하면서) 일시적으로 감각이상이 올 수 있지만 시간이 지나면 돌아오니 걱정 마세요.

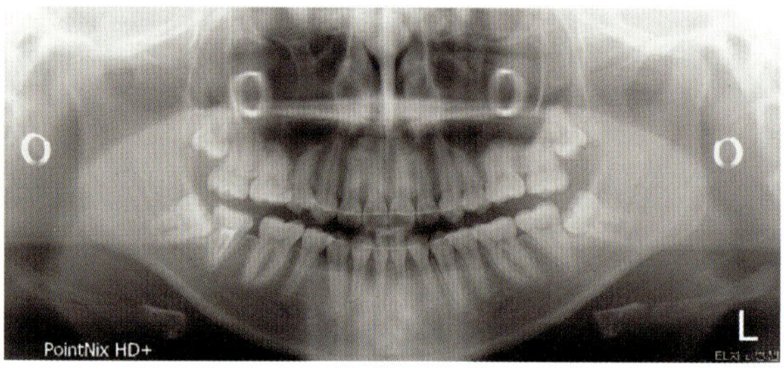

Complain 206

•••

Debond 31번
치아가 깨졌다고요?

의사 : Debond 과정에서 교정용 브라켓 제거 시 31번 치아가 깨졌네요.
죄송합니다. 오늘 때워드리고 보험접수 해서 잘 보상해드리겠습니다.
걱정하지 않으셔도 됩니다.

매니저 : 보험접수 해서 보상 충분히 잘 해드리겠습니다.

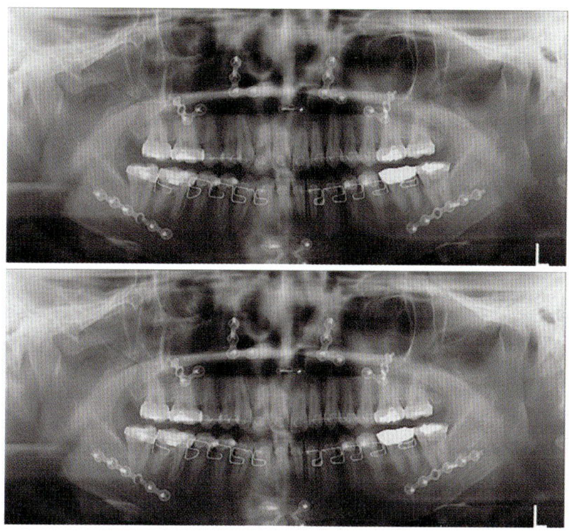

## Complain 207

•••

### 드라이버가 목구멍으로 넘어갔다고요?

환자 : (켁켁 콜록콜록) 목구멍에 뭐가 들어갔어요.

스태프 : (등을 톡톡 두드리며) 머리를 오른쪽으로 돌리세요.

의사 : (죄송하다는 말 없이) OOO님, 일어나세요. 기구가 넘어갔네요.

환자 : 뭐라고요? 기구가 목구멍으로 넘어갔다고요?

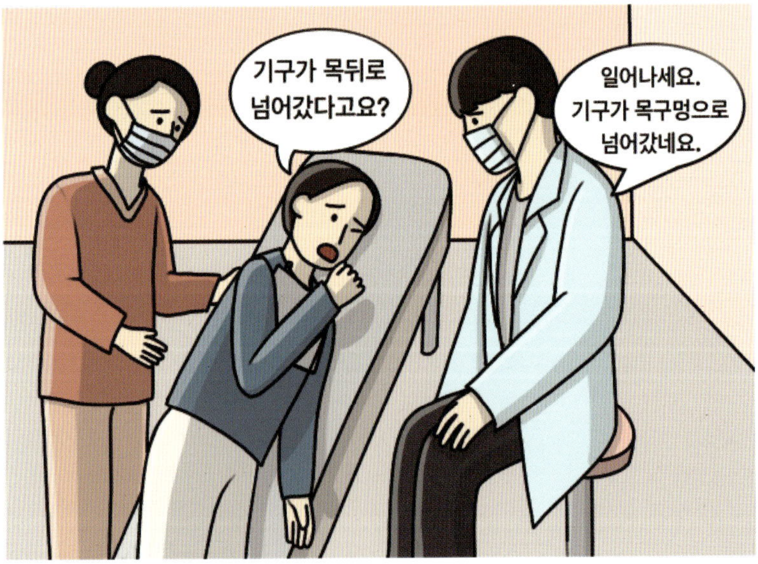

## Complain 208

### 임플란트가 광대뼈 안으로 들어갔다고요?

담당 의사 : 27번 임플란트 식립합니다. 쑥 들어가서 임플란트가 안 보이니 CT랑 *panorama* 찍어주세요.

스태프 : 환자 분, 사진 찍겠습니다.

환자 : 수술이 왜 이렇게 오래 걸리는지. 예전 원장이 식립할 때는 금방 수술했는데 말이오. 입을 오래 벌리니 힘드네.

스태프 : (*Sinus* 수술 주의사항을 설명하고 안내하며) 주의사항으로 코 풀지 마시고요.

환자 : (전화로) 27번 식립 후 너무 힘들어서 식사도 못하고 병원에서 매일 링거를 맞아도 왜 이렇게 힘든지 모르겠소. 예전 수술할 때와 너무 다르네.

매니저 : 예전 수술과 많이 다른 부분이고 상악 뼈이식과 함께 수술을 해서 오래 걸렸으며 임플란트 식립 위치도 힘든 곳이라서 그렇습니다.

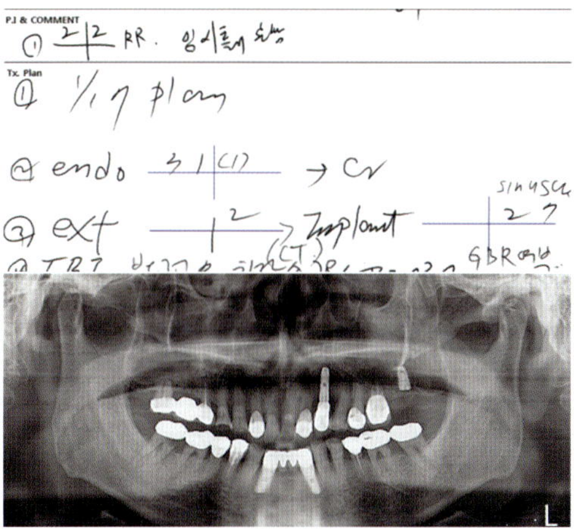

## Complain 209

●●●

32번을 발치했다고요?

의사 : 41번, 31번 발치합니다.

스태프 : 원장님, 41번 발치만 하면 되고요. 31번 치아는 이미 발치됐어요.

의사 : 2개 발치한 것 맞는데요?

스태프 : 31번 발치는 이미 되어 있는 상태입니다. 오늘은 41번만 발치하면 되는데 32번 치아 한 개를 더 발치했어요.

환자 : 누가 32번 치아를 빼라고 했어요? 왜 다른 치아를 빼냐구요?

의사 : 정말 죄송합니다. 오발치 인정하고 보험접수 하여 보상해드리겠습니다.

Complain 210

•••

의료사고라고?
병원장 나와!

환자 : (일주일 후) 37번 임플란트 발거 후 소독하고 나서 처방과 관리를 받았습니다. 그래도 아직 감각이 이상해요. 보상처리 원합니다.

보험회사 : 진단이 나와야 보상이 됩니다.

환자 : 알겠습니다.

보험회사 : (환자가 제출한 진단서를 보며) 감각이상이 없다고 나왔는데요.

환자 : 그럴 리가 없는데요?

## Complain 211

### 왜 사랑니를 신경치료 했어요?

환자 : 왜 사랑니를 신경치료 했어요?

(37번을 가리키면서)

이 치아를 신경치료 하기로 했는데요.

의사 : (환자 구강 안을 보더니) 37번 치아를 신경치료 했는데요.

37번 치료한 게 맞아요.

환자 : 아니라고요. 지금 치료한 치아는 사랑니라고요.

의사 : 36번이 발치된 지 오래되어서 공간이 앞으로 이동한 겁니다.

(잠시 후 확인) 아. 그러네요. 죄송합니다.

매니저 : 사랑니가 37번인 줄 알고 신경치료를 하셨네요. 이런 일이 안 일어나면 좋았을 텐데 죄송합니다. 사랑니는 대부분은 발치하지만 충치가 약간 있었으니 신경치료 후 크라운해서 사용하면 좋겠습니다.

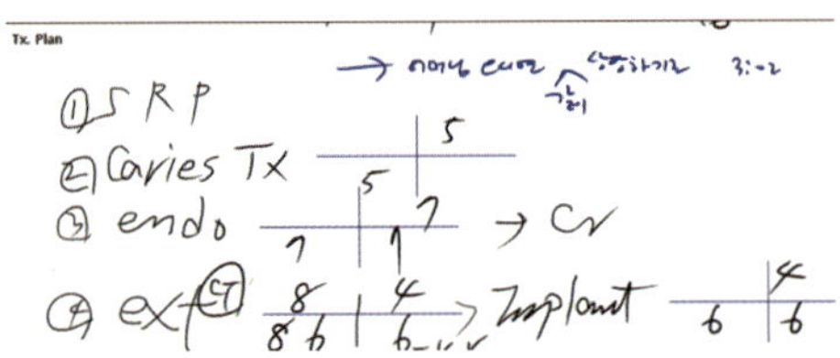


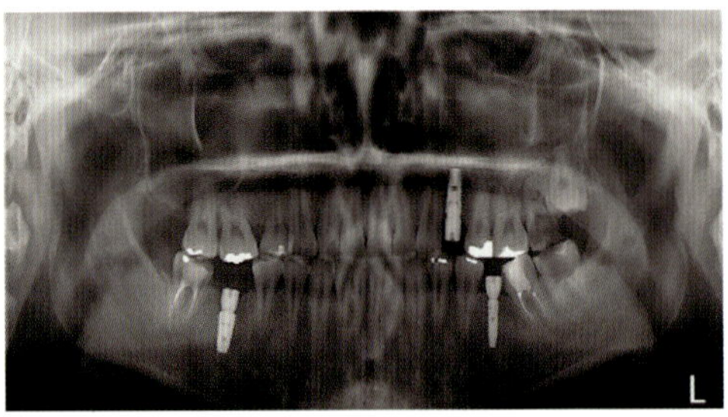

## Complain 212

### 입술과 턱 부위 감각이 없다고요?

2015년 8월 20일 : 45, 46, 47번 임플란트 식립

2015년 8월 20일 : 입술과 턱 부위 감각이상 호소 약물치료 시행

2015년 8월 26일 : 47번 임플란트 제거 후 약물 처방 시행

의사 : (정중히 인사드리면서) 죄송합니다.

보호자 : 앞으로 어떻게 할 건지 말하세요.

의사 : 일시적으로 감각이상이 온 것은 사실이나 시간이 지나면 돌아올 것으로 믿습니다. 그러니 조금만 기다려 주십시오.

환자 : 얼마나 기다려야 돌아오나요?

의사 : 3~6개월 정도면 생활하는 데는 불편 없이 돌아올 겁니다.

보호자 : 보상은 해주세요.

의사 : 보험접수 하여서 보상해드리겠습니다.

## Complain 213

10세 어린이의 과잉치를 뺐다고요?

의사 : 상악 전치부 과잉치를 발치했습니다.

보호자 : 하악의 겹쳐 있는 치아를 발치해야 하는데 왜 과잉치아를 뺐어요?

의사 : 상악 과잉치아는 빼야 하는 치아고 빼는 게 당연합니다.

보호자 : (막무가내로 보상하라고 난리 치며)

상악 과잉치는 평생 사용해야 하는데 도대체 왜 뺐어요?

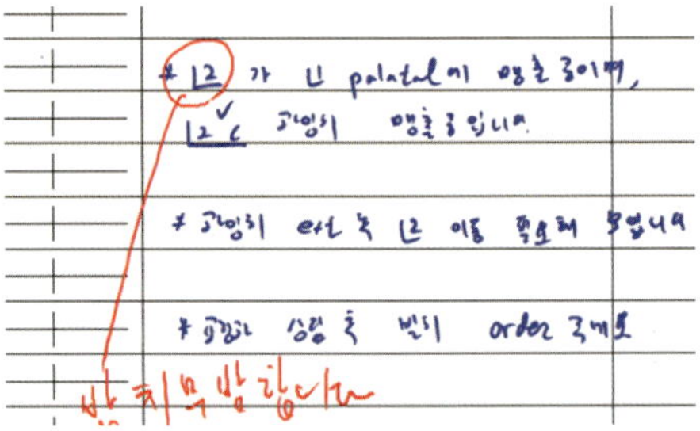

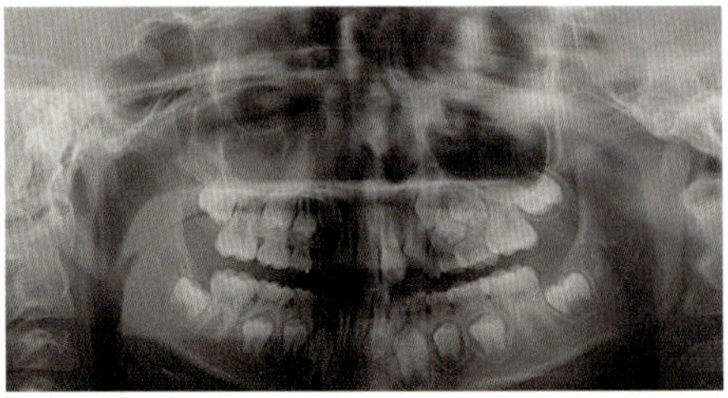

## Complain 214

•••

어떻게 했길래
지혈이 안 된다니요?

환자 : 어제 발치했는데 잇몸에 뼈가 있어요.
아까 무슨 진료를 했길래 피가 계속 나지요?

의사 : 아~ 해 보세요. 치조골입니다. 제거해드리겠습니다.
(아무 설명도 없이) 아~ 하세요. 한 바늘 꿰맬게요.

환자 : 선생님께서 본인 잘못이라고 한마디 사과도 없이 한 바늘이라고 하면 다인가요? 의료과실을 했으면 적어도 사과 한마디 하고 이러이러해서 이렇게 돼서 죄송합니다 라고 해야지요.

의사: 볼이 찢어져서 한 바늘 꿰맸고 아무 이상 없다니까요.

환자 : 내가 미안하다고 한마디만 했어도 보상을 요구하지도 않아요.
임플란트 진행 중단하고요. 나머지 치료도 안 할 테니 환불해주고 보상해 주세요.

## Complain 215

**내 34번 치아를 내놓으라고요.**

스태프는 환자의 35번, 36번 치아를 발치해야 하나 tx plan에 35번, 36번, 37번 발치 동의서를 받았다고 기록하였다. 담당 의사는 발치 동의서에 35, 36, 37번 발치라고 되어 있으니 치식 확인을 안 하고 34, 35, 36번을 발치했다. 환자는 34번 발치된 것을 확인하고 내 치아 내놓으라고 난리를 쳤다.

매니저는 재빨리 상황 판단 후 다른 의사에게 도움을 요청해서 우선 환자부터 달래서 임플란트를 34번에, 34번 치아를 35번에 식립해주고 전치부와 연결해서 사용하도록 해주겠다고 설명했다.
담당 의사가 임플란트 식립 후 엑스레이를 환자에게 보여주면서 34번 치아는 없지만 식사 시 더 잘 드시도록 했으니 걱정 마시라고 하고 주의 사항 설명드린 후 마무리하였다.

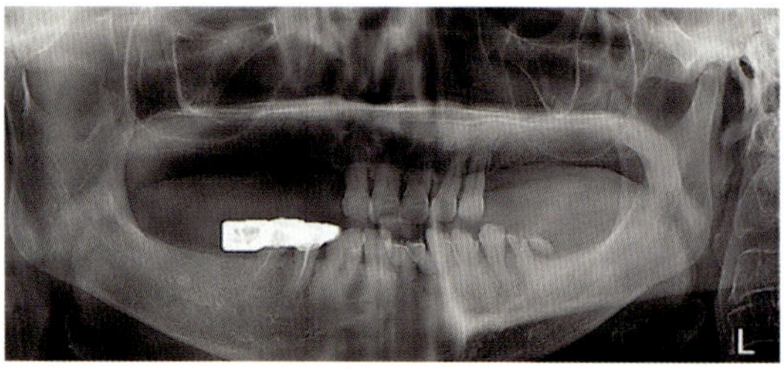


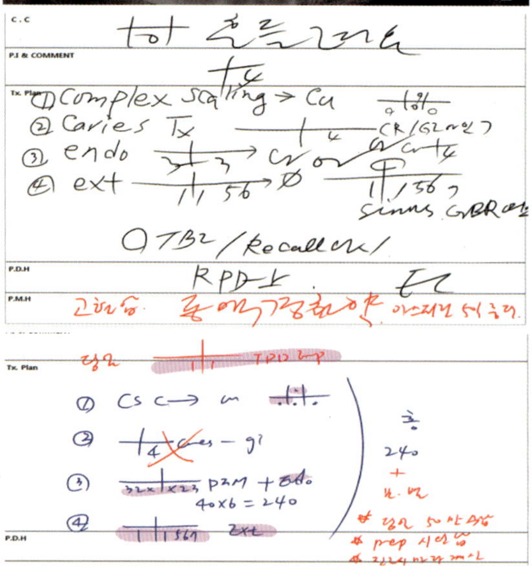

**Complain 216**

**37번 수술로 감각 이상이 생겼다고요? 1억 내놔요.**

\- 진료실 -

담당 의사는 2월 19일 37번 뼈이식을 동반한 임플란트 식립을 하였다. 환자는 2월 27일까지 마취가 늦게 풀리나 싶어 기다리다가 수술 8일 후 내원하여 감각이 없다고 말했다. 이에 CT 찍고 확인 결과 fixture가 하치조 신경관 내에 밀려 들어간 것을 발견하였다. 좌측 전방부 감각이 소실된 결과를 확인 후 fixture를 제거하였다.

환자는 3월 5일 s-o 때 격하게 컴플레인을 했고 자세한 설명이 불가하여 귀가시켰다. 이튿날 환자의 8남매 자녀 내외 16명이 번갈아가며 연락해서 업무가 마비될 정도였다.

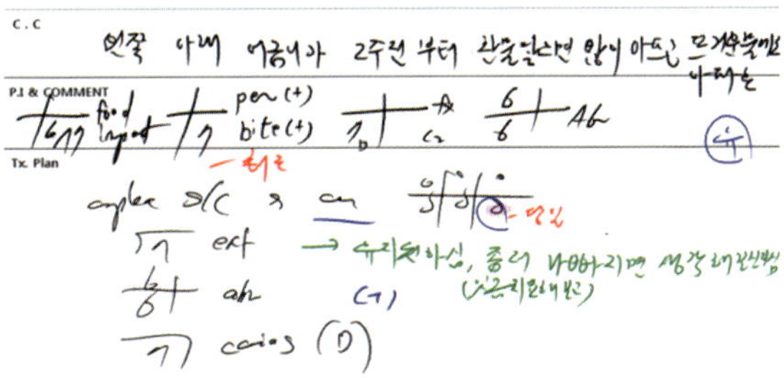


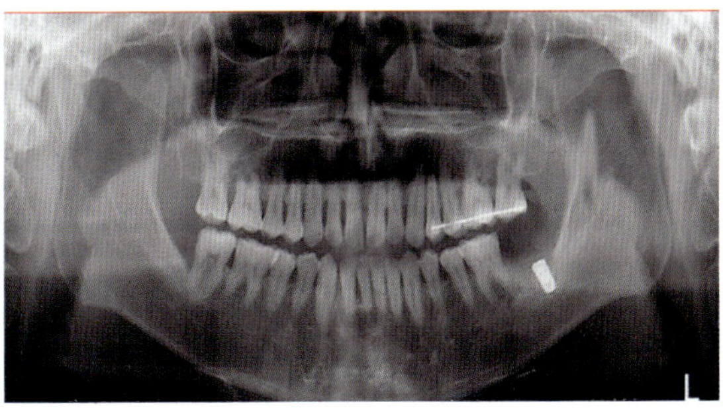

## Complain 217

의사라면 환자의 불편에 공감하는 공감 능력이 필요하다.

Complain 196 의사와 동일 의사이다. 담당 의사는 16번, 17번 상악동 뼈이식과 함께 임플란트를 식립하였다. 환자는 수술 후 식사도 못하고 통증으로 여러 번 내원했으나 담당 의사에게 괜찮은 상태이며, 2개월 지나면 뼈하고 잘 붙으니 걱정하지 말라는 말만 들었다.

동료 외과 담당 의사가 염증으로 빨리 제거해야 한다고 제안하였으나 담당 의사는 역시 듣지 않았다.

2개월 후에도 계속 통증을 호소하자, 그제서야 염증이 생긴 것 같다고 하니 환자는 화가 났다. 보호자인 아들이 수술한 의사와 병원장 나오라고 큰소리쳤다. 모든 차트와 방사선 복사본을 발부받아 다른 치과 병원에 가서 진단받은 후 다시 내원했다.

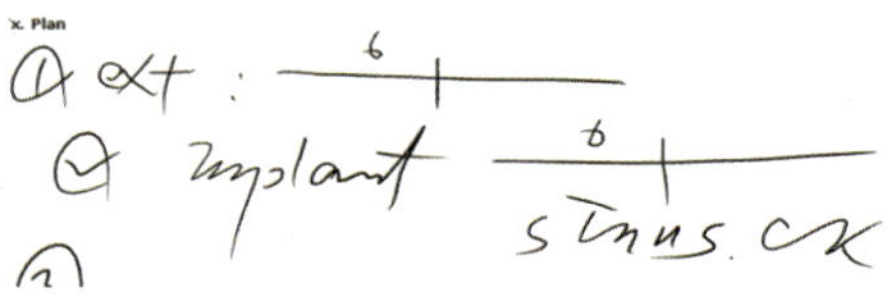


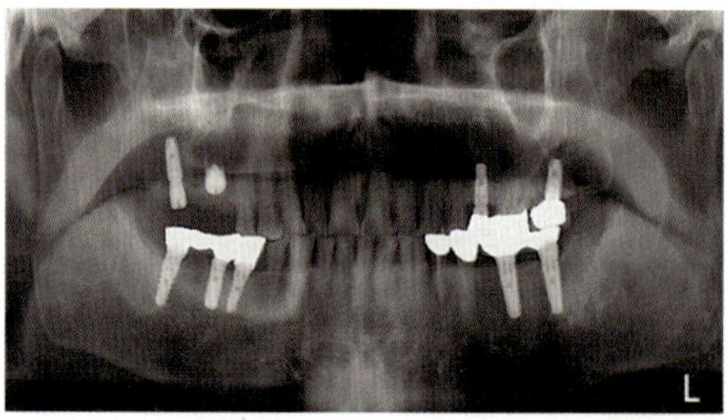


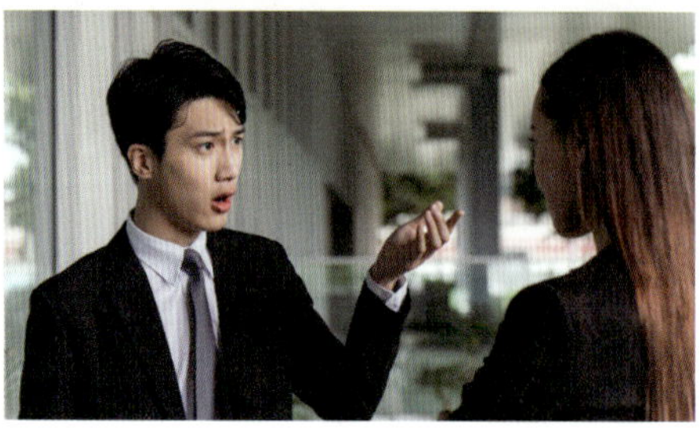

· 치과 컴플레인 사례집 ·

# 컴플레인 슈팅

Complain Shooting

# Conclusion 결론

서론에서도 언급했지만 컴플레인이 발생했을 때 환자의 주장이 항상 옳다고 생각할 필요는 없다. 이 책을 통하여 병원 원장들과 치과위생사의 교육이 제대로 이뤄진다면 치과 의료계가 변화할 것이라 믿는다. 이 책은 환자에게 진심 어린 치료를 제공하고도 인정받지 못하는 안타까운 현실을 개선하면서 반복되는 컴플레인을 방지하는 마중물이 될 것이다.

의료 직종(medical industry)은 정보, 교육과 함께 4차 산업으로 분류되는 동시에 서비스 직종이다. 최근에 코로나19에 대한 체계적 방역 시스템이 전 세계에 많은 영향을 준 것을 뉴스에서 보고 자부심을 느꼈을 것이다. 의료 데이터베이스와 의료보험체계 축적의 결과이다. 나 역시 그동안 축적해둔 지식 자산과 경험을 가지고, 가까운 중국과 베트남에 진입할 준비를 해왔다. 빅 데이터도 중요하지만 스몰 데이터와 개별 데이터의 데이터베이스화를 구축한 것이다.

필자는 처음에 개인 의원을 13년 동안 운영하며 전국 최대 매출을 올리면서도 컴플레인을 별로 경험하지 못했다. 전국 규모의 치과병원으로 확장하면서 의사들과 스태프들이 130명 정도로 증가하면서 예상 못 했던 다양한 컴플레인을 겪게 되었다. 어느덧 병원 운영 20년이 되었고, 그동안 발생한 컴플레인들을 수집해서 분석하였다. 필자의 목표는 자료 제공과 노하우 전수와 함께 원장의 리더십을 통해서 스태프들의 업무능력 향상과 동기 부여를 포함한 지속 가능한(sustainable) 의료 체계에 일조하는 것이다.

내 병원에서만 일어나는 특별한 컴플레인들은 아닐 것이다. 어느 병원에서 일어날 수 있는 컴플레인들이고, 한 번씩은 겪어 본 이야기일 것이다. 이러한 컴플레인이 생겼을 때 어떻게 대처하느냐에 따라 병원의 품격은 높아질 수 있다. 이 책은 불만 환자를 해결할 때 주요 지침이 되는 것을 목표로 하고 있다. 병원에서 생기는 컴플레인에 대해 많은 관심을 가지고 대응하고 있지만 그래도 여전히 환자의 불만은 빈번하게 발생하고 있다.

진료과정에서 발생하는 환자의 컴플레인은 넓은 의미에서 볼 때 작은 실패이다. 작은 실패를 인정하지 않고 개선하려는 노력을 기울이지 않으면 환자의 상실로 이어지고 불만 사례는 입소문을 통해서 눈덩이처럼 불어나서 결국은 병원경영에 엄청난 실패로 돌아올지 모른다. 컴플레인이 잘 해결된 경우 환자는 전보다 병원에 대한 신뢰와 더 좋은 이미지를 구축한다. 반대의 경우 병원에 대한 나쁜 이미지가 쌓이고 환자는 내원하지 않는다. 내원하지 않는 것도 마음이 아프지만 환자가 느낀 부정적인 감정을 주변 사람들에게 소문내서 병원의 이미지에 악영향을 줄 것이 너무 뻔하다.

환자가 컴플레인을 제기했을 때 적극적인 방식으로 전환하면 충성환자로 만드는 지름길이다. 환자의 불만을 적극적으로 수집하고 분석해서 서비스를 개선하면 실패를 자산화한 경우가 된다. 우리 치과 병원은 환자의 컴플레인을 접수 시작부터 처리 결과까지 투명하게 관리하였다. 이 예시집에서는 모범답안을 생생하게 제시하고 있다. 불만을 해결하는 과정에서 긍정적이고 선순환적인 연쇄반응을 일으키도록 쉬지 않고 스태프 교육을 해야 한다. 각 단계별로 접점이 되는 스태프들 간의 소통(communication) 또한 중요하다는 것을 알게 될 것이다. 구태의연한(stereotypical) 사고를 확장시켜서 기존의 틀을 깨고 유연성을 확보할 수 있을 것이다.

수많은 컴플레인을 카테고리로 나누어 놓으니 8가지가 되었다. 컴플레인은 자기들이 낸 비용만큼의 대우를 못 받았다고 생각하는 경우와 무시를 당했다고 생각하기 때문에 내는 소리이다. 대부분의 컴플레인은 그들의 불편한 마음을 헤아려주는 것으로 해결된다. 환자의 마음을 공감하고 그들에게 진심을 다해 소통하는 것 말이다. 의술이 결국 인술이며 따뜻한 인성이 수많은 문제를 해결하는 키워드임은 분명하다. 진심 어린 사과로 환자의 마음을 다독여주고 무한 책임감으로 신뢰를 회복한다.

지능지수 IQ(intelligence quotient), 감정지수 EQ(emotional intelligence quotient)에 이어 이제 역경지수 AQ(adversity quotient, 역경을 이겨내고 회복하는 힘)의 시대이다. 역경지수는 실패를 거듭할수록 높아진다. 실패를 통해서 역경을 이겨내는 능력이 발달된다는 것은 긍정적이다. "비즈니스는 클라이언트가 비즈니스를 떠나거나, 비즈니스가 클라이언트를 떠나는 두 가지 경우에 실패하게 된다(Businesses fail either because they leave their customers or because their customer leave them)."라는 명언을 남긴 앤드류 스티븐 그로브(Andrew Steven Grove)는 '가장 큰 정보는 무심코 주고받는 대화 속에 있다.'고 믿었다. 바로 감성 리더십의 은유로 이해할 수 있다. 역경지수가 높은 사람일수록 어떤 상황에도 도전하려는 의지가 강하며 위험요소를 긍정적으로 겪어낼 확률이 높다. 그로브도 "역경은 당신에게 생각할 수 없는 것을 생각하게 할 용기를 준다."고 하였다.

질문 유형에 대한 유명한 예시가 있다. 일반 대중에게 같은 행동을 다르게 질문하는 데 따라 어떻게 느끼는지 물어보았다. 그 질문은 다음과 같다.

① 기도할 때 담배 피워도 됩니까?
② 담배 피울 때 기도해도 됩니까?

대분분의 사람들은 담배 피울 때 기도하는 사람을 더 신앙심이 깊다고 평가한다. 두 질문의 의도가 무엇인지 눈치챘을 것이다. 단지 질문의 전제 순서를 바꿨을 따름인데 감정의 반응이 다른 것이다.

담배 피울 때 기도해도 됩니까?
물론이지요. 기도는 아무 때나 해도 될 걸요.
심지어 화장실에서도 기도할 수 있는 것처럼요.

이처럼 긍정적인 답변이나 반응을 이끌어내는 것이 질문의 스킬이듯이, 병원의 좋은 평판이나 컴플레인을 줄이는 방법도 진심을 담은 겸손한 사과가 기본이다. 그 다음에 컴플레인의 본질을 규명하는 것이다. 해결하고 난 후 교훈을 얻어야 한다. 그래야 병원의 소중한 자산으로 쌓인다.

병원에서 첫인상은 단 한 번의 기회밖에 없다.
치과 간판을 보면서 접수까지 올 때 첫인상이 결정되며 진단 의사가 중요한 역할을 한다. 그 다음 상담코디네이터는 단정한 외모와 화사한 미소를 지으면서 상담에 응해야 한다. 상담할 때는 전문지식을 바탕으로 환자가 이해하기 쉽게 설명해야 한다.
상담이 결정되면 시작부터 마무리까지 수납 방법과 고객의 상담 진행, 진료 진행 사항까지 체크해야 하며 부재 시에 인수인계가 정확히 이루어져야 한다.
반드시 자세한 설명과 주의사항과 앞으로 일어날 설명을 끝낸 후 자필 서명을 받아야 한다.

## 우리 병원의 진료철학

우리 병원의 진료철학은 먼저 전체 치료계획을 세우는 데 빠진 진료가 없어야 하고, 과잉진료를 방지하기 위해 double check를 철저히 하며, 최단 시간에 환자 중심의 치료가 성공적으로 끝나도록 하는 것이다.

그럼에도 치료계획이 누락되거나 치료기간이 길어서, 수납이 잘못되어서, 사전설명 없이 동의서를 늦게 받아서, 치식 오류, 보철 불만 등 여러 가지 컴플레인이 발생해서 그 사례들을 수집했다. 정기적으로 모범답안을 교육하고 시험으로 평가하여 서비스 능력을 키워왔다.

컴플레인은 실패가 아니다. 오히려 세월이 만들어 낸 훌륭한 자산(valuable asset)이다. 어떤 방법으로도 시간이 만들어 낸 소중함을 메꿔줄 수 없다. 최첨단 전자제품을 구매했을 때 소비자는 복잡한 설명서를 공부하는 대신 '켜고 사용하고 끄면' 된다. 나는 이 책이 그렇게 활용되기를 바란다. 이 책을 상세안내서로 활용해서 병원 내의 의료 서비스 문화가 바뀌기를 바란다.

이 책의 솔루션은 다음의 8가지를 성취하는 길로 안내할 것이다.

① 환자와 의료진이 함께 행복한 병원
② 서비스 효과를 거두어 빨리 성장하고 싶은 병원
③ 적은 비용으로 많은 환자를 유치하고 싶은 병원
④ 기존 환자가 새로운 신규환자를 소개하는 병원
⑤ 병원의 지출은 줄이고 매출은 상승시키고 싶은 병원
⑥ 추천 1순위가 되고 싶은 병원
⑦ 스태프가 취업하고 싶은 병원
⑧ 스태프 교육이 풍부하고 복지혜택(benefit)이 좋은 병원

중요한 것은 책에 나와 있는 사례들을 실천에 옮겼는지이다. 실천에 옮겼는지에 따라서 결과의 보상은 엄청나게 차이가 날 것이다. 병원 현장에서 활용하여 성장하고 발전하기를 바란다. 매주 한두 장씩 읽고 병원 스태프들과 20분씩 토론 및 교육을 통해 실행에 옮기기를 바란다. 실행이 있다면 어떤 내용들이 도움이 됐는지 기록해야 한다. 스태프들과 공유하고 끊임없이 교육하며 환자를 섬기는 서비스를 언제나 ON으로 켜놓자.

이 책을 병원 현장에서 활용하여 함께 성장하고 발전하면서 치과의료 생태계를 건강하게 이루어내자.

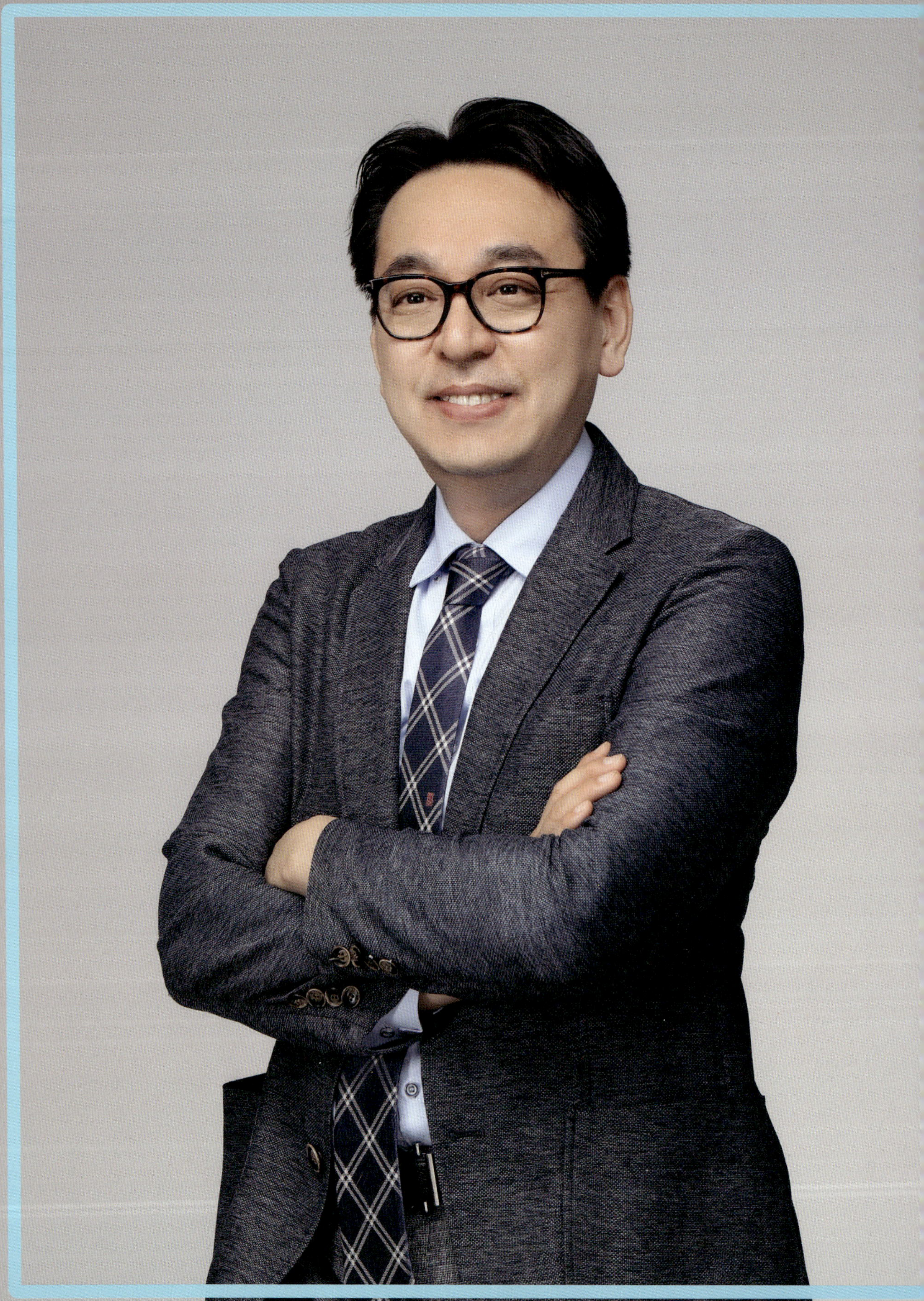